脊柱感染与肿瘤微创手术

病例荟萃

主编 张西峰 虞攀峰 张泽华

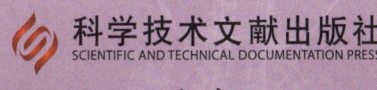

·北京·

图书在版编目（CIP）数据

脊柱感染与肿瘤微创手术病例荟萃 / 张西峰, 虞攀峰, 张泽华主编. -- 北京：科学技术文献出版社, 2025. 3. -- ISBN 978-7-5235-2297-4

Ⅰ. R681.5; R730.56

中国国家版本馆 CIP 数据核字第 2025K8R692 号

脊柱感染与肿瘤微创手术病例荟萃

| 策划编辑：蔡　霞　　责任编辑：蔡　霞　　责任校对：张永霞　　责任出版：张志平 |

出　版　者	科学技术文献出版社
地　　　址	北京市复兴路15号　邮编 100038
编　务　部	（010）58882938，58882087（传真）
发　行　部	（010）58882868，58882870（传真）
邮　购　部	（010）58882873
官 方 网 址	www.stdp.com.cn
发　行　者	科学技术文献出版社发行　全国各地新华书店经销
印　刷　者	北京地大彩印有限公司
版　　　次	2025年3月第1版　2025年3月第1次印刷
开　　　本	889×1194　1/16
字　　　数	425千
印　　　张	15.5
书　　　号	ISBN 978-7-5235-2297-4
定　　　价	398.00元

版权所有　违法必究

购买本社图书，凡字迹不清、缺页、倒页、脱页者，本社发行部负责调换

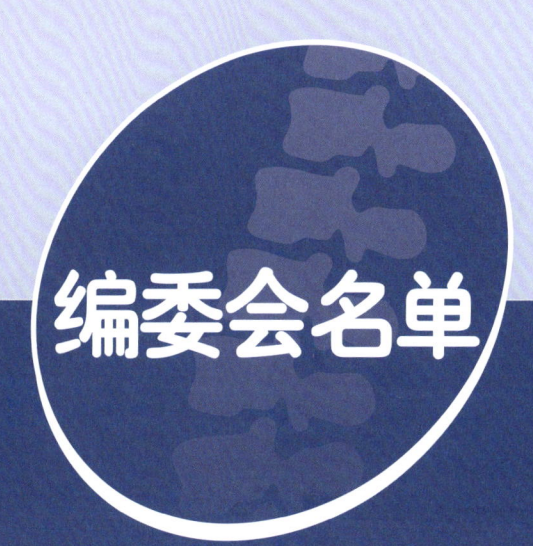

编委会名单

主　编　张西峰　虞攀峰　张泽华

副主编　步荣强　杜建伟　张亚宁　朱泽兴

编　者（按姓氏笔画排序）

卫建民　王　东　王新刚　田　浩　吕大伟

朱　博　刘　渤　刘彦康　闫宇邱　杜世新

李子超　李天清　李永刚　李凝道　杨　波

张　鹏　张剑刚　张雷鸣　张嘉靖　陆龙卫

范海涛　侯晓华　姜红振　秦世炳　袁　恒

顾俊文　徐佳隆　曾清泉　霍志才

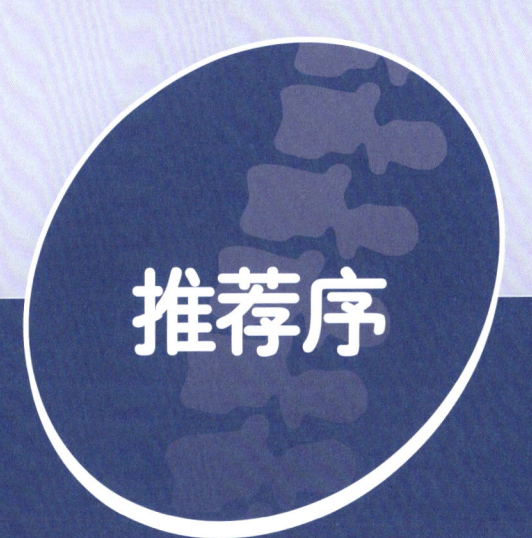

推荐序

在医学的广阔领域中,脊柱感染与肿瘤长久以来是备受关注且极具挑战性的疾患。随着医疗技术的不断进步,微创手术在脊柱感染与肿瘤治疗中的应用日益广泛,为众多患者带来了新的希望与可能。《脊柱感染与肿瘤微创手术病例荟萃》正是对这一前沿领域实践成果的精心总结与呈现。

脊柱,作为人体的中轴支柱,其健康状况直接关系到身体的整体机能与活动能力。脊柱感染可由多种病原体引发,如结核分枝杆菌等,它们悄无声息地侵害椎体、椎间盘等结构,导致脓肿形成、脊柱畸形甚至截瘫等严重后果;而脊柱肿瘤,无论是原发性还是转移性,同样对脊柱的完整性和神经功能构成巨大威胁。传统的开放手术在治疗这些疾病时,往往面临创伤大、恢复慢、并发症多等诸多难题。微创手术的兴起,则犹如一道曙光,照亮了脊柱疾病治疗的新路径。

本书借助大量病例,详细地展示了微创手术在脊柱感染与肿瘤治疗中的应用细节。从寰枢椎、颈椎结核到腰骶部椎体结核,从胸椎肿瘤骨转移到各类复杂的脊柱感染情况,均涵盖其中。这些病例犹如一颗颗璀璨的明珠,串联起了脊柱微创手术的知识链条。读者可以从中清晰地了解到不同部位、不同类型的脊柱感染与肿瘤是如何被精准诊断的,微创手术方案是怎样依据患者的具体病情定制的,以及术后患者的恢复过程与长期疗效。

例如,在颈椎结核的病例中,我们能看到微创手术如何在保护颈部重要血管、神经结构的前提下,有效地清除病灶、处理咽后壁脓肿,实现患者颈椎功能的最大限度保留与恢复。而在胸椎结核伴截瘫的病例中,又展现了微创手术如何在挽救神经功能方面发挥关键作用,让患者重获行走与自理的能力。对于脊柱肿瘤的治疗,如肿瘤骨转移经皮内固定放射性粒子植入姑息治疗的病例,则体现了微创手术在缓解患者痛苦、提高患者生活质量、延长患者生存期等方面的独特优势。

张西峰医生是国内最早开始做脊柱感染微创手术的医生之一,这些丰富的病例资料不仅是其对手术过程的简单记录，更是蕴含着众多医学专家的临床智慧、经验教训及对医学创新的不懈追求。这些病例资料宛如一座蕴藏丰富的宝库，为脊柱外科医生、医学生及相关医学研究人员提供了宝贵的学习资源和研究素材。通过对这些病例的深入剖析，读者可以深入理解微创手术的适应证、手术技巧、围手术期管理及可能遇到的问题与应对策略。

在医学飞速发展、知识更新与技术迭代日新月异的当下，本书的出版犹如一座灯塔，为在脊柱感染与肿瘤微创手术这片广阔海洋中航行的医疗工作者指引方向。它将助力更多的医生掌握这一先进技术，为更多患者解除病痛折磨，推动脊柱外科领域在微创手术方向上不断向前迈进，让脊柱疾病患者能够在更小的创伤代价下重获健康与新生，也为未来脊柱医学的进一步创新与发展奠定坚实的基础。

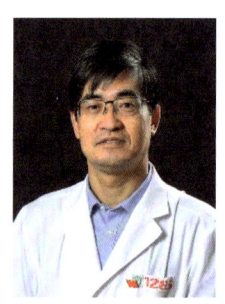

中国防痨协会骨结核专业分会主任委员
首都医科大学附属北京胸科医院骨科主任医师
2024年12月

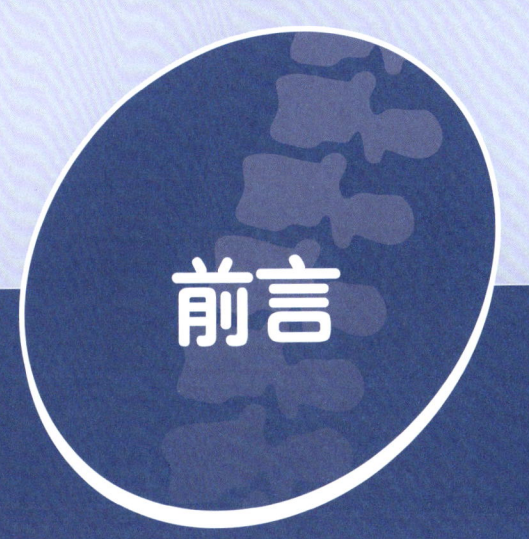

前言

作为我们出版的"病例荟萃"系列的第3本图书,这本书内容凝聚着众多专业人士的智慧与经验,具有多方面独特价值。其主旨在于为脊柱外科领域的医生提供全面、系统且前沿的脊柱感染与肿瘤微创手术知识与实践指导。无论是初涉该领域的年轻医生,还是经验丰富的资深专家,均能从中获取深度与广度兼具的专业内容,从而助力他们提升临床手术技能与决策水平。

2001年11月22日我们对一例腰椎病变患者进行了CT引导下穿刺活检。穿刺针到位后发现局部有黄色脓液,结合患者临床症状诊断为L_1椎体脊柱结核。术后给予四联抗结核治疗,2个月后随访发现患者临床症状未缓解,椎体破坏略有加重,椎管内、椎旁均未发现结核性流注脓肿。下一步治疗面临两个选择:一个是继续抗结核治疗,等到病情严重时进行传统的外科手术治疗;另外一个就是立即进行传统的外科手术治疗。

在这样的情况下我提出了一个有创意的想法,即在CT引导下于局部病灶内放置引流管和冲洗管。按照当时的治疗理念,脊柱结核病灶内是不能放置引流管的,这是一个突破常规的方法。于是张伯勋主任组织全科讨论,在卢世璧院士首肯的情况下,2002年1月22日由张伯勋、刘郑生主任亲自指导CT室医生进行治疗操作,从此开始了CT引导下脊柱结核微创治疗的探索,并且于2002年12月发表了相关研究结果。Jeanneret在1994年发表文献介绍灌注冲洗在脊柱感染方面治疗的结果,Dinç H也于2002年介绍了单纯引流治疗脊柱结核的效果,后续的临床实例也证实我们的治疗方法确实简单、有效、可行。

在20余年的脊柱微创治疗历程中,我们治疗的范围和方式均有了很多的改变,也遇到了许多值得总结、讨论、学习的临床病例,在这册病例荟萃中我们精心收录了一些珍贵病例,这些病例来源广泛,涵盖了多种复杂及罕见情形,为读者呈现出脊柱感染与肿瘤疾病的多样性和复杂性,使读者能够基于丰富的临床实例进行学习与研究，深刻理解不同病例的特点、难点及应对策略。

　　在方法上，本书着重展现新颖性，详细介绍了一系列创新的微创手术方法，这些方法基于最新的医学研究成果和临床实践经验总结而成。与传统手术方法相比，这些方法具有创伤更小、恢复更快、疗效更优的特点，能够有效减少患者痛苦，缩短住院时间，提高手术成功率。例如，局部麻醉下转移肿瘤微创切除的应用，在针对晚期脊柱转移肿瘤患者，进行避免和延缓瘫痪的治疗中，极大地推动了脊柱感染与肿瘤治疗领域的发展。

　　我们在前两本（均围绕脊柱疾病和脊柱退行性疾病）的基础上进行了优化与拓展，这本书内容全部集中在脊柱感染和脊柱转移肿瘤方面，更加精炼、实用，结构更加合理、清晰。不仅能让读者领略到微创手术在脊柱领域的不断进步与创新，也为脊柱外科手术技术的传承与发展搭建了坚实的桥梁，是脊柱外科领域一本不可或缺的专业教材。

2024年12月

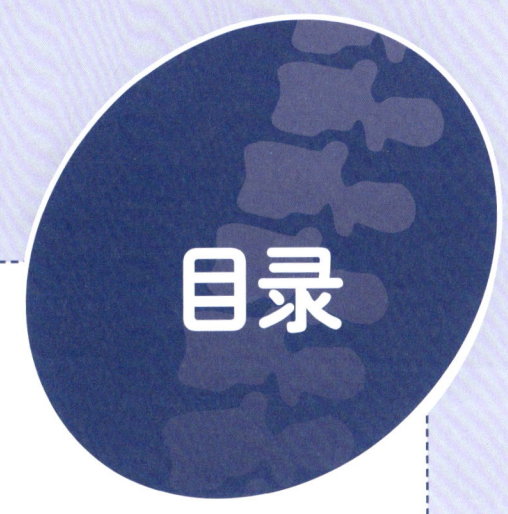

目录

第一章 脊柱结核及其他部位结核的微创手术治疗　1

第一节　脊柱结核的微创手术治疗总论 2
　　一、脊柱结核中国人民解放军总医院临床分型方法 10
　　二、脊柱结核的微创手术治疗流程 18

第二节　颈椎及颈胸段脊柱结核的微创治疗 24
　　病例1　寰枢椎颈椎结核的微创手术治疗 24
　　病例2　颈椎结核伴咽后壁脓肿 27
　　病例3　$C_{4\sim5}$椎体结核伴脓肿 29
　　病例4　儿童$C_{6\sim7}$结核畸形微创治疗后再发育 31

第三节　胸椎及胸腰段脊柱结核的微创治疗 34
　　病例5　胸椎结核伴颈部结核的微创治疗 34
　　病例6　儿童胸椎结核严重畸形的治疗 36
　　病例7　胸椎结核伴巨大空洞骨缺损微创治疗后的远期疗效 41
　　病例8　微创手术治疗胸椎结核伴后凸畸形 44
　　病例9　胸椎结核伴截瘫的微创外科治疗 47
　　病例10　$T_{8\sim10}$椎体结核伴不全瘫的微创外科治疗 52
　　病例11　$T_{7\sim8}$椎体结核的联合手术治疗 54
　　病例12　胸椎结核的经皮内固定治疗 56
　　病例13　小开窗联合局部置管引流治疗胸椎结核 58
　　病例14　胸椎结核使用腹部血管滤网抗凝状态下的微创手术治疗 ... 61
　　病例15　微创技术治疗胸椎结核内固定术后复发伴窦道形成 62

病例16　脊柱结核多次开放手术后复发并窦道形成的微创治疗 65

病例17　$T_6 \sim L_5$结核开放术后伤口破溃微创补救治疗 68

病例18　胸椎结核伴截瘫减压术后死亡 73

第四节　腰椎及腰骶段脊柱结核的微创治疗 76

病例19　$L_{1\sim2}$椎体结核伴腰大肌脓肿的微创外科治疗 76

病例20　$L_4 \sim S_1$结核伴巨大脓肿的微创外科治疗 78

病例21　$L_{4\sim5}$脊柱结核的微创治疗 81

病例22　$L_{4\sim5}$椎体结核保守治疗后的微创处理 83

病例23　复杂腰椎结核感染的治疗 86

病例24　$T_{11} \sim S_1$多椎体脊柱结核的微创治疗 88

病例25　青少年椎体结核治愈后出现后凸畸形的处理 91

病例26　小开窗手术治疗腰椎结核 93

病例27　腰骶部椎体结核的微创治疗 95

病例28　腰骶部结核微创治疗时机的选择 97

病例29　腰骶部结核伴局部流注脓肿的微创治疗 100

病例30　腰椎结核伴大腿前侧窦道形成的微创治疗 102

病例31　微创手术治疗腰椎结核术后窦道迁延不愈 106

病例32　CT引导下经皮腰椎感染间隙穿刺置管局部药物注射

　　　　治疗腰椎结核开放手术后结核复发 112

病例33　腰椎结核内固定术后伴脓肿的微创手术治疗 116

病例34　腰椎结核内固定术后切口窦道形成的微创治疗 118

病例35　腰椎结核合并肠瘘14年不愈合的微创治疗 120

病例36　脊柱结核开放手术后伤口迁延不愈的微创治疗 122

病例37　$L_{2\sim3}$椎体结核开放手术后迁延不愈的微创治疗 125

病例38　腰椎结核内固定术后钉棒松动 128

病例39　脊柱内镜下病灶清理+异体骨植骨+经皮固定治疗胸椎结核

　　　　并椎管内骨水泥渗漏 131

病例40　椎体成形术后短期出现腰椎结核的治疗 135

病例41　腰椎结核引流术后脊柱内镜下返修 140

病例42　脊柱内镜下治疗活动期腰椎结核 145

第五节　其他部位结核的微创治疗 …………………………………… 149
 病例43　左肘关节结核的微创治疗 ……………………………………… 149
 病例44　右髋关节结核的微创治疗 ……………………………………… 151
 病例45　左髋部软组织结核窦道形成不愈合 …………………………… 152
 病例46　右骶髂关节结核伴脓肿的微创治疗 …………………………… 155

第二章　脊柱感染的微创手术治疗　157

 病例47　可疑结核的颈椎化脓性病变的诊治 …………………………… 158
 病例48　颈、胸、腰椎多发椎体感染的微创治疗 ……………………… 161
 病例49　$L_{1\sim2}$后纵韧带钙化术后感染的微创治疗 …………………… 163
 病例50　微创手术治疗腰椎术后8年感染复发 ………………………… 167
 病例51　微创治疗单纯腰大肌脓肿术后复发 …………………………… 169
 病例52　椎间隙感染微创术后继发化脓性脑脊髓膜炎 ………………… 173
 病例53　脊柱内镜下治疗布鲁氏菌病脊柱炎 …………………………… 176
 病例54　腰椎融合内固定术后症状性感染病例治疗及体会 …………… 179
 病例55　化脓性骶髂关节炎的微创治疗 ………………………………… 187
 病例56　腰椎间盘突出开放手术后感染霉菌的微创治疗 ……………… 188
 病例57　腰椎间隙真菌感染的微创治疗 ………………………………… 195

第三章　脊柱占位、肿瘤的微创手术治疗　199

 病例58　脊柱内镜下摘除渗漏骨水泥神经根孔减压 …………………… 200
 病例59　内镜下切除腰大肌内神经鞘瘤 ………………………………… 203
 病例60　脊柱内镜下切除骨样骨瘤 ……………………………………… 207
 病例61　脊柱内镜在椎体肿瘤活检和神经减压中的应用 ……………… 211
 病例62　肿瘤骨转移经皮内固定放射性粒子植入姑息治疗 …………… 214
 病例63　肾癌骨转移的介入治疗和姑息手术治疗 ……………………… 216
 病例64　肺癌骨转移的姑息治疗 ………………………………………… 218

病例65	肺癌全身转移的微创治疗	222
病例66	恶性椎体肿瘤早期误诊为椎间隙感染的微创治疗	225
病例67	肺癌脊柱转移不全瘫的脊柱内镜手术治疗	226
病例68	脊柱内镜下脊髓肿瘤切除治疗	230
病例69	肝癌腰椎椎体骨转移瘤椎管减压的微创治疗	232

第一章

脊柱结核及其他部位结核的微创手术治疗

第一节 脊柱结核的微创手术治疗总论

脊柱结核微创手术治疗的"道法术器"是一个综合性的概念，包括以下几个方面。

"道"：指治疗的理念和原则，要权衡保守治疗和手术治疗的利弊。外科手术是内科治疗无效后的选择。外科手术均是有创伤的，在疗效相当的前提下，尽量使用创伤最小的治疗方法。强调根据患者的具体情况，制定个体化的治疗方案。

"法"：代表治疗方法的选择，如手术的适应证、禁忌证等。同样的脊柱感染疾病，不同的病情使用不同的治疗方法会得到不同的结果。有的会致命，有的会导致瘫痪，有的会导致后凸畸形。因此，为避免不良后果，需依据病情在恰当时间选取尽可能微创的治疗方法。

"术"：涵盖了手术技术，包括手术的方式、操作要点等。

"器"：主要是手术中使用的工具和设备。

具体来说，脊柱结核手术治疗的要点包括以下几点。①明确诊断：通过临床表现、影像学检查等确定结核的部位和严重程度。②选择适当的手术时机：根据病情决定是否需要手术及手术的时机。③手术方式：如脓肿引流、局部化疗、清创、植骨、内固定等。④抗结核治疗：手术前后都需要进行规范的抗结核治疗。⑤术后康复：帮助患者恢复肢体功能。

总之，脊柱结核微创手术治疗需要综合考虑多个因素，以达到扩大适应证、降低手术风险、加快康复的目的。

结核病，由结核分枝杆菌引起，是一种具有高度传染性的疾病。它不仅影响肺部，还可能影响其他器官，包括脊柱。脊柱结核是一种严重的疾病，可能导致脊柱结构破坏，压迫神经，甚至引发瘫痪。脊柱结核的发病率相对较高，尤其是在一些贫困地区和医疗资源不足的地区，这使得我们面临的问题更加严峻。我们需要投入更多的资源和精力来预防和治疗这种疾病，以保护我们社会成员的健康。然而，我们面临的问题并不仅仅是高发病率。由于脊柱结核的早期症状不明显，很容易被忽视，这使得早期诊断和治疗变得困难。此外，治疗脊柱结核需要长期、高强度的医疗护理，许多患者即使能够及时就医确诊治疗，但受多方面因素影响，其治疗过程仍不能做到规范，临床上经常见到复发复治的病例。这对医疗系统和患者均是一个巨大的负担。

理念的差异是导致临床治疗方法不同的主要原因，例如，存在"脊柱不稳是结核复发的原因""脊柱稳定有助于治愈结核病灶"等观点，这些理念差异致使临床治疗方法各不相同。脊柱结核临床症状多为疼痛和部分功能受限，就诊患者多希望快速缓解病情。国内脊柱外科的快速发展使得手术成为首选。而脊柱结核和退行性病变是不同的，许多脊柱结核复发病例多是脊柱结核治疗经验不充分的脊柱外科医生造成的。在原有疾病的基础上，还有医疗管理方面的问题。脊柱结核属于慢性病，病程通常约一年。然而，现有临床疾病管理对住院时间有限制，这一方面致使患者术前化疗时间不足，另一方面促使临床医生为缩短患者住院时间，倾向于选择外科手术治疗。

如今脊柱外科的快速发展依托于脊柱后路手术及椎弓根螺钉技术。而脊柱结核病灶为椎体病变，常伴有椎旁软组织受累、流注脓肿的情况，这就使后路手术在脊柱结核患者治疗中注定存在先天性的局限。由于脊柱结核病程长，规律性抗结核治疗时间长，即便长时间治疗，效果也未必理想。手术与化疗结合导致的系统性问题，使得脊柱结核的复杂性进一步增加，常出现切口经久不愈、植骨不融合导致的断钉断棒、翻修手术能否成功等新问题。

感染性疾病治疗的原则首先是药物治疗，如果药物治疗无效，应该进行病灶引流，就像传统中医治疗感染性疾病的方法一样，用各种引流的方法、器具来缓解临床症状。脊柱结核等脊柱感染性疾病解剖位置深在，与人体浅表感染处理方法不同。在经皮穿刺手术应用之前，脊柱结核不得不采用开放手术。在各种影像辅助手段广泛应用于临床后，经皮穿刺手术得以实现。开放手术的广泛应用受到了限制，这对患者是有益的，对医生是有利的。

从20世纪50年代的单纯病灶清除术开始，手术方法经过时代变迁和发展不断改进；但是由于患者脊柱结核形态的多样性，手术医生对手术方法的认识、掌握及应用程度各异，或是受技术水平和客观条件的限制，手术方法也是多种多样，因此，手术造成的争议较大。由于手术问题导致的复发、复治、手术失败的患者较多，也最容易引起关注。因此，我们是否可以认为脊柱结核复发与手术的关系最大？反其道而行之，我们是否可以尽量避免单纯的病灶清除术？

自2002年2月11日开展首例脊柱结核微创手术起，至2016年11月30日，我们对本单位在此期间收治的800例脊柱结核患者展开治疗分析研究。依据脊柱结核301分型方法，患者分类如下：ⅠA型671例（占比83.9%），ⅠB型102例（占比12.8%），ⅡA型17例（占比2.1%），ⅡB型10例（占比1.2%）（表1-1-1）。其中男性459例，女性341例。发病部位方面，以腰椎最为多见，其次是胸椎。儿童结核、跳跃型结核及多椎体结核发病情况亦较为突出（表1-1-2），ⅠA型患者构成了脊柱结核治疗的主要群体。

表 1-1-1　各型患者及发病部位统计分布

单位：例

分型	发病部位								
	颈椎	颈胸	胸椎	胸腰	腰椎	腰骶	骶椎	附件	跨长节段
ⅠA型	34	7	134	57	348	76	4	5	CL、CTL、CTLS各1例，TLS 3例
ⅠB型	12	1	78	5	5	0	0	0	1
ⅡA型	0	0	5	5	7	0	0	0	0
ⅡB型	0	0	6	4	0	0	0	0	0

注：CL，颈腰椎；CTL，颈胸腰椎；CTLS，颈胸腰骶椎；TLS，胸腰骶椎。

表 1-1-2　各种特殊类型结核发病数量比较分布

单位：例

分型	特殊类型结核		
	儿童结核（<18岁）	跳跃型结核	多椎体（≥3椎体）结核
ⅠA型	28	22	110
ⅠB型	3	6	21
ⅡA型	2	0	4
ⅡB型	1	0	6

根据以上数据可见ⅠA型患者数量最多，这也比较符合就诊脊柱结核患者的特点，多数就诊患者为结核活动期，具有一定的临床症状，但随着人们生活条件的提高和就诊时间的提前，多数患者就诊时病情严重程度较前减轻，出现严重神经损伤及脊柱畸形的患者正逐渐减少。ⅠB型中胸椎结核患者居多，提示胸椎结核患者病情加重风险较高，出现神经损伤的可能性较大，在处理胸椎结核患者时需要加倍小心。Ⅱ型患者多为陈旧性胸椎及胸腰段结核患者，其中未出现颈椎结核患者，可能是严重的颈椎畸形或神经损伤患者多数不能坚持到陈旧性结核这个阶段。

※【治疗方法的选择】

ⅠA型患者中，绝大部分采取的是单纯经皮穿刺置管微创介入治疗（脓肿给予冲洗）共599例。其中有9例患者（胸椎6例，腰椎3例）因为不能耐受早期疼痛或病情加重再行了开放手术补救治疗（病案1）。

【病案1】

患者，男性，37岁，2017年5月采取局部穿刺置管冲洗治疗，3个月后复查局部仍有脓肿，患者不能耐受，于外院进一步采取了开放手术治疗（图1-1-1）。

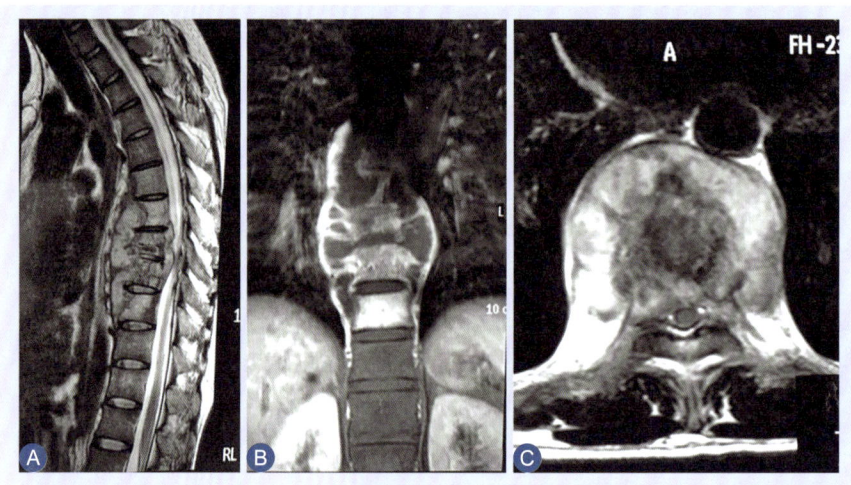

A.矢状位显示$T_{5\sim 8}$椎体周围异常脓肿形成，$T_{6\sim 7}$椎体周围明显椎管内脓肿；B.冠状位显示多椎体异常信号改变，椎旁脓肿形成，相应硬膜囊受压；C.水平位显示椎体周围异常脓肿形成。

图1-1-1 治疗前MRI检查

另外ⅠA型患者中采取小开窗+置管介入治疗27例，此类患者多有明显神经损伤、脊柱畸形加重风险，其中20例同时给予了固定，给予固定的患者发病部位基本上为胸椎和上腰椎。对于胸椎及上腰椎的治疗，我们需要关注预防神经损伤及后凸畸形加重。一般椎体不稳定且疼痛明显时也可采取经皮固定+置管介入治疗，本组中有3例患者采取了此类治疗。

ⅠA型采取微创置管介入治疗患者中既往有外院开放手术病史57例，另有54例患者在我院直接采取了开放病灶清除植骨融合术，绝大部分取得了不错的治疗效果，但有5例患者治疗后病情控制不佳，出现脓肿或窦道，再次进行了微创置管介入补救。同微创治疗后开放补救不同，开放治疗后微创返修患者治疗周期明显增加，单纯微创置管介入治疗一般10～12周可以控制病情，而开放治疗后微创补救的患者主要是感染病灶未控制，需要面临是否保留内固定的问题，约1/2的患者内固定保留失败，拆除内固定后抗结核治疗又恢复到了原点，整个强化治疗周期可以达到半年至1年以上，有的患者一直保留内固定或者内固定拆除困难，从而导致病变部位迁延不愈，形成慢性感染窦道不愈合（病案2）。

【病案2】

患者，女性，52岁，2017年8月诊断为腰椎结核，于当地医院行前路清创钛网内固定术治疗，术后症状一直未完全消失，长期进行抗结核治疗。2020年7月在我院进行微创手术治疗，1年后症状再次复发，建议患者拆除内固定，患者及其家属拒绝开放手术。2023年3月患者出现头痛、高热不适，对症治疗后逐步好转，但仍未处理腰椎内固定（图1-1-2~图1-1-6）。

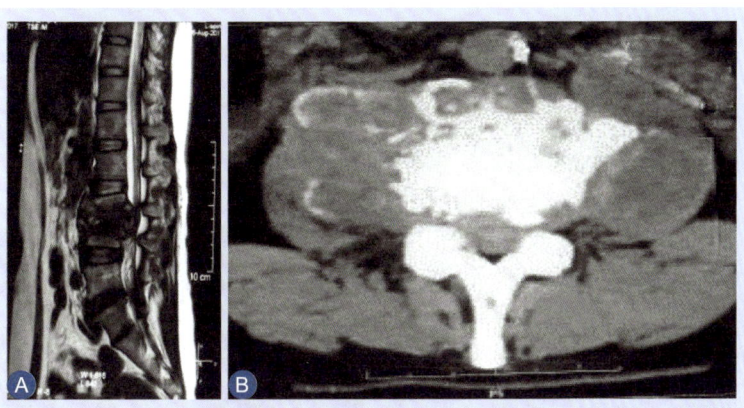

A.MRI显示L₃~₄椎体异常破坏，椎体后方脓肿形成；B.CT显示椎体破坏周围巨大脓肿。

图1-1-2　治疗前MRI检查

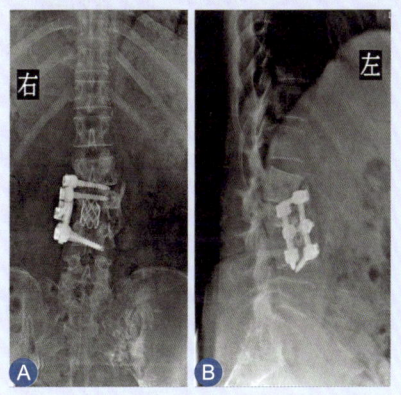

内固定已经松动失效；A.正位；B.侧位。

图1-1-3　治疗前X线片检查（2020年7月）

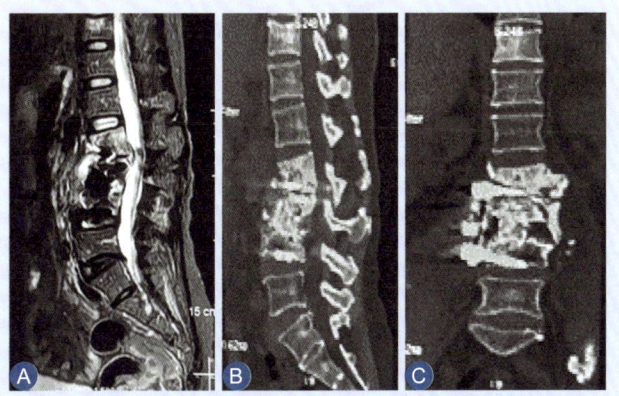

A.MRI显示局部炎性反应、内固定失效；B.CT矢状位显示后凸明显；C.CT冠状位显示内固定失效。

图1-1-4　治疗前MRI及CT检查（2020年7月）

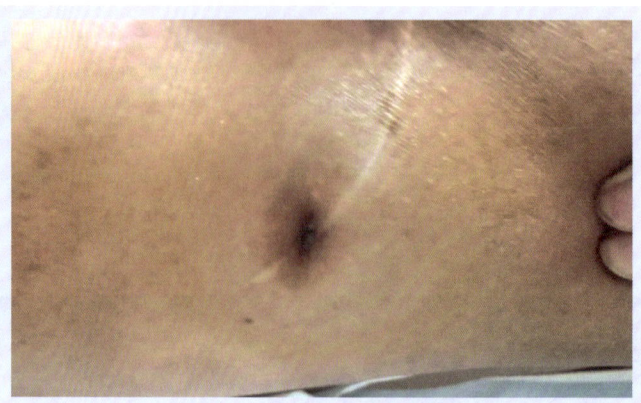

图1-1-5　伤口窦道长久不愈合

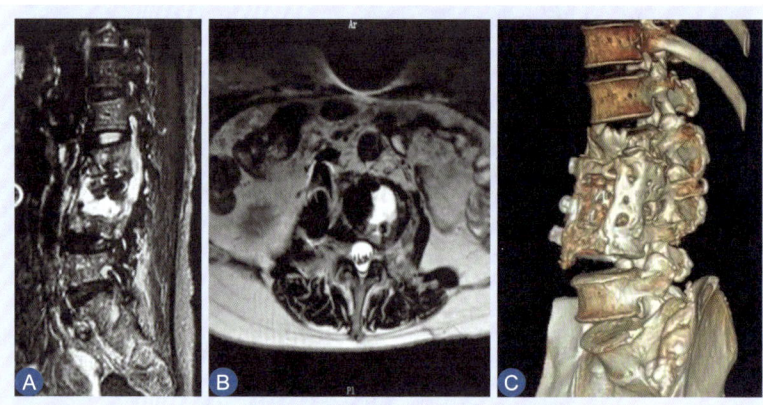

A.MRI矢状位；B.MRI水平位；C.CT显示仍有明显的炎性反应，周围骨痂增生趋于稳定，但窦道仍未愈合。

图1-1-6　MRI及CT检查（2023年）

ⅠB型患者中47例进行了单纯微创置管介入治疗，但是有14例患者再次进行开放手术治疗，这14例患者全部为病变部位在胸椎并伴有神经损伤症状的患者。15例患者进行了小开窗+置管介入治疗，其中6例同时进行了经皮固定（胸椎），均取得了不错的效果。40例患者直接采取了开放病灶清除植骨融合术治疗，其中2例再次进行微创介入补救治疗。对于有神经压迫损伤症状的患者，及时的神经减压是治疗的关键，在神经减压方面开放手术治疗优势明显，不能耐受开放融合手术者，小开窗减压+微创治疗也是一种选择，后期的一些患者我们采取了脊柱内镜下病灶清除减压置管冲洗治疗，也取得了不错的临床效果。

Ⅱ型患者为陈旧性结核患者，病灶相对稳定，面临的是脊柱矫形和神经松解，由于病情特点，此类患者不适用微创治疗，而需采用开放矫形手术，手术风险相对较高。

微创手术创伤相对较小，对患者机体影响相对有限，一般不会引起剧烈应激反应，理论上感染扩散风险相对较低，但目前多数学者仍主张进行术前化疗，以更好地控制病情，减少手术相关风险。微创手术治疗脊柱结核的核心内容有两点：①引流脓肿病灶；②提高病灶内药物浓度。我们不主张积极的一期同时做脊柱结核病灶内固定手术。通过介入或者外科手段提高病灶内药物浓度，比单纯依靠口服途径提高病灶内药物浓度更加安全、确切和有效。

过去脊柱结核由脊柱外科进行分散治疗，这种治疗方式导致脊柱结核外科治疗并发症等复杂医源性情况层出不穷，为了应对这一状况，国家提出了专病专治的管理方法。目前，脊柱结核外科手术仍是主流治疗方法之一。微创技术具有创伤小、风险低、费用少的特点，受到了专业医生和患者的认可和欢迎。

脊柱结核微创手术可以尽快缓解患者的临床症状，如发烧、腰部疼痛、坐骨神经痛等，同时改善红细胞沉降率快、C反应蛋白高等实验室指标。传统治疗方法认为，脊柱结核造成的脊柱疼痛是脊柱不稳所致，病灶清除的同时需要加强固定。临床应用发现脊柱结核病灶引流不但可以尽快缩小脊柱结核病灶和流注脓肿，而且部分患者的疼痛症状可以得到快速缓解。引流炎性刺激因子对缓解患者脊柱疼痛起到了重要的作用（病案3），可见单纯微创不给予固定处理是可行的。

【病案3】

患者，女性，81岁，腰椎脊柱内镜术后1月余，发现局部感染1周，腰背部疼痛严重，不能正常下地活动，给予脊柱内镜下病灶清理置管冲洗治疗后逐步控制病情（图1-1-7，图1-1-8）。

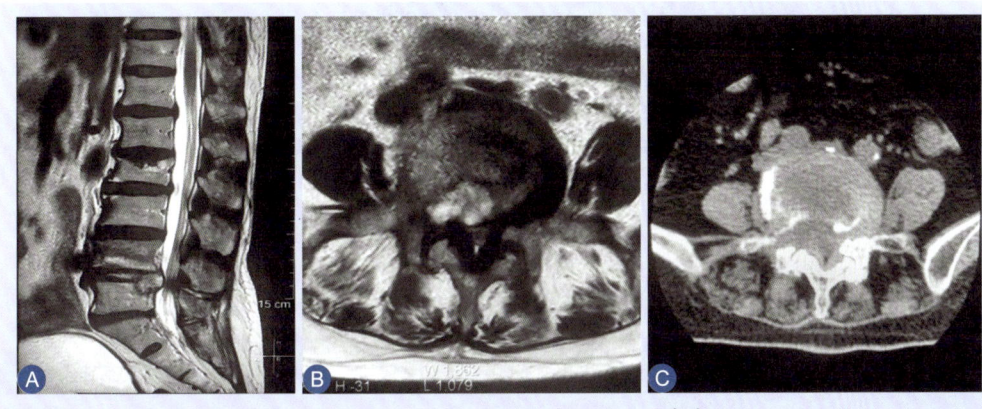

A.MRI矢状位显示$L_{4～5}$椎体异常高信号；B.MRI水平位显示原手术部位椎体异常高信号；C.CT水平位显示明显手术痕迹。

图1-1-7　术前MRI及CT检查

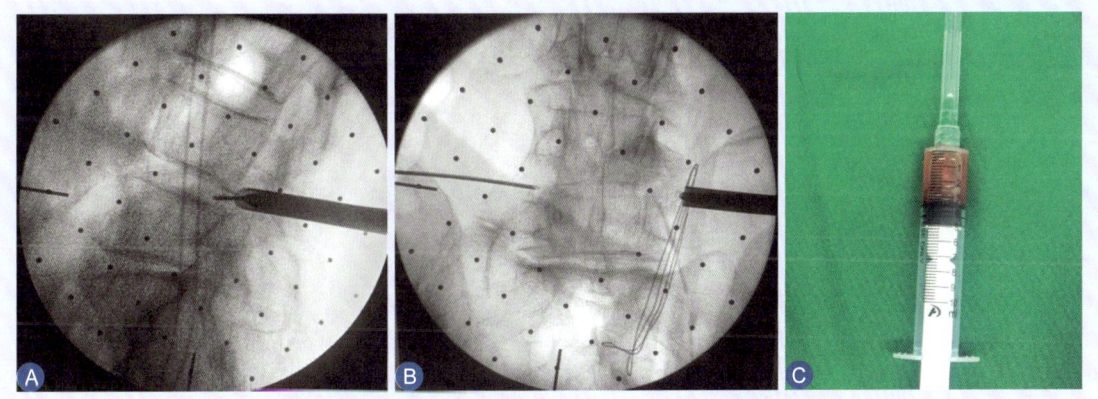

A.术中侧位透视显示工作套管及穿刺针到椎间隙后缘附近；B.正位透视显示穿刺针及工作套管到关节突周围；C.穿刺抽出的脓液。

图1-1-8　手术透视定位及穿刺

脊柱结核治疗不当有可能造成非常严重的后果，甚至会出现死亡。在本研究的随访中，ⅠA型患者死亡14例，ⅠB型死亡6例，结核扩散4例，肺部感染1例，脊柱结核合并肾衰竭3例，肿瘤原因7例，正常衰老死亡1例，心肌梗死1例，不明死亡原因3例。这些死亡的患者中1年内死亡9例，1年以上死亡11例，我们认为结核扩散和合并肾衰竭是围手术期死亡的主要原因，1年以上死亡患者与结核病多无关系（病案4）。

【病案4】

患者，女性，77岁，2021年7月诊断为腰椎结核，给予微创对症治疗，症状逐渐改善（图1-1-9）。2022年3月发现肺癌，治疗期间死亡。

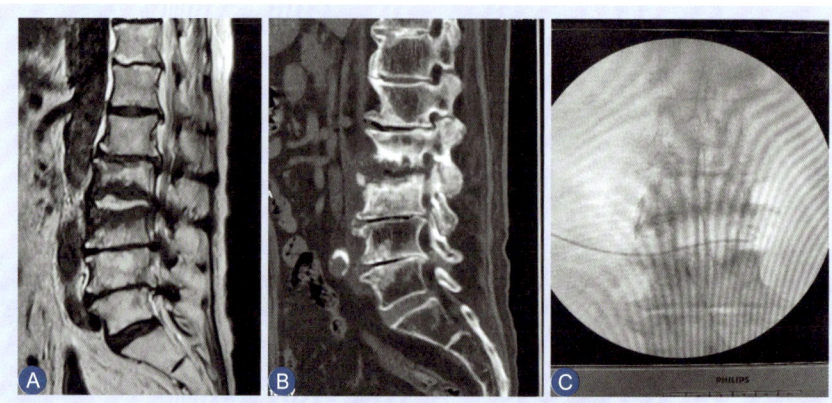

A.MRI显示$L_{2\sim3}$椎体异常信号，椎间隙破坏；B.CT显示$L_{2\sim3}$椎间隙异常破坏改变；C.术中透视显示置入的冲洗管。

图1-1-9　术前MRI及CT检查

微创手术后脊柱结核复发复治的概率很低，但仍不能完全避免（病案5），在这统计的800例患者中，微创手术后复发复治率<0.5%。属于可接受的范围。

【病案5】

患者，男性，63岁，13年前诊断$L_{4\sim5}$结核，采取单纯置管微创介入治疗，疼痛症状明显，治疗效果缓慢，在患者要求下给予局部清创融合内固定治疗，术后病情平稳。2022年3月症状复发，检查发现$L_{4\sim5}$节段融合固定良好，$L_5\sim S_1$节段高信号，S_1椎体上终板部位明显侵蚀破坏（图1-1-10～图1-1-12），考虑局部结核感染，再次给予脊柱内镜下病灶清理置管冲洗治疗，术后控制良好。2023年5月再次出现局部疼痛，检查发现$L_{3\sim4}$节段异常信号改变（图1-1-13）。

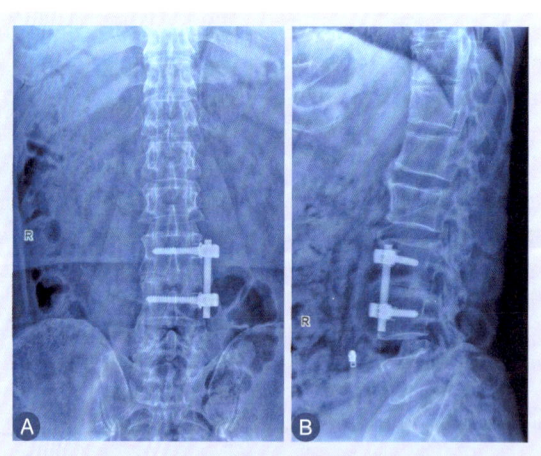

$L_{4\sim5}$节段融合固定良好；A.正位；B.侧位。

图1-1-10　X线片检查（2022年3月）

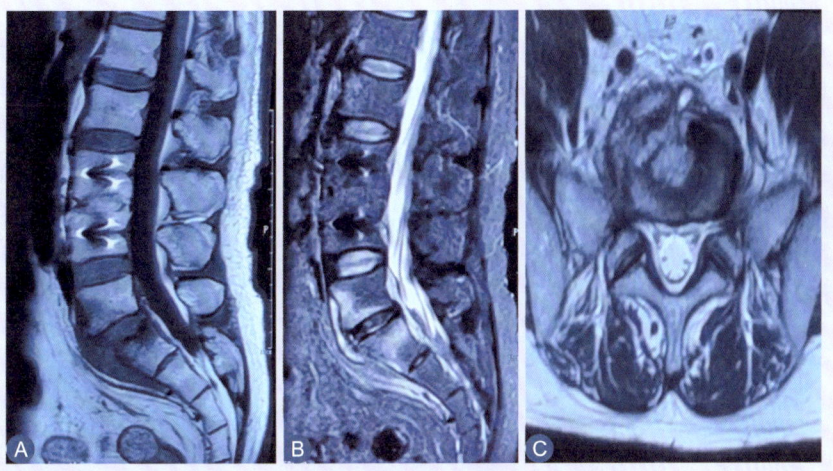

A.T1像显示L_5~S_1椎体低信号改变;B.T2抑脂像显示L_5~S_1椎体高信号改变;C.水平位显示椎间隙破坏。

图 1-1-11　MRI 检查（2022 年 3 月）

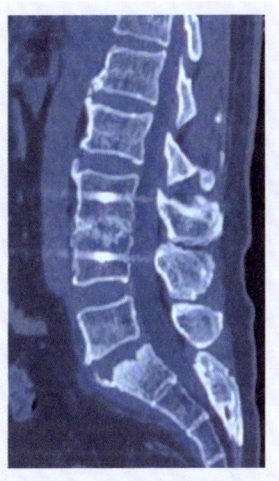

S_1椎体上终板部位明显侵蚀破坏。

图 1-1-12　CT 检查（2022 年 3 月）

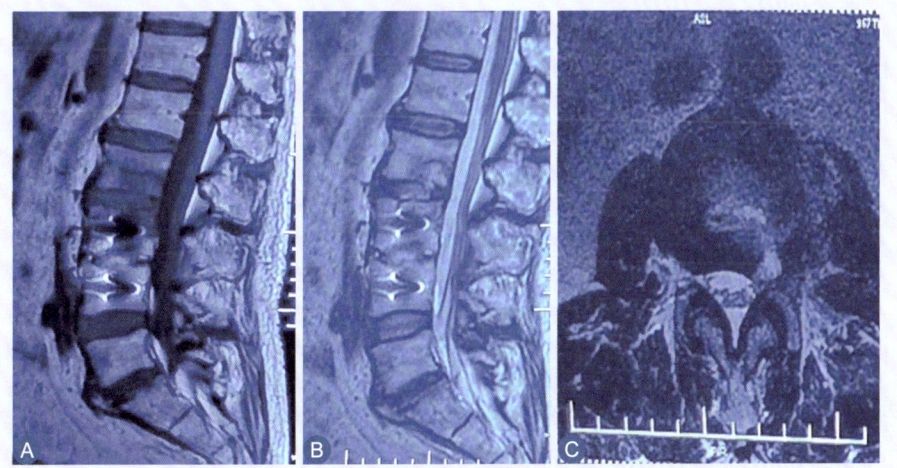

A.T1像显示$L_{3~4}$椎体低信号改变;B.T2像显示$L_{3~4}$椎体高信号改变;C.水平位显示椎间隙破坏。

图 1-1-13　MRI 复查（2023 年 5 月）

一、脊柱结核中国人民解放军总医院临床分型方法

外科治疗是脊柱结核的重要治疗方法，也是治疗方法中争议最大的。造成争议的原因之一是无有效的临床分类方法，无法对各种治疗结果进行标准化评价。我院骨科通过对173例脊柱结核病例的随访和总结，2011年提出了脊柱结核中国人民解放军总医院临床分型（以下简称301临床分型）方法。

※ 资料和方法

1. 分型的临床资料

2002年1月至2006年2月，对173例脊柱结核患者进行了外科治疗。年龄5~78岁，平均（45.0±17.9）岁。男性85例，女性88例，均进行了红细胞沉降率等常规实验室检查及X线片、CT和MRI等影像学检查。外科治疗过程中获得的标本均进行病理学检查、结核分枝杆菌培养。鉴别诊断：①是否为脊柱结核；②病灶是否处于活动期；③是否有脊髓神经损伤症状。

2. 脊柱结核病灶处于活动期的诊断

（1）临床表现：低热、盗汗、乏力、倦怠、食欲缺乏、消瘦、贫血等；腰背僵直、局部叩击痛、拾物试验阳性、寒性脓肿和窦道形成；无或有脊柱畸形和脊髓神经损伤症状。

（2）MRI：病灶部位受累的椎体信号异常、脓肿形成。

（3）红细胞沉降率：异常或正常。

（4）病理检查：排除肿瘤，抗酸染色阳性或阴性。

（5）细菌培养：结核分枝杆菌培养阳性或阴性。

（6）抗结核治疗有效：在抗酸染色和细菌培养阴性的情况下，抗结核治疗有效也是脊柱结核处于活动期的诊断依据之一。

3. 脊柱结核病灶处于稳定期的诊断

（1）临床表现：有脊柱结核药物、手术治疗病史，无结核病临床表现，如消瘦、低热等，无局部叩击痛、腰背僵直，无或有畸形和脊髓神经损伤症状。

（2）MRI：病灶部位受累的椎体信号与正常椎体相同。

（3）红细胞沉降率：正常。

（4）病理检查：排除肿瘤，抗酸染色阴性。

（5）细菌培养：结核分枝杆菌阴性。

（6）不需要抗结核治疗。

4. 脊髓神经损伤的诊断

脊髓神经损伤主要针对颈椎、胸椎和胸腰段而言，脊髓受压后导致损伤平面以下的感觉、运动、括约肌功能障碍。根性刺激症状在判断脊髓神经损伤方面的重要性低于脊髓压迫症所表现出的症状。椎体破坏导致的脊柱不稳、下肢保护性功能受限不是脊髓神经损伤。脊髓损伤程度按照2000年美国脊髓损伤学会（American Spinal Injury Association，ASIA）提出的国际脊髓损伤神经学分类标准判断。

5. 分型的可信度及可重复性的研究

抽取6位骨科医生进行分型的培训，对脊柱结核的活动期和稳定期，以及脊髓神经损伤的判断进行详细的讲解。培训结束后由6位医生对173例患者进行分型，收集结果并进行分型的可信度分析。2周后，

再由这6位医生对相同的病例再次进行分型，收集结果进行分型的可重复性分析。数据分析采用一致性检验，计算出Kappa系数。

※ 结果

1. 301临床分型

根据病灶是在活动期还是稳定期将脊柱结核分为Ⅰ型和Ⅱ型，再根据有无脊髓神经损伤症状、畸形的程度，分为4个亚型。

2. 各型的特点和治疗方法

（1）活动期无脊髓神经损伤症状（ⅠA型）：无或有典型的结核病症状，红细胞沉降率快，局部疼痛，腰背僵直，无后凸畸形或后凸畸形＜40°，无脊髓神经损伤症状。治疗：抗结核药物治疗，微创治疗，特殊情况选择开放手术治疗（图1-1-14，图1-1-15）。

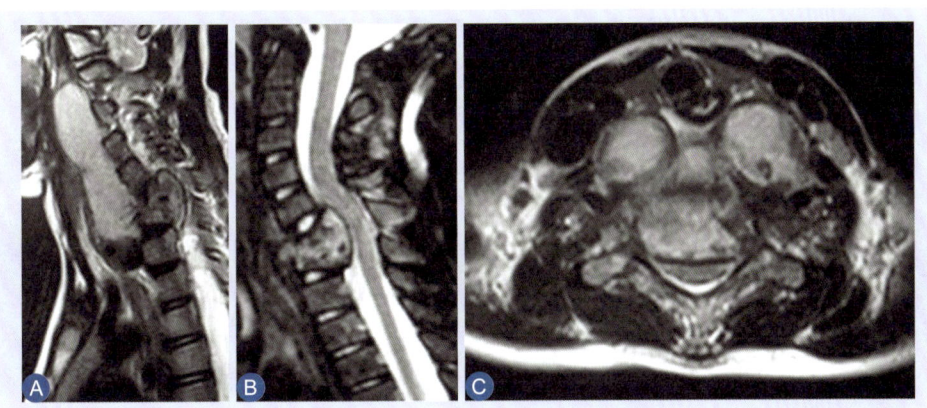

A.MRI矢状位显示椎体前方巨大脓肿；B.MRI矢状位显示椎体破坏及脓肿向后压迫硬膜囊；C.MRI轴位。

图1-1-14　ⅠA型脊柱结核，病灶处于活动期但无脊髓神经损伤症状

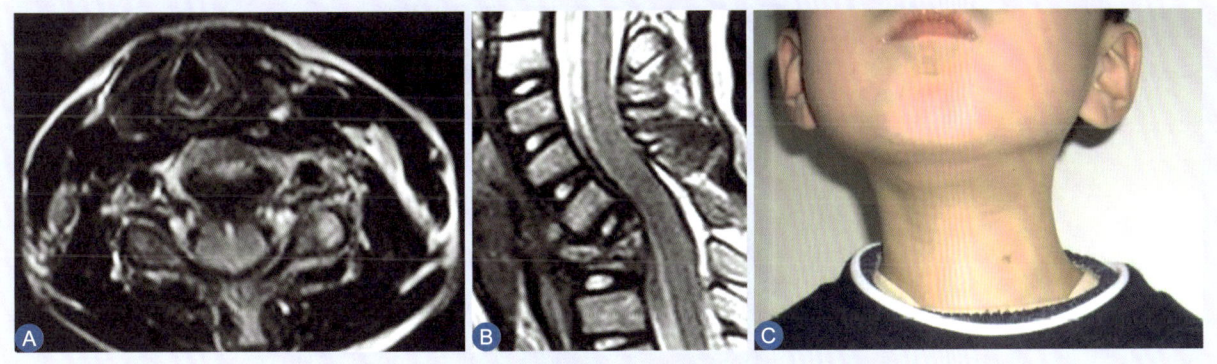

A.MRI轴位；B.MRI矢状位；C.外像见伤口愈合良好。

图1-1-15　ⅠA型脊柱结核，经微创手术治疗后1年随访病灶治愈

（2）活动期有脊髓神经损伤症状（ⅠB型）：无或有典型的结核病症状，红细胞沉降率快，局部疼痛，腰背僵，有脊髓神经损伤。另外该型中还包含无脊髓神经损伤，后凸畸形＞40°或者畸形进展有出现脊髓神经损伤风险的病例。治疗：抗结核药物治疗，部分选择微创治疗，主要选择开放手术治疗（图1-1-16～图1-1-18）。

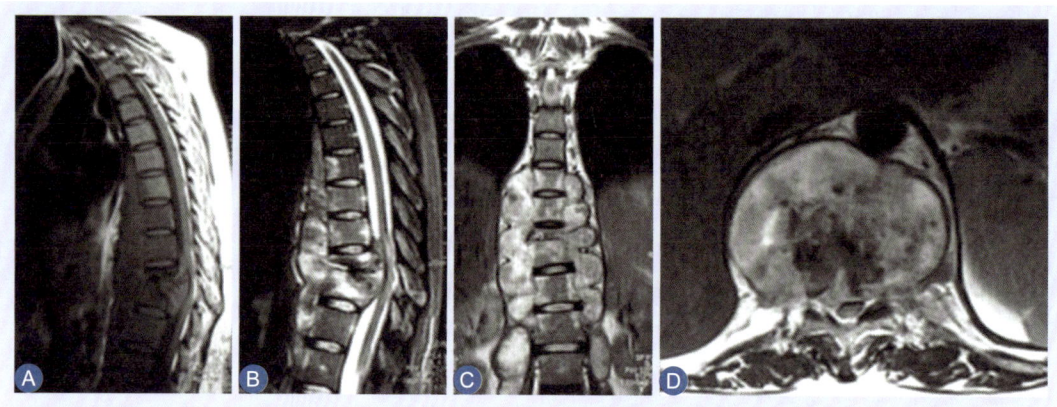

A.MRI矢状位T1像显示椎体破坏及椎旁脓肿信号；B.MRI矢状位T2像；C.MRI冠状位；D.MRI轴位。

图1-1-16 ⅠB型脊柱结核，病灶处于活动期且伴有脊髓神经损伤症状

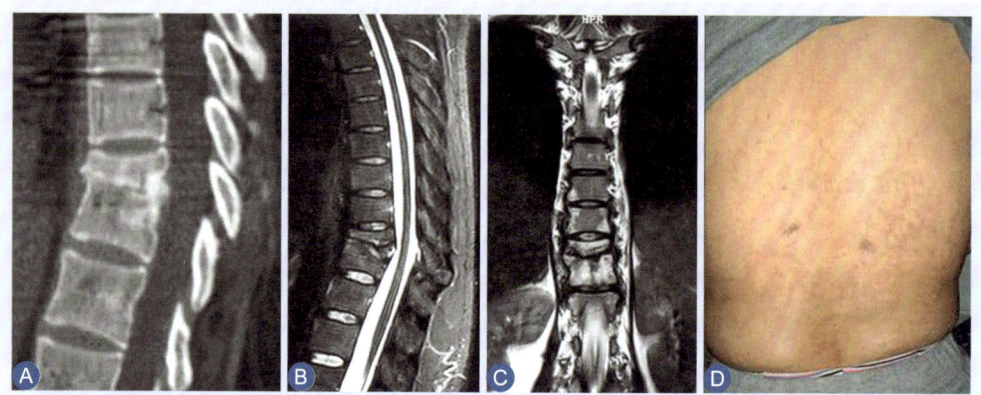

A.CT矢状位显示椎体融合；B.MRI矢状位；C.MRI冠状位；D.外像伤口愈合。

图1-1-17 ⅠB型脊柱结核经，微创手术治疗后1年随访病灶治愈

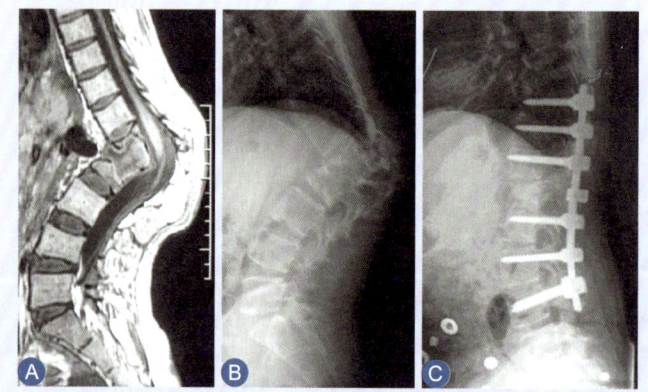

A.MRI矢状位显示椎体后凸严重；B.侧位X线片；C.术后X线片显示后凸畸形>40°，给予开放手术治疗进行后凸矫正。

图1-1-18 ⅠB型脊柱结核，病灶处于活动期且无脊髓神经损伤症状

（3）稳定期无脊髓神经损伤（ⅡA型）：无结核病症状，红细胞沉降率正常，局部无疼痛，无腰背僵直，后凸畸形>40°，无脊髓神经损伤症状。治疗：不需要抗结核治疗，开放手术矫正畸形或者治疗继发症状（图1-1-19）。

（4）稳定期有脊髓神经损伤（ⅡB型）：无结核病症状，红细胞沉降率正常，局部无疼痛，有脊髓神经损伤症状。治疗：不需要抗结核治疗，开放手术解除脊髓压迫、矫正畸形（图1-1-20）。

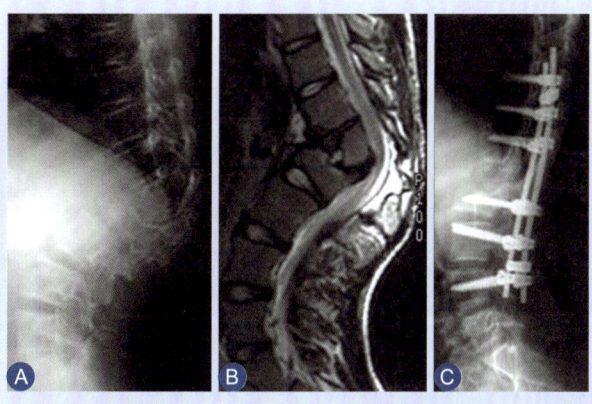

A.术前侧位X线片；B.MRI矢状位；C.术后X线片显示后凸畸形＞40°，给予开放手术后凸矫正。

图1-1-19　ⅡA型脊柱结核，病灶处于稳定期且无脊髓神经损伤症状

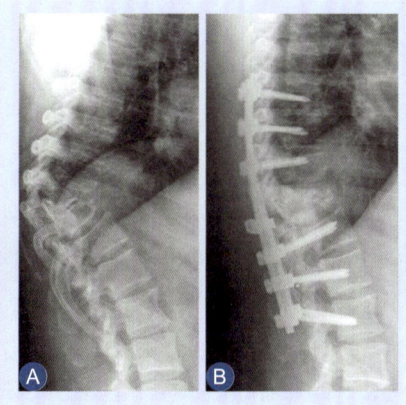

A.术前侧位X线片；B.给予开放手术解除脊髓压迫的畸形矫正，术后复查X线片。

图1-1-20　ⅡB型脊柱结核，病灶处于稳定期且有脊髓神经损伤症状

3. 脊柱结核301临床分型系统的可信度和可重复性分析

通过6位医生对173例患者的病史、临床症状、查体、影像学检查分析来看，该分型系统的可信度平均为99.6%，Kappa系数为0.990；可重复性平均为99.7%，Kappa系数为0.993。

4. 脊柱结核301临床分型的实践验证

按此分型方法进行前瞻性研究，2007年外科治疗脊柱结核57例，其中男性27例，女性30例；年龄5～86岁，平均44.3岁。ⅠA型49例，47例采用单纯微创治疗，2例采用开放手术治疗。ⅠB型7例，1例采用直接开放手术，6例采用开放手术局部化疗（内固定5例），1例$T_{7～8}$结核脊髓神经损伤伴肾衰竭在微创治疗期间死亡。ⅡA型1例采用开放手术治疗。ⅡB型0例。随访时间15～28个月，平均22个月，未发现复发病例。

※ 讨论

脊柱结核临床分型决定了对其本质的认识，也决定了以后其外科治疗的方向。现在的各种分型方法对临床医生适应证的选择指导性小，是脊柱结核外科治疗方法选择不同的原因之一。

1. 脊柱结核分型的决定因素

炎症、脊髓神经损伤、畸形这3种脊柱结核的主要病理变化是脊柱结核分型的决定因素，也是治疗的决定因素。脊柱是否感染了结核分枝杆菌决定是否需要进行抗结核治疗，由此将脊柱结核分为Ⅰ型和Ⅱ型。Ⅰ型患者需要抗结核治疗，Ⅱ型患者不需要抗结核治疗。脊柱结核出现脊髓神经损伤症状和严重的

后凸畸形提示患者病情危重，经非开放手术治疗病情多数无法得到缓解，是开放手术的绝对适应证。从方先之的数据中也可以看到，是否有脊髓神经损伤症状对预后有决定性影响。由此再将各型分为无脊髓神经损伤和有脊髓神经损伤2个亚型，将脊柱结核共分为2型4个亚型。对该173例病例进行分析，活动期病例占95%，稳定期病例接受外科治疗的不足5%。活动期脊柱结核出现脊髓神经损伤者为20.2%，稳定期出现脊髓神经损伤者仅为0.6%。整体来看，早期的脊柱结核均为ⅠA型，许多患者可以通过单纯口服药物获得治愈，而本组病例选择的均是单纯口服药物无效的病例。大部分患者治愈后均属于ⅡA型，而本组接受手术治疗的ⅡA型患者多是由于后凸畸形较大或者影响美观等其他原因。

畸形到什么程度需要手术治疗？因人而异。ⅠA型的脊柱结核患者后凸畸形<40°，经过恰当治疗，获得痊愈。ⅠB型患者有脊髓神经损伤症状，或虽无脊髓神经损伤症状，但后凸畸形>40°且畸形有进一步发展出现脊髓神经损伤的风险。ⅡA型患者病灶的炎症得到治愈，如果后凸畸形>40°，患者多不需要进行临床干预，需要临床矫形的患者后凸畸形>40°。ⅡB型患者病灶愈合后出现了脊髓神经损伤症状，这是目前脊柱结核中治疗风险最大的一种类型。建议一般单位不要开展该类型的手术。因此脊柱结核301临床分型的主要依据就是炎症和脊髓神经损伤，并参考畸形程度的变化。过去主张的病理变化仅是治疗的参考指标，不是该分型的决定因素。

2. 各种影像学的参考意义

MRI对软组织分辨率高，能较好地发现椎管内脊髓等的受累范围和病变性质，有利于脊柱结核早期诊断和晚期病灶是否稳定的评价。CT对骨硬化、钙化和死骨的显示较好，对于手术治疗有较大帮助。影像学严重程度与临床症状并不平行，影像学可以表现很重，临床症状可以很轻，反之亦然。仅仅根据影像学的改变就决定治疗的方法容易产生过度治疗。因此，MRI是脊柱结核分型的重要参考因素，但并非决定因素。分型及治疗方法的选择，起决定性作用的主要是患者的临床症状。而X线片和CT在临床分型中既不是决定因素，更不是重要因素，这些影像学方法仅仅是临床治疗过程中的重要参考资料。

3. 脊柱结核分期治疗的概念

现代社会生活节奏加快，人们在疾病的治疗过程中也过分求快，由此产生不少争议。如能将大多数活动期病变转化为稳定期病变，这种争议也许会减少一些。同期解决炎症、脊髓神经损伤、畸形这3个问题是理想的，也是比较困难的。比较稳妥的方法是一个个难题各个击破。在炎症的急性期进行手术，外科创伤大，容易导致术中、术后并发症。如果能够控制和治愈炎症，使ⅠA型和ⅠB型能够痊愈或者进入ⅡA型，这样接近80%的患者就无需开放手术或者在炎症活动期进行治疗了。Ⅱ型脊柱结核手术不存在炎症扩散的风险，也比Ⅰ型安全许多。脊柱结核死亡主要发生于ⅠB型，因此对此型实施手术要慎重。从临床统计看，Ⅱ型需要接受外科治疗的患者非常少，占不到所有需要接受外科治疗患者的5%。

4. 如何动态看待脊柱结核分型的变化

与特发性脊柱侧弯的畸形不同，脊柱结核造成的炎症是动态变化的，继发椎体破坏造成的畸形也是动态变化的。比如成人的ⅠA型经过治疗，后凸畸形<40°是不进展的；而儿童的ⅠA型经过治疗，病灶稳定后畸形是进展的。这些患者后凸畸形逐渐增大，需要外科干预成为ⅡA型，如果ⅡA型不干预，畸形有可能进一步发展成为ⅡB型。而ⅡB型的治疗效果不是非常乐观。

脊柱结核患者如果病灶未彻底治愈，相邻病椎未融合，后凸畸形会逐渐加重。发育期的儿童和青少年患者即使病灶治愈，由于后部结构的生长和发育，后凸畸形也可能进一步加重。ⅠA型和ⅡA型无脊髓神经损伤症状的患者，治疗预后较好。而一旦出现脊髓神经损伤症状，进入ⅠB型或ⅡB型，治疗的效果就大打折扣。随访的意义在于对病情进展的后凸畸形进行适时矫形治疗，防止出现脊髓神经损伤。

5. 窦道和脓肿不是分型的决定因素，空洞和死骨不是分型的重要因素

椎旁脓肿不会产生症状，即使椎管内单纯脓肿也多不产生症状。通过有效引流，即可有效缓解临床症状。窦道形成后，椎旁几乎无脓肿，如果无脊髓神经损伤症状，单纯为切除窦道的手术可以被微创置管提高病灶内药物浓度的方法替代。多数患有慢性窦道的患者无脊髓神经损伤症状，数十年窦道不愈合合并畸形的病例，可通过病椎切除、畸形矫正手术等方法治疗。由此可见单纯脓肿和窦道并不是十分严重的病情，不能将其作为分型的决定因素。

空洞和死骨不是分型的重要因素。有观点认为，死骨是脊柱结核不愈和复发的原因。在本组治疗的过程中，仅发现1例术后窦道形成的病例，死骨与窦道不愈合有直接的关系。经过加压冲洗，死骨从窦道口排出后，窦道愈合。死骨造成症状的发生率如此低，而以此作为手术适应证显然是不合适的。骨科医生对脊柱结核死骨的恐惧来源于既往错误的认识，认为死骨是脊柱结核复发的罪魁祸首，也是造成脊柱结核病灶清除术和内固定术扩大范围的部分原因。死骨是脊柱结核的一种病理改变，未彻底消除的脊柱结核分枝杆菌才是脊柱结核复发的根源。持续局部化疗消除结核分枝杆菌后，死骨被纤维组织包裹，进一步瘢痕化或钙化，成为稳定病灶的一部分。未导致神经压迫症状的死骨并不是开放手术的适应证，也不作为分型的依据。

6. 组织学分型对临床分型没有决定意义

渗出、增生、坏死组织学分型反映了脊柱结核的病理变化过程，可是我们无法根据病理改变制定治疗方案。影像学方法显示了脊柱结核的各种病理特点（如脓肿、空洞、死骨、窦道等），可是影像学改变却与临床表现不平行。影像学表现可以很重，临床表现可以非常轻。有的脓肿非常小，一直在椎管内发展，很快造成脊髓压迫症状。无论渗出为主、增生为主还是坏死为主的病变均可以出现脊髓神经损伤症状。因此，目前的组织学分型和影像学分型对临床分型和治疗无决定意义，仅具有一定的参考价值。

7. 脊柱结核301临床分型的意义

（1）明确了脊柱结核临床特征的构成：按照301临床分型方法可以知道，目前脊柱结核约95%的患者处于活动期，抗结核治疗是首要目标。按照这个目标，广泛开展微创治疗，最后需要开放手术治疗的比例约为20%。通过这个分型方法，医生可以对遇到的每一个脊柱结核进行大致定位，根据患者的临床症状大致评估患者病情的严重程度、治疗的方法和预后。对克服脊柱结核手术泛化有一定的指导意义。互联网医生社区"丁香园"调查显示：49家医院既往1年共治疗1502例脊柱结核，其中开放手术1120例（75%），保守治疗382例（25%）。

（2）统一疾病入选的标准，统一疗效判断：脊柱结核临床表现差异很大，缺乏有指导意义的临床分型标准，也是目前脊柱结核临床治疗方法选择迥异的原因之一。在各种学术著作中，可以看到各种各样的分类分型方法（如根据年龄、治愈后复发、脊髓神经损伤、部位等）。病例入选方法不统一，客观上造成对这些新的治疗方法无法进行优劣性判断。301临床分型方法能客观评价脊柱结核的严重程度，可以作为今后判断各种治疗方法优劣的评价标准之一。

（3）开展前瞻性临床研究的基础：患者不是临床试验动物，对有明确疗效的方法，设立手术对照组是违背医学伦理的。比如对无神经压迫症状的单纯脊柱结核脓肿，如果知道微创治疗可以治愈，故意设立开放手术治疗组，是违背医学伦理的。而对有神经压迫症状的脊柱结核脓肿开展前瞻性研究，可以降低患者的手术风险、降低手术费用、促进医患和谐，这符合医学伦理规范。

（4）对现今医疗环境下开展医疗工作具有一定的指导意义：患者就诊的主诉是需要医生集中精力解决的问题。随着现代影像学的发展，医生可以借助辅助手段对病变进行各种评价，据此制定手术方案。

如果过分依赖影像学的检查结果，容易导致影像学治疗产生过度医疗等问题。301临床分型方法以患者的症状为主，影像学检查为辅，采取阶梯治疗策略，从多方面缓解了可能造成的医患矛盾，从而可以更好地为患者服务。

（5）对于明确脊柱结核的手术适应证有一定帮助：各种学术会议、著作等均在强调药物治疗的重要性，手术治疗是产生一定病理变化后的辅助手段。由于医学教科书一直沿用几十年不变的标准，与日新月异的技术和不断更新的治疗理念之间产生了明显差异，脊柱结核的治疗方法引发了极大的争议。301临床分型方法有助于这种争议的弥合。

8. 脊柱结核301临床分型是微创方法治疗脊柱结核的理论依据

突破传统的外科思维，将手术室搬进放射科，或将放射科搬进手术室，是外科发展的方向。突破脊柱结核传统观点，重新认识病理变化对临床的意义是脊柱结核治疗进步的前提。对脊柱结核进行临床分型是重新认识脊柱结核的基础，将微创方法引进脊柱结核治疗中是脊柱结核治疗的又一进步。

9. 微创外科方法治疗脊柱结核的发展

外科治疗是目前我国主要的脊柱结核治疗方法，而微创治疗的结果使我们对脊柱结核产生了新的认识，微创治疗的核心是提高病灶内的药物浓度。仅此理念的改变使我们无需对大量患者采取开放手术的治疗策略。微创外科治疗的方法是301临床分型的基础，可以说没有微创治疗的方法就没有301临床分型的产生，而这种新的分型方法使我们对脊柱结核的各种病理改变又有了新的认识，并且产生了新的治疗结果。

经过张西峰教授近千例病例的临床应用，微创方法治疗脊柱结核已经显示出相较于传统方法的明显优势。微创理念、观点、技术对这种炎症性疾病的治疗一定会产生影响，但是该方法还不是一种普及的方法，究其原因有以下几个方面。

（1）传统认识的定式：目前的医学教育体系中，各种教学方法依然将外科手段列为治疗脊柱结核的主要方法，因此从传统医学教育的角度来看，医生选择外科手段进行治疗在一定程度上是符合正统观念的。

（2）微创外科的技术：其属于交叉学科产生的技术，需要外科医生掌握结核病治疗的理论和方法，掌握脊柱结核开放治疗的技术，突破常规脊柱结核治疗的理念，在影像引导下完成该过程。开展该技术的前提是外科医生有影像学科CT医生的帮助，而两组人员属于不同的科室，这是该技术的一个瓶颈。

（3）目前的收费管理情况：微创手术与开放手术治疗脊柱结核，即使治疗的结果相同，但治疗过程中的投入也有较大差异。

※ 参考文献

[1] OGUZ E, SEHIRLIOGLU A, ALTINMAKAS M, et al. A new classification and guide for surgical treatment of spinal tuberculosis[J]. Int Orthop, 2008, 32（1）：127-133.

[2] 张西峰，王岩，刘郑生，等. 微创手术与传统开放手术治疗脊柱结核的疗效比较[J]. 中国脊柱脊髓杂志，2005，15（3）：156-158.

[3] 张光铂，吴启秋，关骅，等. 脊柱结核病学[M]. 北京：人民军医出版社，2006：137-140.

[4] 吴启秋. 脊柱结核病诊断与治疗的几个问题[J]. 中华结核和呼吸杂志，2008，31（2）：85-87.

[5] 方先之，陶甫，郭巨灵，等. 骨关节结核病灶清除疗法[J]. 中华外科杂志，1957，2（1）：90-108.

[6] 方先之. 骨关节结核病灶清除疗法[M]. 北京：人民卫生出版社，1957：112-115.

[7] MOON M S, MOON J L, MOON Y W, et al. Pott's paraplegia in patients with severely deformed dorsal

or dorsolumbar spines: treatment and prognosis[J]. Spinal Cord, 2003, 41 (3): 164-171.

[8] KOTIL K, ALAN M S, BILGE T. Medical management of Pott disease in the thoracic and lumbar spine: a prospective clinical study[J]. J Neurosurg Spine, 2007, 6 (3): 222-228.

[9] BILSEL N, AYDINGÖZ O, HANCI M, et al. Late onset Pott's paraplegia[J]. Spinal Cord, 2000, 38 (11): 669-674.

[10] RAJASEKARAN S, PRASAD SHETTY A, DHEENADHAYALAN J, et al. Morphological changes during growth in healed childhood spinal tuberculosis: a 15-year prospective study of 61 children treated with ambulatory chemotherapy[J]. J Pediatr Orthop, 2006, 26 (6): 716-724.

[11] 阳建. 小儿胸腰椎结核合并后凸畸形的手术治疗[J]. 中国现代医学杂志, 2007, 17 (21): 2670-2672.

[12] TURGUT M. Spinal tuberculosis (Pott's disease): its clinical presentation, surgical management, and outcome. A survey study on 694 patients[J]. Neurosurg Rev, 2001, 24 (1): 8-13.

[13] 张西峰. 用微创的视角解读《脊柱结核的手术策略》[J]. 中华骨科杂志, 2011, 31 (4): 391-393.

[14] 张西峰. 脊柱结核301临床分型方法[C]. 第三届全国脊柱及骨关节结核病专题研讨会论文集. 2009, 35-37.

（张西峰　虞攀峰　张泽华　刘渤）

二、脊柱结核的微创手术治疗流程

微创手术治疗脊柱结核的方法主要包括局部结核病灶清除、引流，局部化疗或加上经皮椎弓根螺钉固定技术。借助影像学（主要为CT）引导，在局部麻醉下行病灶或脓肿穿刺排脓，并行病灶或脓肿内置管、灌洗引流。局部麻醉对全身情况要求低，术前准备简单，手术适应证宽，手术操作简便易行，在放射介入科或手术室可以常规开展。在临床实践中，我们总结出以下简便易行的脊柱结核微创手术治疗的流程。

※ 手术适应证与禁忌证

1. 适应证

X线片、CT和MRI可见各种典型的骨结核表现；ⅠA型脊柱结核患者药物治疗无效；部分微创治疗有效的ⅠB型脊柱结核患者；单纯椎旁、腰大肌脓肿；结核无明显椎体移位、脊髓神经损伤；体弱无法耐受开放手术者；结核合并心脏病、糖尿病、血液病、免疫系统疾病、低凝状态等不宜行手术治疗者；为活动期结核进行术前准备；病灶清除术后复发及窦道形成。

2. 禁忌证

脊柱严重不稳；伴严重后凸畸形或后凸畸形有加重趋势；合并脊髓损伤症状或截瘫。

※ 术前准备

1. 术前检查

病灶椎体所在节段的正侧位X线片（颈椎正侧位、胸椎正侧位、腰椎正侧位），整体判断病变情况；病灶椎体所在节段的CT，了解病灶骨骼细节；病灶椎体所在节段的MRI，了解脓肿情况，病灶蔓延情况，与神经根、脊髓等结构的毗邻关系，以及脊髓内信号；血常规、血生化、红细胞沉降率、凝血四项、血清八项、C反应蛋白、X线片、心电图等术前常规检查。

2. 术前评估

全面查体、评价患者的全身情况，分析病变的脊柱，特别应注意有无脊柱多节段病灶存在，切勿遗漏远离病灶的流注脓肿。椎管内脊髓神经压迫的因素是死骨还是脓肿，根据术前影像学资料分析脊柱原发病灶与周围脓肿、附近组织器官及远处流注脓肿的解剖关系。单纯微创治疗的患者，大多在门诊时已进行过一段时间的抗结核强化治疗。对于初诊为脊柱结核拟行微创治疗的患者，在进行抗结核治疗的同时，择日进行病灶引流术，不强调术前强化抗结核药物治疗。术后则继续进行系统规范的全程化疗。

※ 手术方法

治疗前先进行CT扫描定位：选择最合适的图片分析原发病灶和继发脓肿的位置，研究原发病灶和继发脓肿进针的角度及靶点深度。穿刺的部位分为两部分：①原发病灶的部位；②继发脓肿的部位。

术前制备灌注冲洗的双腔管：顶端5 cm范围内用咬骨钳咬出管径1/3大小的侧孔，在距离顶端25 cm的部位插入直径0.3 mm的1根硬膜外管，制备出1根可以进行灌注冲洗的双腔管。另取直径0.3 mm的硬膜外管若干备用。

一般涉及两种管道的放置方法。①硬膜外管的放置方法：CT引导下用硬膜外穿刺针进行病灶或者脓肿穿刺，到达位置后拔出内芯，放入硬膜外管，然后退出硬膜外针。用医用贴膜将硬膜外管贴附于附近皮肤即可。硬膜外管尾端连接带尾帽的7号头皮针备用。②双腔管的放置方法：CT引导下使用硬膜外穿刺针进行病灶或者脓肿穿刺，到达位置后拔出内芯，放入导丝。导丝引导下放置前端呈锥形的外径5 mm扩张管，CT下确认到达位置后，在扩张管引导下放置内径5 mm工作套管。CT下确认到达位置后取出导丝和扩张管，放置制备好的双腔管，退出工作套管。分别连接7号头皮针和引流袋后，置管过程完成。穿刺获得的脓液送结核分枝杆菌培养加药敏和普通细菌培养加药敏（病案6）。

1. 原发病灶穿刺的方法

以发病率高的胸椎和腰椎为例，从脊柱棘突旁开2～10 cm处进针。若病变间隙小，于双侧各放置1根硬膜外管，用于单纯局部注射药物；若病变破坏严重，一侧放置硬膜外管，另一侧放置双腔管，通过硬膜外管注水、双腔管引流，以实现对冲灌注冲洗；若冲洗不畅，也可仅用双腔管进行单独灌注冲洗。冲洗药物为500 mL生理盐水加0.3 g异烟肼注射液，剂量为2000～3000 mL/d，冲洗持续时间一般为2周至2个月。

2. 继发脓肿灌注冲洗管放置的方法

胸椎避开肺脏，从肋间向椎旁斜行穿刺。腰部脓肿从腰背侧垂直穿刺，髂窝腰大肌脓肿从髂前上棘内侧斜行穿刺。在CT引导下局部麻醉后，穿刺进入脓肿并放置导针，做一5 mm皮肤切口，依次置入扩张管和内径为5 mm的多级工作套管。经CT定位确认扩张管和工作套管到达脓肿后，拔出导丝和扩张管，从工作套管内置入灌注冲洗管并缝合固定。简便方法是使用特制的穿刺引流管（俗称猪尾巴管），此时无需使用工作套管，也不必用缝合针线将引流管固定于皮肤上，猪尾巴管可自行卷曲固定在脓腔内进行引流，从而简化了穿刺引流的手术过程。

3. 注药管和（或）灌注冲洗管的放置

根据双侧腰大肌脓肿的大小和部位决定放置注药管和（或）灌注冲洗管的位置。脓肿直径＜2 cm时，穿刺抽取脓液后放置注药管；脓肿直径＞2 cm时，放置灌注冲洗管。脓液稀薄时放置14号灌注冲洗管，脓液黏稠时放置16号灌注冲洗管。注药管为一般的硬膜外麻醉管，双腔灌注冲洗管为硬膜外管和白色硅胶尿管制成的双腔管。术者也可以选用特制的穿刺引流管（猪尾巴管）等进行替代。

4. 颈椎结核病灶置管的方法

以上颈椎置管为例，患者取仰卧位、头侧倾。CT扫描后确定进入$C_{1\sim2}$间隙和齿状突的最佳路线。原则是穿刺路径上无骨性结构，避开脊髓和硬膜囊、动静脉。咽喉壁脓肿有两种穿刺方法：如果脓肿直径＜2 cm，患者取仰卧位、头侧倾，从枕部穿刺、抽脓、置注药管；如果脓肿直径＞2 cm，患者取仰卧位，从下颌三角穿刺、放置灌注冲洗管。

脊椎各节段病灶置管与上颈椎置管相仿，入路与常规的开放手术相同，避开骨性结构、脊髓、硬膜囊、动静脉及肾脏肠管等，从内脏鞘和血管鞘之间进入，置入注药管或灌注冲洗管。

5. 腰椎结核窦道形成的微创治疗方法

治疗方法分两步：①在CT引导下于原发病灶内放置1个或2个注药管；②沿着窦道向原发病灶的方向放置与窦道数目相同的灌注冲洗管或注药管。

※ 术后处理

手术结束后立即连接引流管和进水管，记录24 h出入量。

1. 配制冲洗液

500 mL生理盐水加0.3 g异烟肼注射液。初期灌注冲洗2500 mL/d，以后可减为1000～1500 mL/d。冲洗时间持续1～3个月，最长可达6个月。

2. 冲洗引流管拔除的指征

冲洗液清亮，伤口局部无炎性表现；体温、红细胞沉降率和C反应蛋白正常（2~3个月）；影像学检查显示脓肿消失，组织水肿明显减退。拔灌注冲洗管时，单纯拔出粗管（外管），留置灌注冲洗管中央的注药管继续注射药物。

3. 注药管留置时间

局部化疗的药物为异烟肼0.1 g，每根管1~2次/日。单纯注药管留置时间的3个月；拔除灌注冲洗管外管后的注药管，留置时间约2个月；内固定术后注药管留置时间约2个月。

所有患者灌注冲洗期间需根据病情决定卧床的方式。对于腰椎不稳、腰痛的患者，要求严格卧床，在确保留置管不受影响的前提下，可自由变换体位。疼痛较轻的患者，可以在床上自由翻身。对于脊柱稳定性好、疼痛轻、椎体破坏程度较轻的患者，可以适当自由活动，或在定制外固定支具保护下，适当下床活动。活动的强度以不增加脊柱的疼痛为限度。

在进行局部化疗的同时，患者还需进行系统规范的全身化疗。化疗的方案为3HREZ/xHRE（H：异烟肼；R：利福平；E：乙胺丁醇；Z：吡嗪酰胺），x为根据病情确定的巩固期需延长的月数。总疗程一般为12~24个月。术后灌洗期间应用抗生素3~5天预防感染。

【病案6】（图1-1-21~图1-1-32）

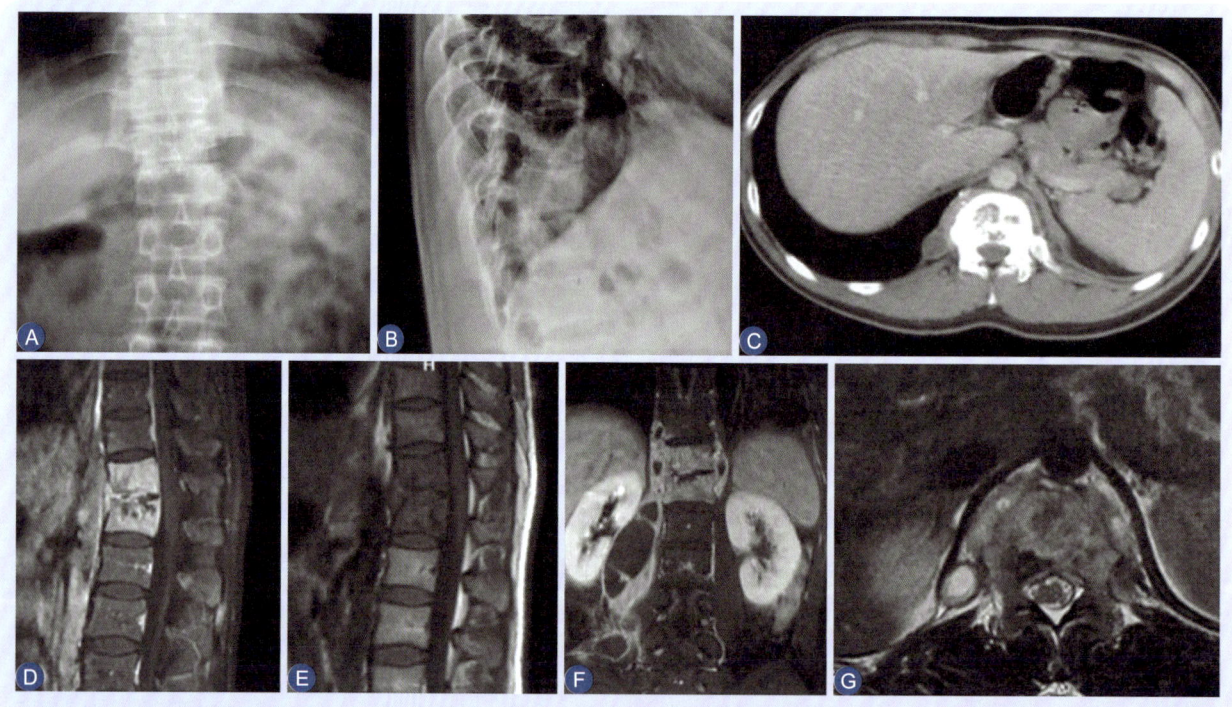

A.正位X线片；B.侧位X线片；C.CT显示骨质破坏；D.MRI矢状位T2像；E.MRI矢状位T1像；F.MRI冠状位；G.MRI轴位。

图1-1-21　术前影像学检查显示$T_{11~12}$椎体结核

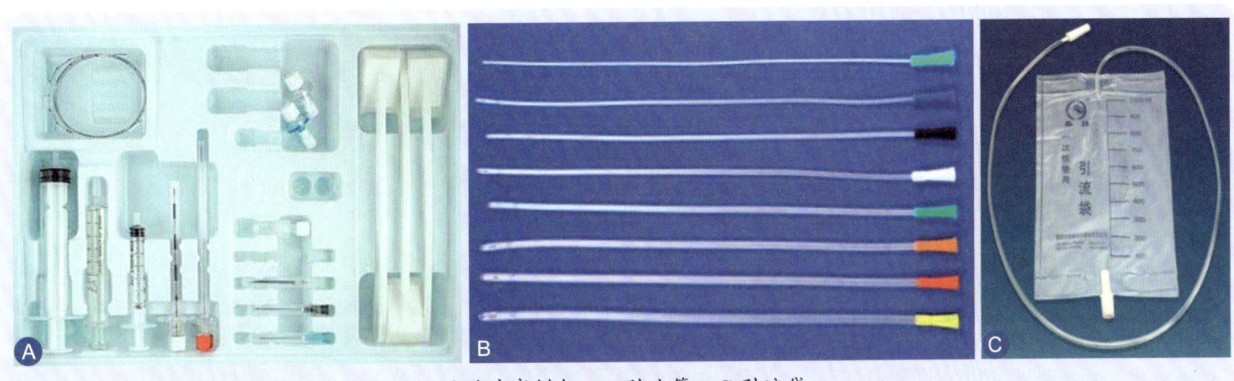

A.硬膜外穿刺包;B.引流管;C.引流袋。

图1-1-22 手术所用一次性物品

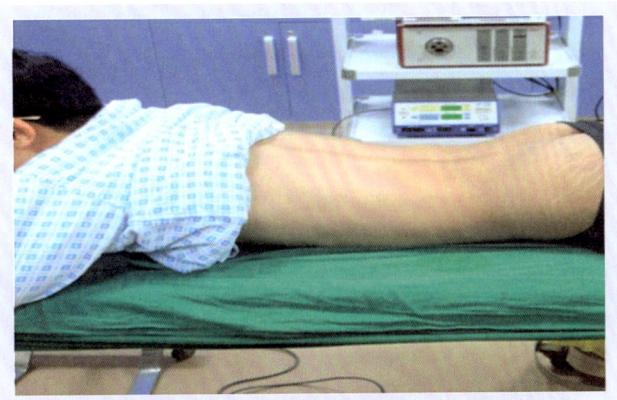

以患者舒适为宜,保持背部水平,无其他特殊要求。

图1-1-23 患者取俯卧位

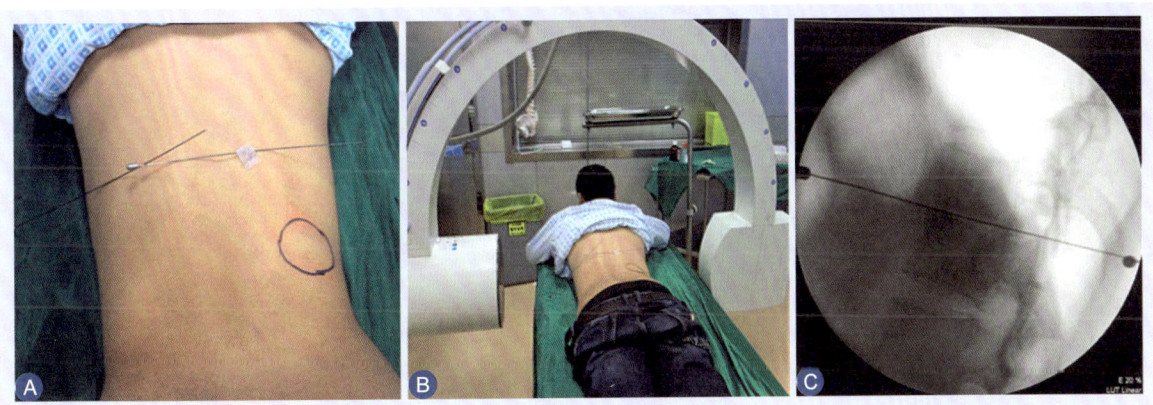

A.放置体表标记定位针;B.用C形臂X线机透视定位;C.透视定位病变椎间隙。

图1-1-24 放置定位针

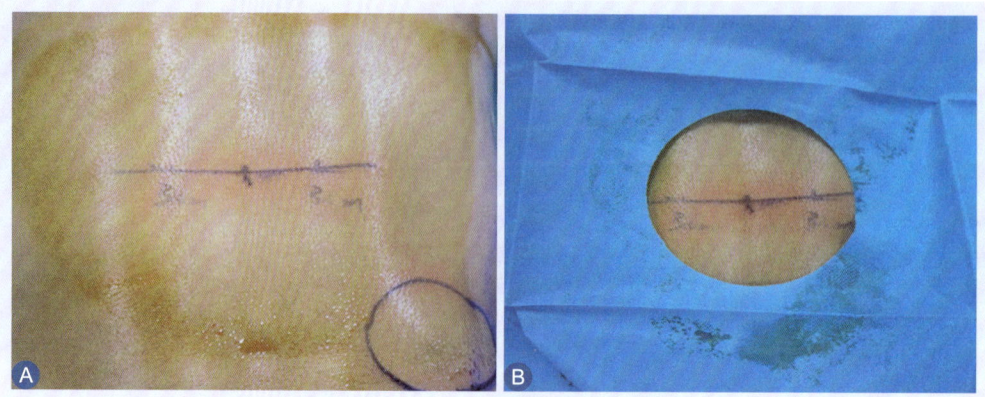

A.沿定位针画线,并根据患者体形胖瘦及术前CT、MRI上的测量情况标注进针点(一般脊柱旁开2~10 cm);B.消毒后铺洞巾显露术区。

图1-1-25 体表画标记线及进针点

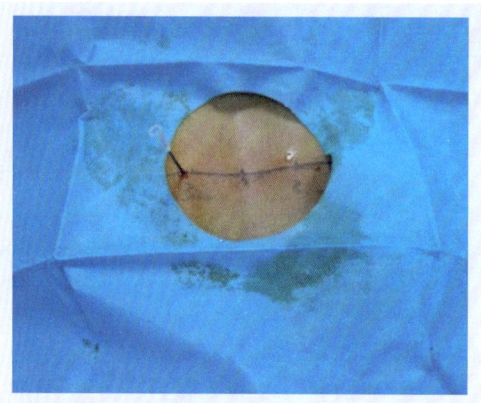

应用1%利多卡因溶液在穿刺点局部麻醉后,用破皮针穿透皮肤。

图1-1-26 穿刺点局部麻醉

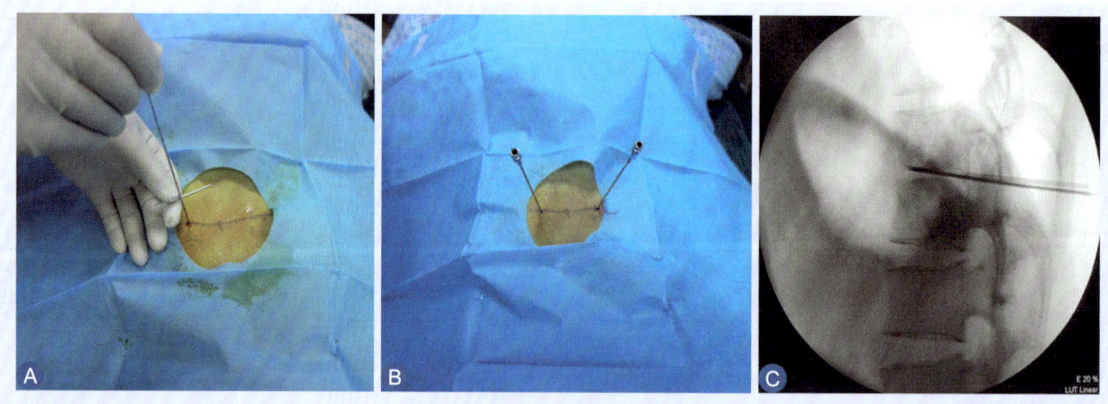

在C形臂X线机透视下,用穿刺针从穿刺点根据术前影像所测量角度外倾一定角度进行穿刺,沿关节突滑入椎间孔,有突破感表明已经进入椎间隙;A.一侧穿刺针穿刺;B.置入对侧穿刺针;C.透视见穿刺针穿刺至椎间隙。

图1-1-27 在C形臂X线机下行穿刺

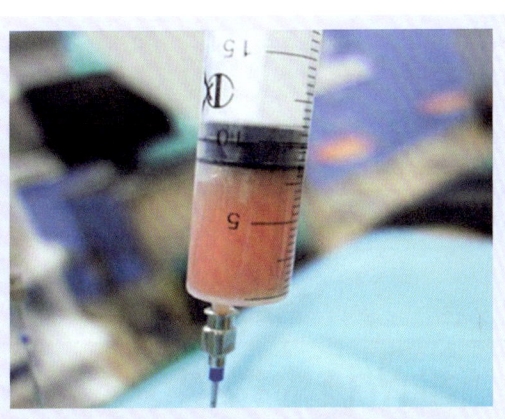

图 1-1-28　使用合适注射器抽取脓液

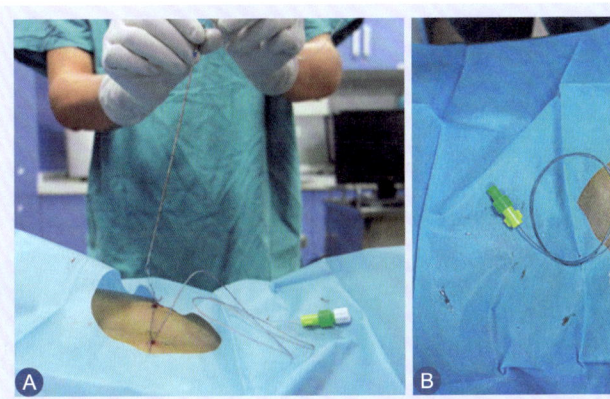

A.沿穿刺针方向置入硬膜外管后拔出穿刺针；B.连接硬膜外管接头。

图 1-1-29　置入硬膜外管

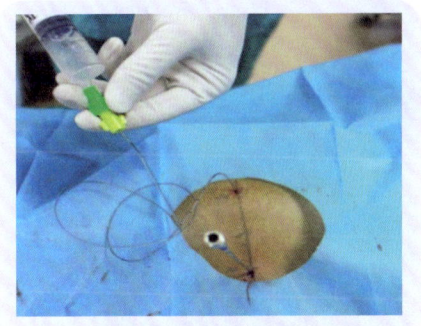

注入少量生理盐水。

图 1-1-30　确保硬膜外管通畅

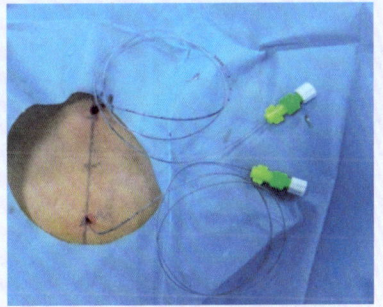

同样流程置入对侧硬膜外管。

图 1-1-31　双侧硬膜外管置入完成

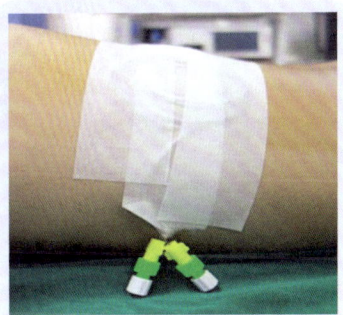

使用无菌敷料将硬膜外管管头包扎于患者身体一侧，露出管头，方便注入化疗药物。

图 1-1-32　灌注冲洗引流管的放置流程同硬膜外管

（张西峰　步荣强）

第二节 颈椎及颈胸段脊柱结核的微创治疗

病例1 寰枢椎颈椎结核的微创手术治疗

※【病例简介】

基本信息：患者，女性，48岁。

主诉：颈部疼痛，活动受限2月余。

现病史：2015年2月患者无明显诱因出现颈部疼痛，活动受限，无下肢麻木无力，无步态不稳及持物不稳。2009年4月诊断为腰椎结核病，在我院行微创治疗，经过随访确认痊愈。

查体：颈椎无明显畸形，颈椎屈伸旋转活动受限，双上肢肌力正常，双下肢肌力正常，生理反射存在，病理反射未引出。

辅助检查：CT显示枢椎齿状突骨质破坏（图1-2-1，图1-2-2），MRI显示枢椎齿状突间隙炎性改变（图1-2-3）。

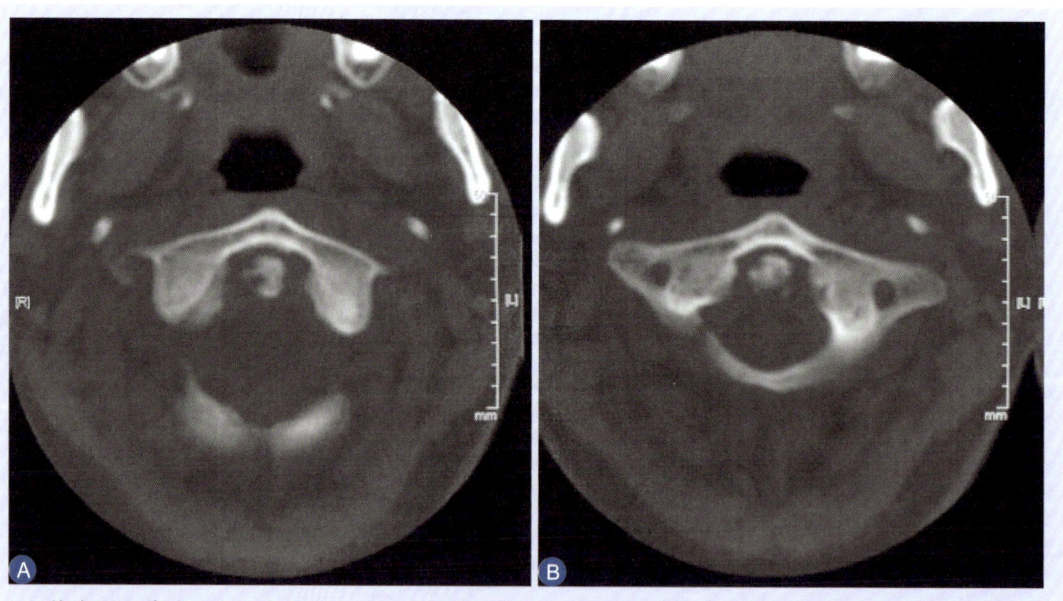

枢椎齿状突骨质破坏，寰椎对应部位也有少量骨质破坏；A.齿状突尖部破坏；B.齿状突根部破坏。

图1-2-1　CT水平位检查

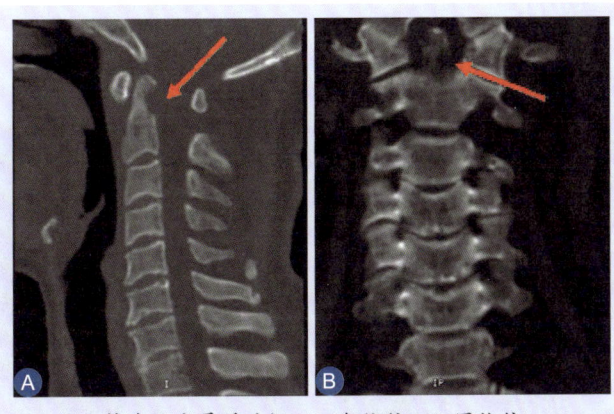

枢椎齿状突骨质破坏；A.矢状位；B.冠状位。

图 1-2-2 CT 检查

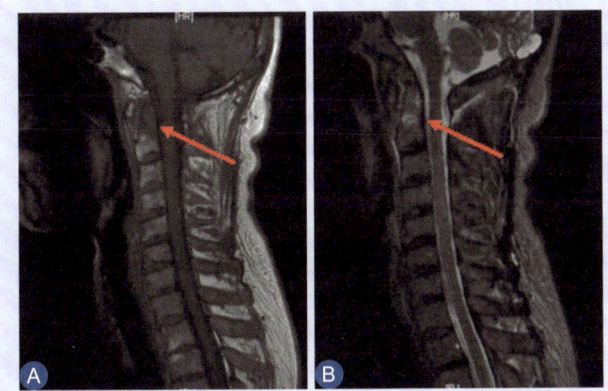

枢椎齿状突间隙炎性改变；A.T1像矢状位；B.T2像矢状位。

图 1-2-3 MRI 检查

※【手术指征】

患者骨质破坏明确，既往存在腰椎结核病史，考虑颈椎结核可能性大，目前骨质破坏相对较轻，无明显脓肿及畸形形成，由于位置特殊，应行积极治疗，有手术治疗适应证。

※【术前计划与手术技巧】

寰枢椎位置较高，周围重要器官血管较丰富，操作时需加倍小心，我们采取在CT引导下穿刺，穿刺点的选择尽量靠近颈后，这样可以有效避开动脉及椎体的骨性阻挡，操作时需多透视，避免造成医源性损伤。由于病变部位无明显脓肿，可给予局部用药强化治疗，定期随访观察，必要时需进一步处理。

※【手术及治疗过程】

患者侧卧位CT扫描确认，穿刺路径经过寰椎后方进入齿状突病变部位（图1-2-4，图1-2-5），放置3号硬膜外管。注射0.1 g/d异烟肼注射液，共2周。后续四联抗结核治疗1年半。

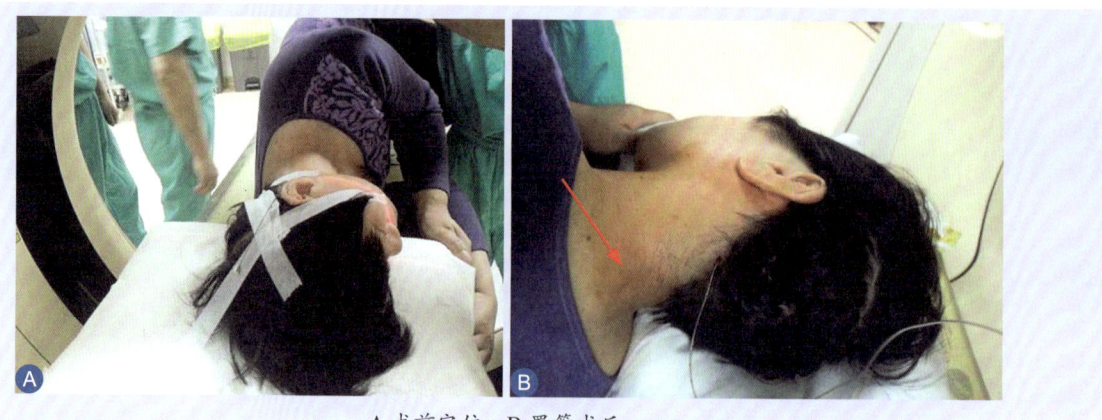

A.术前定位；B.置管术后。

图 1-2-4　术前定位和置管术后

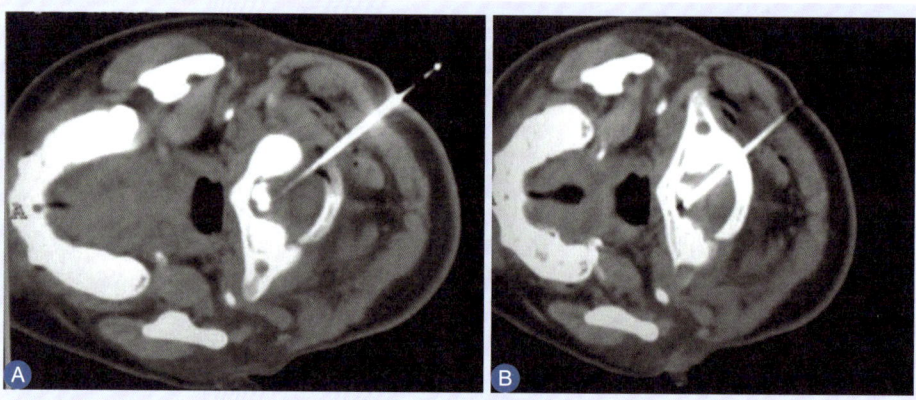

A.穿刺针经过寰椎后方；B.穿刺至齿状突后方。

图 1-2-5　术中透视

※【术后治疗及并发症】

术后置管局部给药。患者各项指标基本正常，已经恢复正常生活，长期随访痊愈（图1-2-6，图1-2-7）。

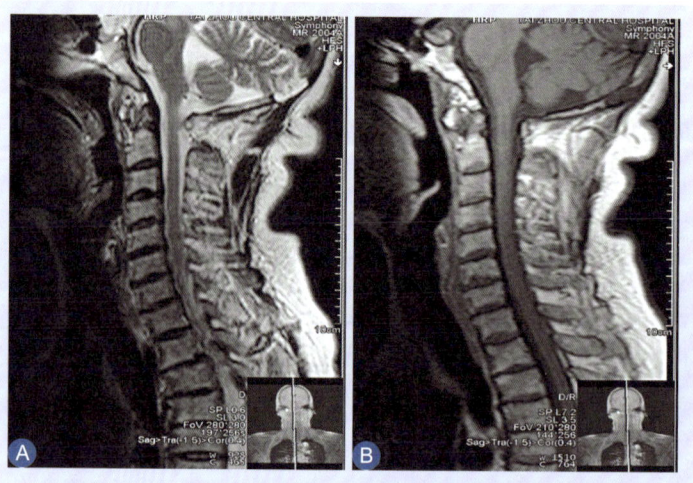

A.2017年5月18日复查；B.2020年6月20日复查显示寰枢椎结核已治愈。

图 1-2-6　复查情况

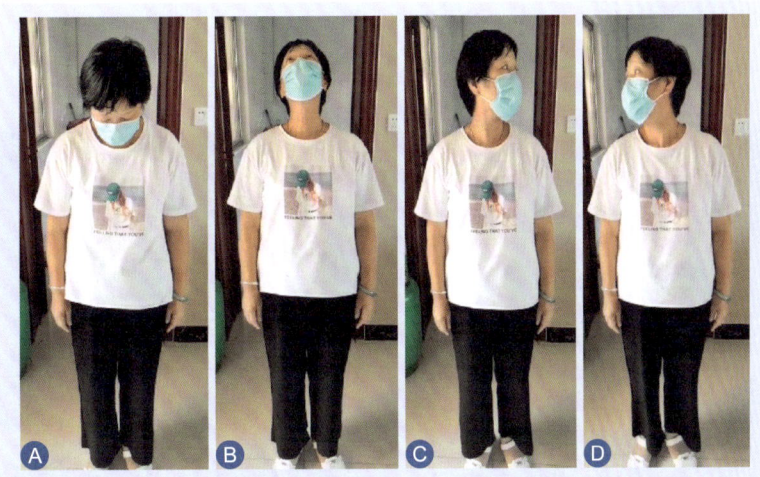

患者恢复良好，颈椎各方向活动正常；A.低头活动；B.仰头活动；C.左旋活动；D.右旋活动。

图 1-2-7　微创治疗 5 年后复查（2020 年 6 月 20 日）

※【讨论与思考】

上颈椎的结核发病率较低，临床中遇到的病例很少，但由于寰枢椎位置较高，病情进展可造成比较严重的后果，因此治疗需更加积极。传统手术治疗经口前路治疗较多，故手术创伤较大。我们也有微创治疗的成功病例，由于病变周围血管神经丰富，穿刺风险较大，实际操作时应注意。该病例目前病变部位骨质破坏相对不大，可给予穿刺置管局部强化治疗，术后应严密观察病情变化，重点观察局部用药后的反应，避免局部注射药物造成其他的症状出现；还需要长期随访观察椎体破坏程度的变化，当发现椎体破坏加重，出现寰枢椎脱位或对脊髓神经压迫危害风险增大时，应积极给予进一步的外科治疗，避免出现不可挽回的神经脊髓损伤。经过长时间的治疗观察，该病例患者病情控制良好，取得了令人满意的结果。

（术者：张西峰）

（整理：步荣强　李子超　杜建伟　范海涛）

病例2　颈椎结核伴咽后壁脓肿

※【病例简介】

基本信息：患者，男性，19岁。

主诉：双上肢疼痛伴吞咽困难2个月。

病史：患者于2个月前无明显诱因出现双侧手臂疼痛，疼痛呈持续性，并伴有颈部不适、吞咽困难。当地医院考虑为颈椎感染，进行抗感染等对症治疗1个月，效果不佳，给予外固定架保护。为寻求进一步治疗于我院就诊，颈部CT、MRI等检查显示颈椎体、椎旁异常信号，部分骨质破坏，考虑颈椎结核伴椎旁脓肿可能性大。

查体：颈部疼痛，活动受限，左右旋转时可诱发剧烈疼痛。四肢活动正常，双上肢肌力5级，双下肢肌力5级，病理征阴性。

辅助检查：MRI及CT检查显示$C_{3\sim 6}$椎体、椎旁异常信号，部分骨质破坏，$C_{4\sim 5}$椎体破坏较重，后凸畸形（图1-2-8）。

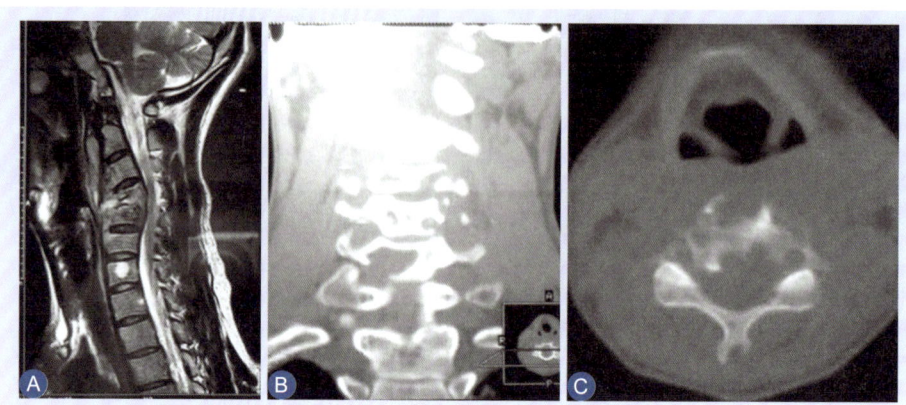

A.MRI矢状位显示椎间隙及椎体破坏；B.CT冠状位；C.CT轴位。

图1-2-8 MRI及CT检查

※【手术指征】

影像学检查提示$C_{3\sim 6}$椎体破坏明显，椎旁及咽后壁脓肿形成。患者有明显双上肢疼痛和吞咽困难，保守治疗效果不佳，符合手术指征。

※【术前计划与手术技巧】

经颈椎前路从颈动脉鞘内侧间隙穿刺至病灶椎间隙，放置硬膜外管，局部化疗3个月后，拔除硬膜外管。术后1年随访。

※【术后治疗及并发症】

术后继续局部化疗，同时给予外固定架保护。术后3个月复查MRI显示咽后脓肿消失，外固定架保护下椎体破坏，但颈椎序列满意，CT检查显示$C_{4\sim 5}$融合，病情稳定（图1-2-9）。术后3年半复查恢复良好，无并发症发生，X线片显示椎体序列保持良好，患处融合（图1-2-10）。

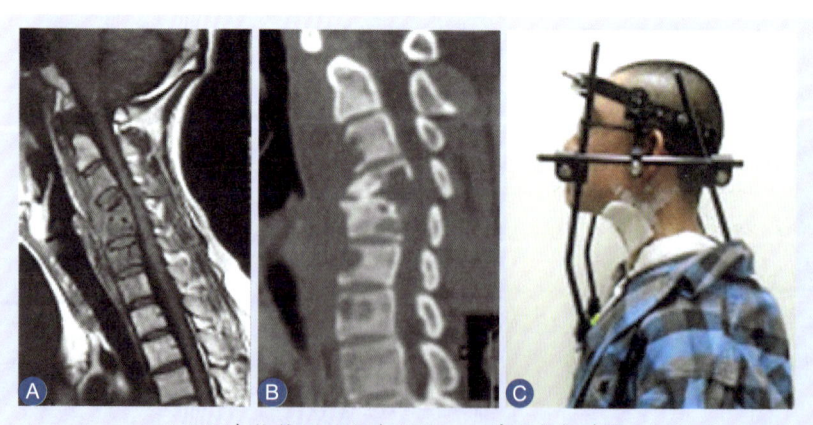

A.MRI矢状位；B.CT矢状位；C.外固定架外像。

图1-2-9 术后3个月复查

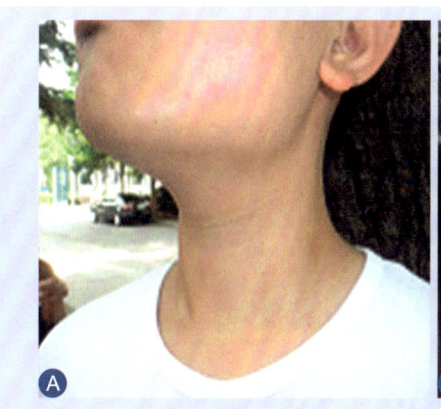
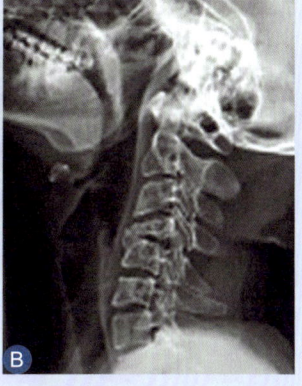

A.复查时伤口愈合外像；B.复查X线片恢复良好。

图1-2-10　术后3年半复查

※【讨论与思考】

本病例的成功治疗说明局部置管化疗治疗颈椎结核具有明显的优势。持续局部化疗可以杀灭结核分枝杆菌，快速控制病情，并抑制形成窦道的致病因素，防止窦道的形成。与传统的开放手术相比，接受微创手术的颈椎结核患者可以佩戴颈托早期下床，但对于畸形严重的患者采取微创治疗需谨慎，需定期观察畸形加重和不稳定带来的危害。外院已经给予该患者头颅外架固定，来避免颈椎畸形的进一步加重，随后可通过微创方法治疗控制感染病情，必要时再行内固定融合手术治疗。该患者在接受微创手术治疗后没有再次行病灶融合矫形手术，因此避免了开放手术带来的问题，具有痛苦小、住院时间短、疗程短的优点。对该患者进行经皮置管冲洗引流和局部化疗时，未大量清除死骨，结核病灶治愈后，过去的死骨能够为脊柱的承重提供帮助。

（术者：张西峰）

（整理：步荣强　虞攀峰　张应宁）

病例3　$C_{4\sim5}$椎体结核伴脓肿

※【病例简介】

基本信息：患者，男性，31岁。

主诉：颈部疼痛3周，加重伴发热1周。

病史：患者于2006年3月出现颈部疼痛，颈部活动时症状明显，无肢体麻木无力，当地医院给予外用药物及按摩治疗无缓解，2周前自测体温38.0 ℃，疼痛日渐加重。2006年4月20日MRI检查显示$C_{4\sim5}$破坏，椎旁脓肿，抗感染治疗1周无好转，遂就诊。

查体：颈部疼痛，活动受限，左右旋转时可诱发剧烈疼痛。四肢活动正常，病理征阴性。

辅助检查：就诊时MRI检查显示$C_{4\sim5}$椎体破坏，椎旁脓肿形成（图1-2-11）。

※【手术指征】

影像学检查显示$C_{4\sim5}$椎体结核伴脓肿，有轻微骨质破坏，颈部活动受限。可选择微创手术治疗。

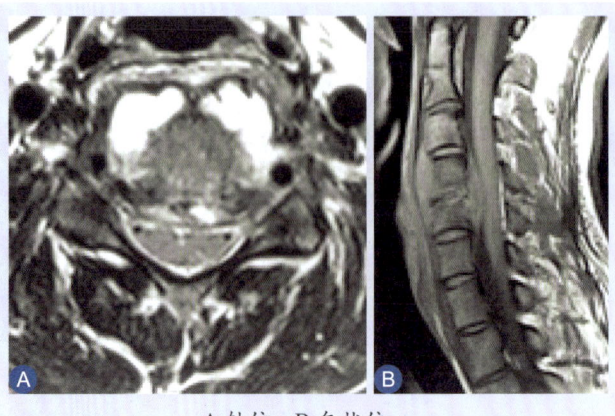

A.轴位；B.矢状位。

图1-2-11 颈椎MRI检查（2006年4月20日）

※【手术过程与手术技巧】

在CT和X线定位下，经前路穿刺至病灶，行置管推药治疗（图1-2-12）。前路穿刺直达病灶，效果好，但风险较高，应注意避开颈动脉血管及甲状腺。

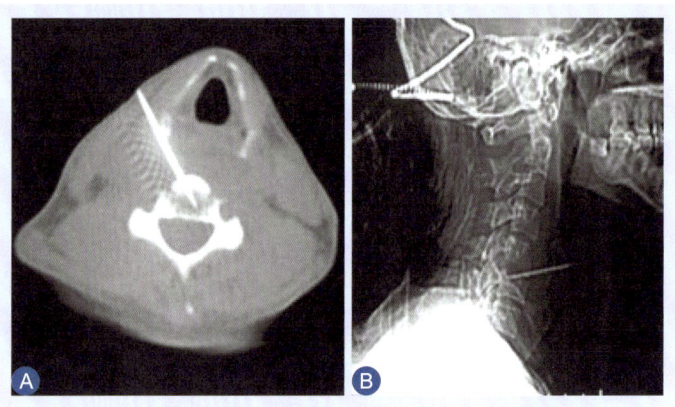

穿刺至病变椎体，穿刺位置良好；A.CT轴位；B.X线定位。

图1-2-12 术中CT及X线定位

※【术后治疗与并发症】

患者术后3个月拔管，口服抗结核药物1年余，长期随访痊愈（图1-2-13，图1-2-14）。

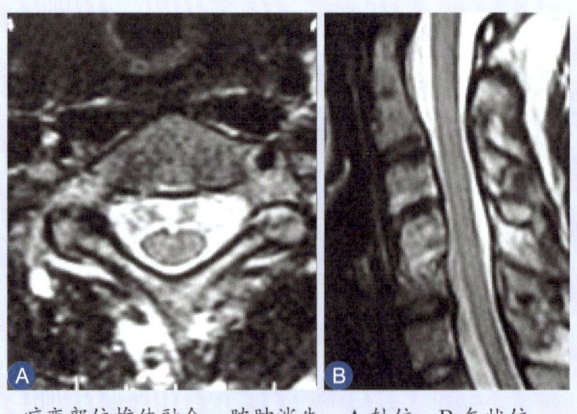

病变部位椎体融合，脓肿消失；A.轴位；B.矢状位。

图1-2-13 术后3个月复查MRI（2006年8月21日）

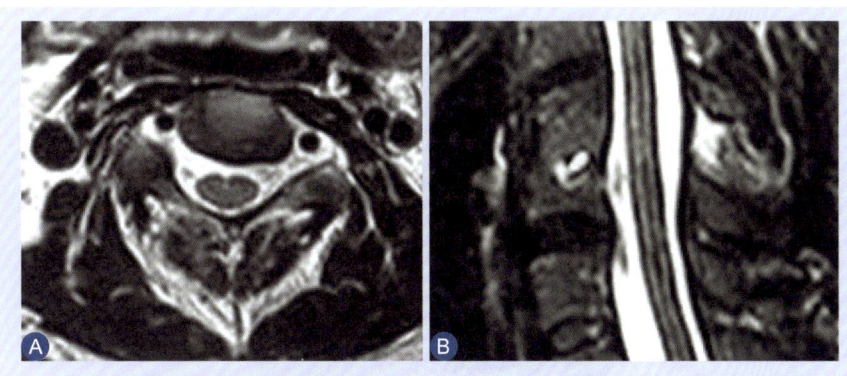

病变部位稳定，颈椎未见明显畸形；A.轴位；B.矢状位。

图 1-2-14　术后 2 年复查 MRI

※【讨论与思考】

微创手术对于此类颈椎结核患者是最好的选择，相对于开放手术的优势在于手术效果好，术后并发症少。但是对于医生的技术要求较高，要充分把握适应证，熟练掌握穿刺技巧，这才是手术成功的关键。

（术者：张西峰）

（整理：步荣强　虞攀峰　闫宇邱）

病例4　儿童 $C_{6\sim 7}$ 结核畸形微创治疗后再发育

※【病例简介】

基本信息：患儿，男性，6岁。

主诉：双侧手臂疼痛3个月。

病史：3个月前患儿出现双侧手臂持续性疼痛，伴有颈部不适，颈部活动受限。站立位时头略向左偏。当地医院给予抗风湿及补钙等治疗，效果不理想。颈部CT、MRI等检查考虑结核伴椎旁脓肿。

查体：颈部活动受限，活动时疼痛明显，双手活动尚可，肌力大致正常，病理征阴性。

辅助检查：颈椎MRI和X线片显示颈椎体、椎旁异常信号，$C_{6\sim 7}$ 椎体破坏严重，椎体前方流注巨大脓肿，椎体后方压迫硬膜囊（图1-2-15，图1-2-16）。

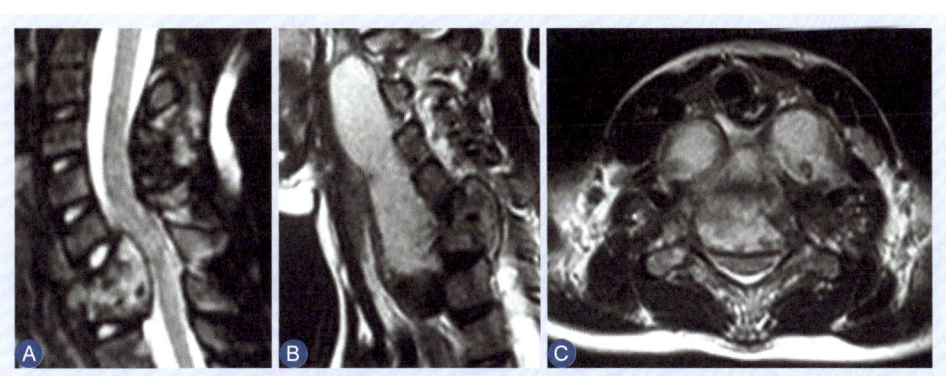

A.矢状位显示 $C_{6\sim 7}$ 椎体破坏变形；B.矢状位显示椎旁脓肿；C.轴位显示椎旁脓肿。

图 1-2-15　颈椎 MRI 检查

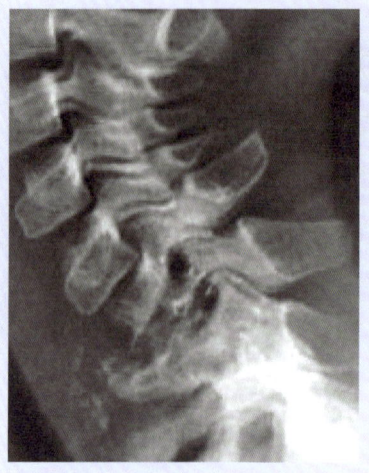

$C_{6\sim7}$严重破坏，C_7椎体几乎消失，T_1受累，椎前间隙明显增宽。

图 1-2-16　颈椎X线片检查

※【手术指征】

患儿6岁，颈部不适，伴上肢感觉神经障碍。颈部CT、MRI显示颈椎体、椎旁异常信号，部分骨质破坏，考虑颈椎结核伴椎旁脓肿可能性大。如不处理，患儿畸形继续加重，脊髓损伤风险增加。

※【手术过程与手术技巧】

在CT定位下，经前路穿刺至病灶，行置管冲洗引流+口服抗结核药物治疗（术后）。前路穿刺直达病灶，效果好，但风险较高，应注意避开血管及甲状腺。

※【术后治疗与并发症】

患处椎体破坏较重，位置较高，术后注意支具保护制动，避免加重引起神经症状出现；颈椎保留冲洗管，避免置管脱落；患儿年龄较小，椎体再发育畸形的可能性大，注意定期复查。远期随访，恢复良好，破坏椎体未再次生长，病变畸形未明显加重（图1-2-17～图1-2-19）。

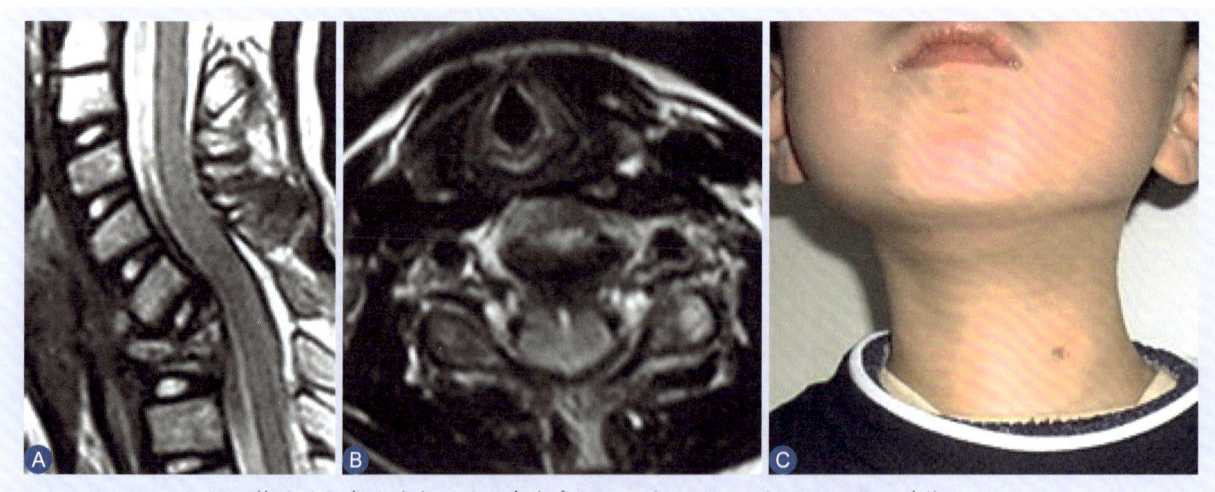

椎体破坏部位稳定，伤口愈合良好；A.矢状位；B.轴位；C.伤口外像。

图 1-2-17　术后1年复查MRI

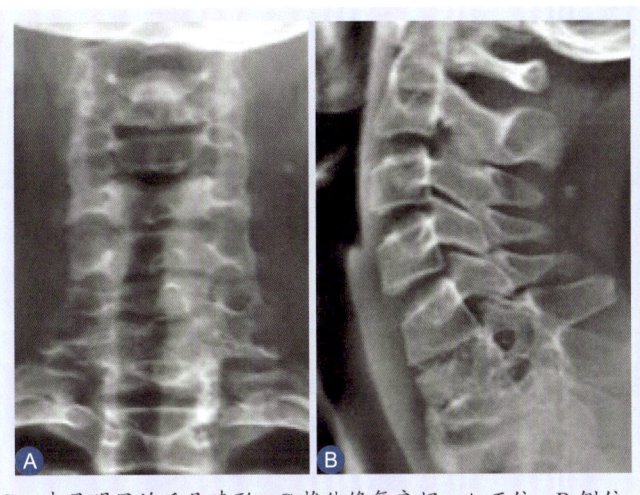

$C_{6\sim7}$未见明显的后凸畸形，C_7椎体修复良好；A.正位；B.侧位。

图1-2-18　术后8年复查X线片

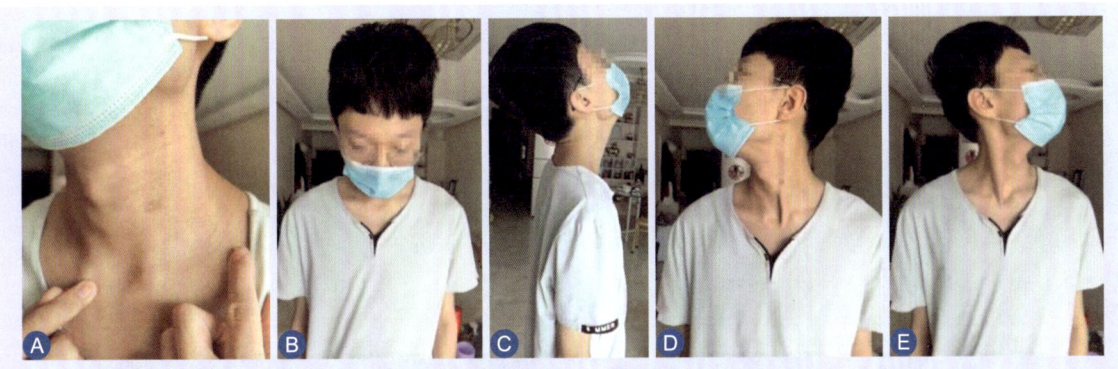

身高185 cm，颈椎原伤口愈合良好，颈椎活动度正常，未有任何后遗症状；A.局部伤口瘢痕；B.低头活动；C.仰头活动；D.右转活动；E.左转活动。

图1-2-19　术后13年随访（2020年）

※【讨论与思考】

患儿椎体破坏严重，需行手术治疗，如继续保守治疗后果将很严重；椎体前方脓肿较大，开放清创内固定手术创伤、术后复发风险相对较大；同时考虑患儿身体正处于生长发育阶段，较大的手术创伤存在医源性损伤，术后继发生长畸形的可能性很大，有多次手术的可能。采取阶梯分次手术的策略，先通过微创手术控制感染病情，这种手术创伤最小，手术风险更小，不仅病变控制满意，医源性创伤也可降到最低，如果远期生长发育畸形，必要时可再行矫形手术治疗，相对更安全。通过既往病例发现，儿童颈椎结核破坏后再发育的情况存在，因此针对儿童颈椎结核，介入治疗对于控制病情非常重要，但同时需避免过早的医源性破坏改造。本例患者采用局部微创置管治疗，创伤小，在对病变控制满意的前提下将医源性创伤降到最低。患儿远期随访，椎体再发育，无继发的畸形出现。

（术者：张西峰）

（整理：步荣强　李子超　范海涛）

第三节 胸椎及胸腰段脊柱结核的微创治疗

病例5 胸椎结核伴颈部结核的微创治疗

※【病例简介】

基本信息：患者，女性，53岁。

主诉：背痛1年，加重1月余，颈部右侧发现肿块20余天。

病史：患者于2007年出现背痛。2008年10月后加重，2008年11月无意中发现右侧颈部肿块，行MRI检查显示$T_{3\sim4}$骨质破坏，周围脓肿形成。

查体：右颈部胸锁乳突肌前淋巴结区有一肿块，直径3 cm。其他未见明显异常。四肢肌力、肌张力正常，生理反射存在，病理征阴性。

辅助检查：MRI显示颈部包块，与胸椎周围脓肿相连，$T_{3\sim4}$椎体周围骨质破坏（图1-3-1）。

在CT引导下，对胸椎病灶及颈部脓肿进行置管治疗（图1-3-2）。

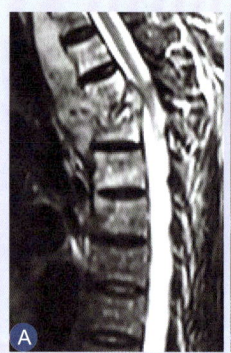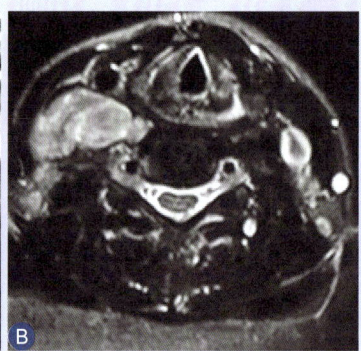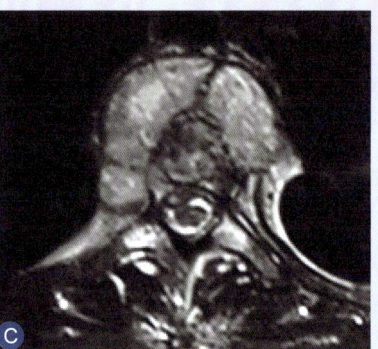

$T_{3\sim4}$椎间隙破坏，椎旁脓肿，右侧颈部液性包块；A.矢状位；B.轴位显示颈椎旁流注脓肿；C.轴位显示椎旁脓肿。

图1-3-1 MRI检查（2008年12月2日）

※【手术指征】

患者胸椎破坏，周围流注巨大脓肿与颈部包块相通。

※【术前计划与手术技巧】

颈部包块可能为颈部淋巴结核，影像学检查提示其向下流注脓肿，给予置管穿刺灌注冲洗治疗，$T_{3\sim4}$椎体间破坏明显，给予颈部穿刺置管推药治疗。颈部穿刺后放置冲洗管应深及胸椎病灶周围。

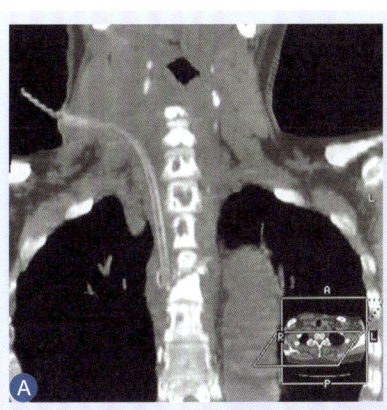
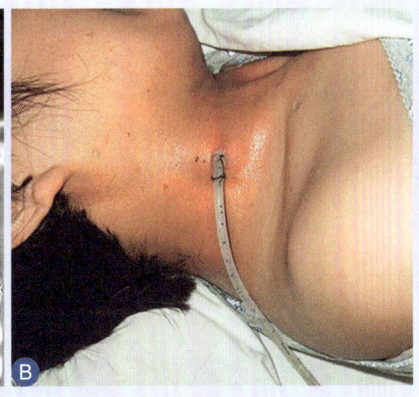

A.CT显示颈椎留置冲洗管放置胸椎脓肿内；B.颈椎穿刺后留置冲洗管外像。

图 1-3-2　在 CT 引导下 $T_{3\sim4}$ 椎体间穿刺置管推药治疗

※【术后治疗及并发症】

术后患者绝对卧床休息，密切观察下肢神经症状。复查病灶稳定，症状控制良好（1-3-3，1-3-4）。

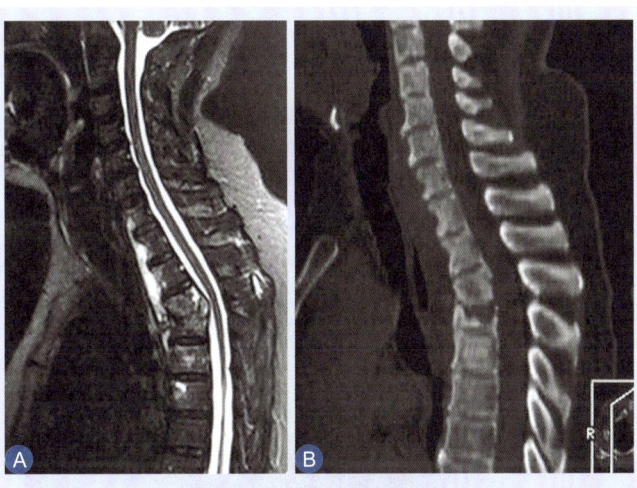

A.MRI矢状位；B.CT矢状位。

图 1-3-3　术后 3 个月（2009 年 3 月 23 日）复查 MRI 及 CT

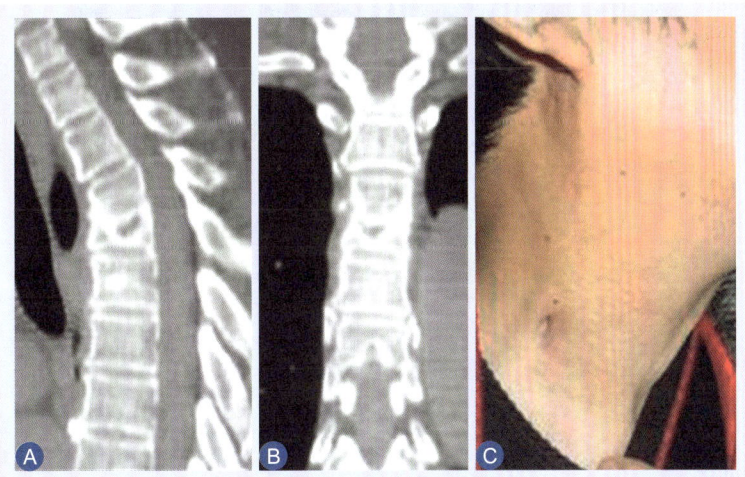

A.CT矢状位；B.CT冠状位；C.伤口外像显示病变部位椎间隙已融合，引流口愈合良好。

图 1-3-4　术后两年半复查 CT

※【讨论与思考】

脊柱结核流注脓肿大多是相通的，同一原发病灶流注，多不会形成互不相通的分隔带。该病例为胸椎结核病灶，脓肿向上方流注，在置管过程中发现与颈部包块相通。脓肿穿刺部位选取脓肿较大、距离表皮较近的地方低位引流，对于流注较远的脓肿，单一灌注引流较慢，也可选取多个部位同时引流；颈部包块穿刺与胸椎病灶相通，虽较胸椎位置高，但结合病灶穿刺方便，患者卧床休息时仍可通畅引流，因此可从颈部穿刺引流。患者胸椎破坏较重，存在后凸畸形，但发病以来胸背部疼痛程度一般，可嘱其卧床休息，密切观察神经功能的变化。

（术者：张西峰）

（整理：步荣强　虞攀峰　范海涛）

病例6　儿童胸椎结核严重畸形的治疗

※【病例简介】

基本信息：患儿，男性，4岁。

主诉：发现脊柱结核2年余。

病史：2岁时发现脊柱结核，辗转多家医院求医，由于病情严重，全身基础条件差，没有医院愿意接诊，一直未得到有效治疗。2012年8月26日就诊于我院分院。术前诊断：$T_{9\sim12}$椎体结核，脊柱后凸畸形。

查体：胸背部后凸，双下肢肌力4级，病理征阳性。

辅助检查：X线片显示脊柱后凸畸形明显（图1-3-5）；CT显示脊柱后凸畸形，局部椎体破坏严重（图1-3-6）；MRI显示$T_{9\sim12}$椎体异常信号影，脊髓受压不明显（图1-3-7）。

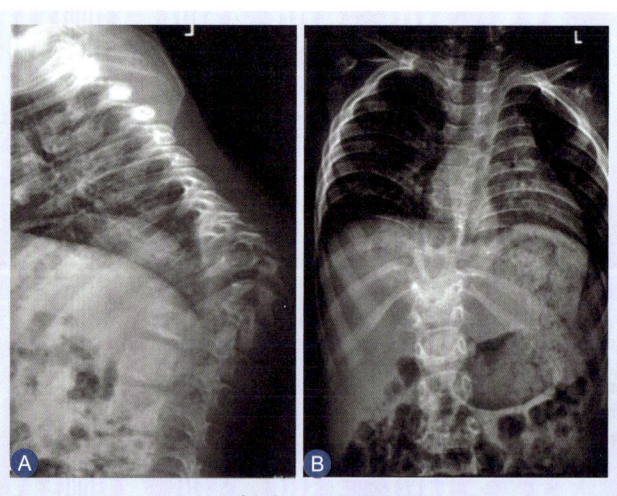

A.侧位；B.正位。

图1-3-5　X线片检查

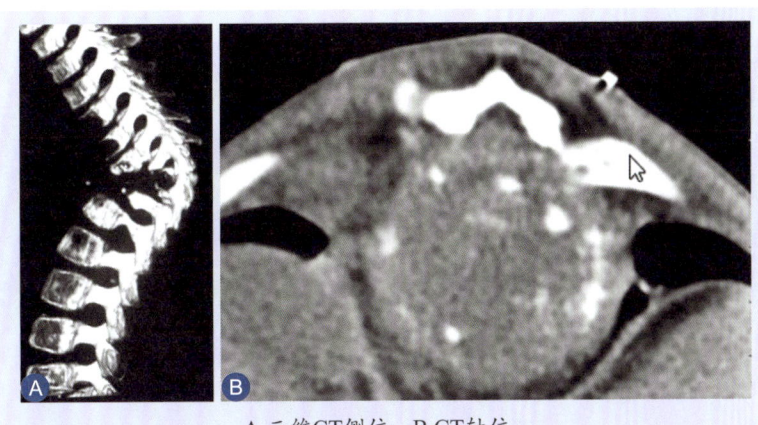

A.三维CT侧位；B.CT轴位。

图1-3-6 CT检查

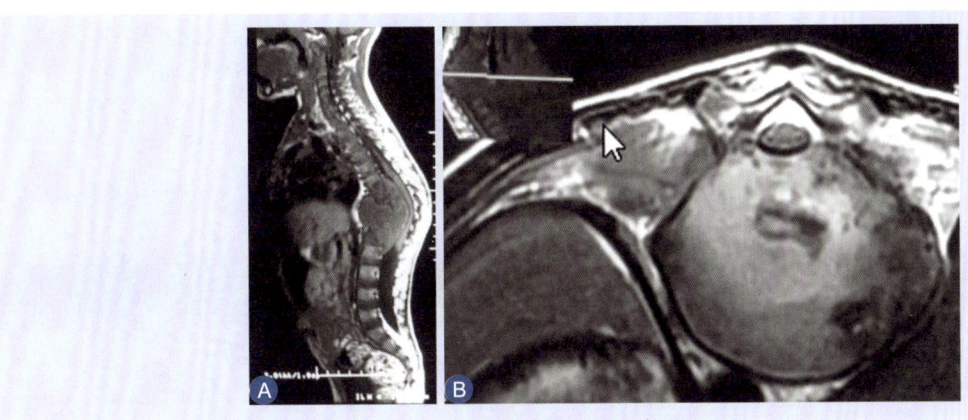

A.矢状位；B.轴位。

图1-3-7 MRI检查

※【治疗过程】

入院后（2012年8月）对患儿采取微创治疗，首先穿刺抽脓，抽出15 mL脓液，然后置管注药（图1-3-8）。

2013年3月14日患儿经微创治疗后，脊柱结核症状逐渐缓解，同期使用石膏床处理畸形问题。使用石膏床后，后凸畸形无明显进展，也未获得改善（图1-3-9，图1-3-10）。

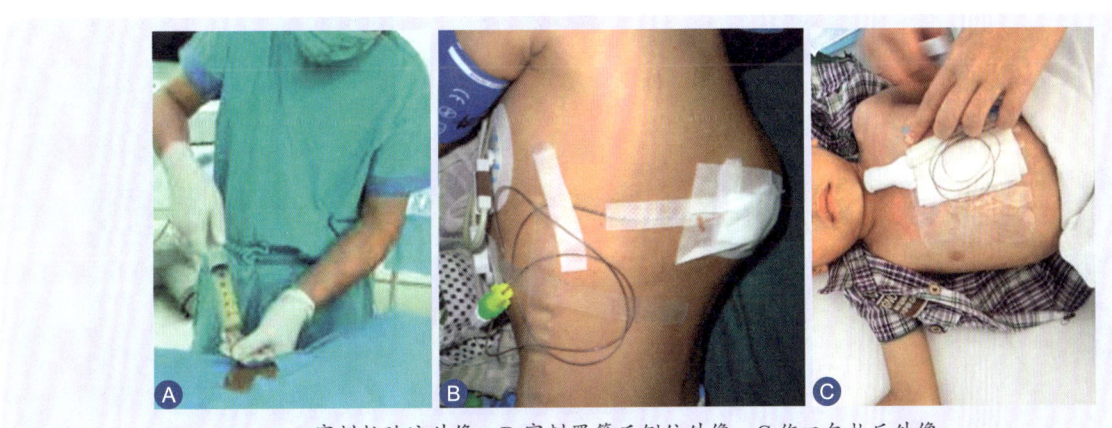

A.穿刺抽脓液外像；B.穿刺置管后侧位外像；C.伤口包扎后外像。

图1-3-8 微创置管注药

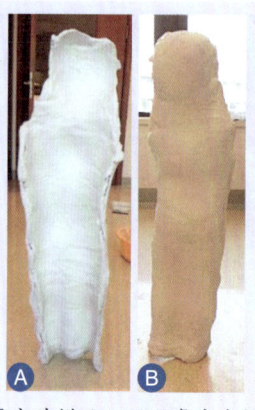

A.石膏床外模具；B.石膏床内模具。

图1-3-9　石膏床外固定模具

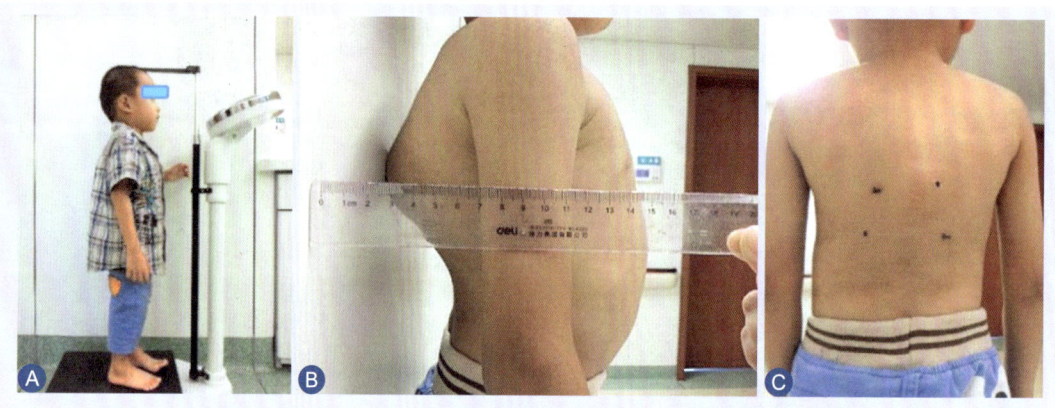

A.测量身高外像；B.侧位观后凸畸形外像；C.后背观伤口愈合情况。

图1-3-10　微创置管、石膏固定后3个月复查

经5年多的保守和微创治疗后，患儿的畸形程度增加缓慢（图1-3-11，图1-3-12），上小学后孩子对后凸畸形的心理和身体需求进一步治疗，于2017年6月5日（近9岁）对患儿进行了脊柱后凸畸形截骨矫形手术，术中短缩2.2 mm（图1-3-13~图1-3-18）。

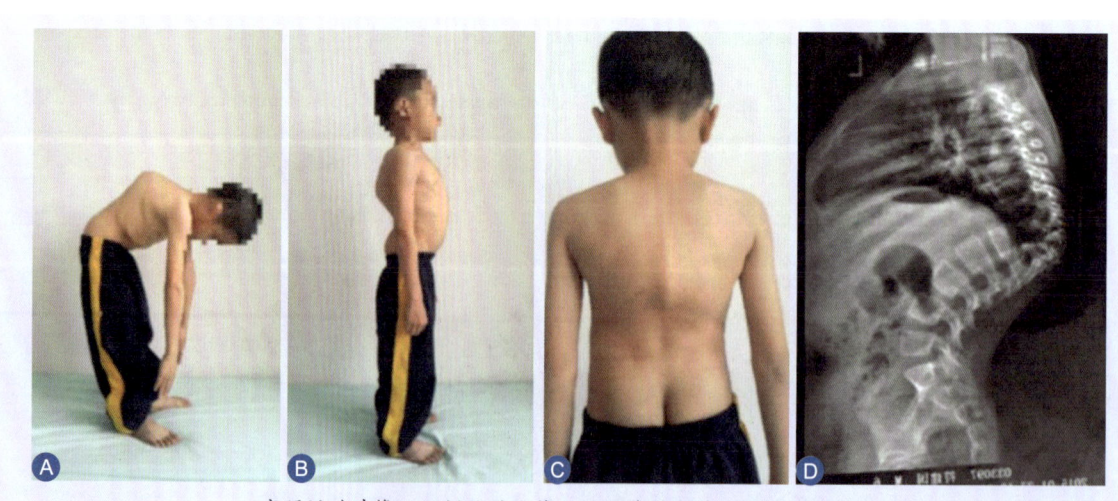

A.弯腰活动外像；B.侧位站立像；C.后背正位像；D.侧位X线片。

图1-3-11　微创置管术后2年复查（2015年1月27日）

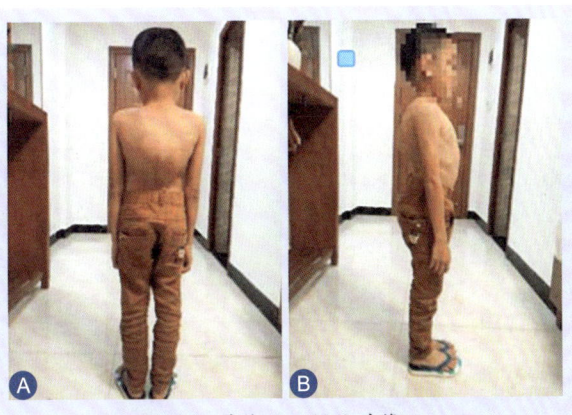

A.正位外像；B.侧位外像。

图1-3-12 微创置管术后4年复查（2017年1月25日）

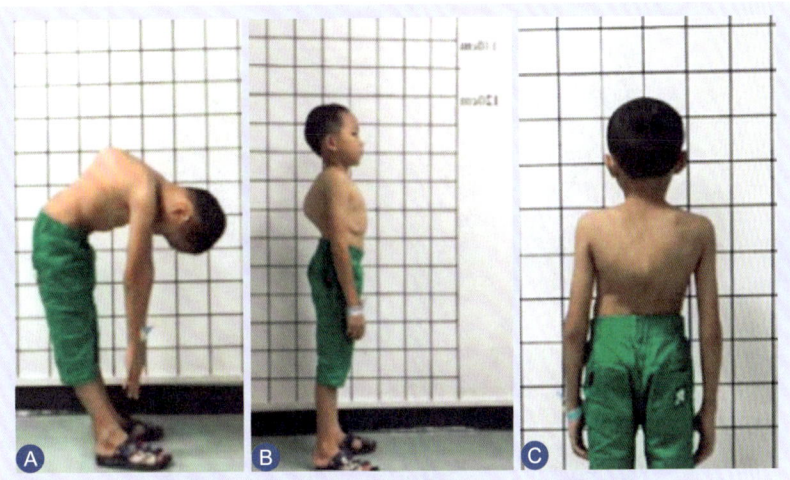

A.弯腰活动外像；B.侧位站立外像；C.后背正位像。

图1-3-13 行脊柱后凸畸形截骨矫形术前患儿外像

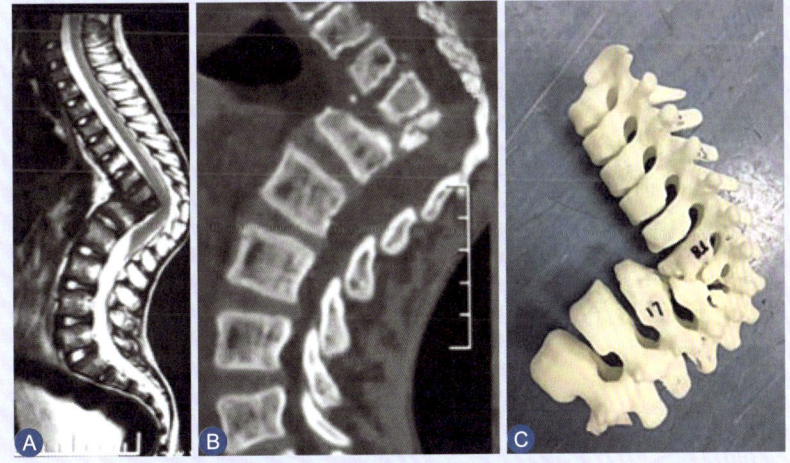

A.MRI后凸情况；B.CT后凸情况；C.3D打印模具。

图1-3-14 行脊柱后凸畸形截骨矫形术前MRI、CT检查及3D打印模型

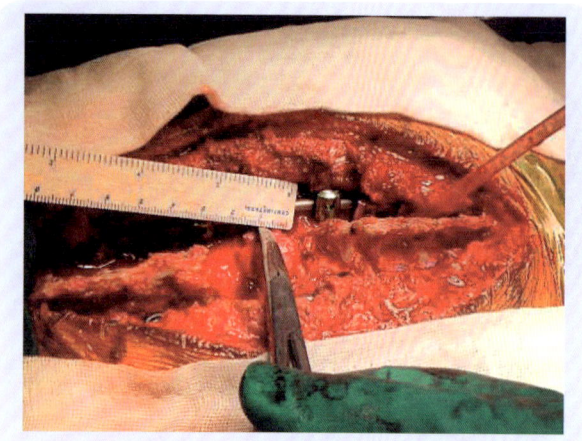
图 1-3-15　截骨矫形术中情况

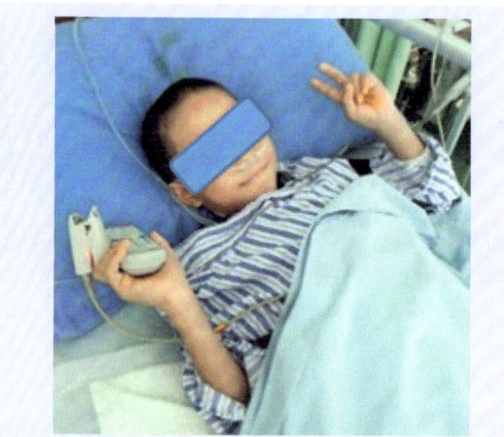
图 1-3-16　截骨矫形术后第 2 天患儿由 ICU 返回病房后外像

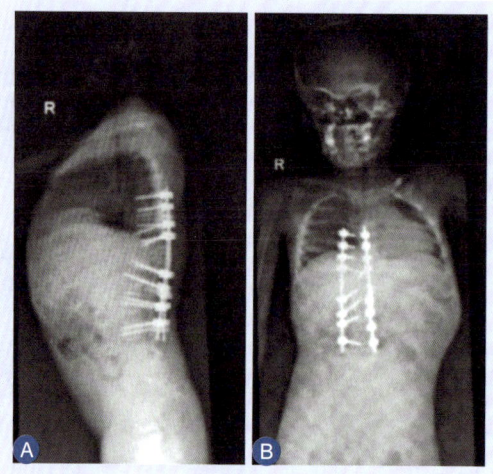
显示畸形矫正良好；A.侧位；B.正位。
图 1-3-17　截骨矫形术后复查 X 线片检查

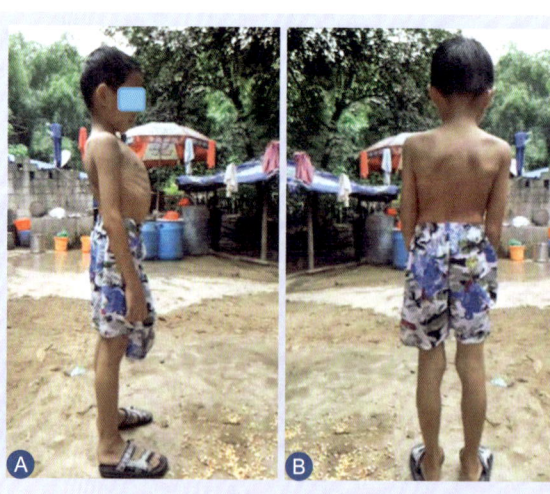
A.侧位像；B.后背正位像。
图 1-3-18　截骨矫形术后 1 个月患儿外像

※【讨论与思考】

对于本例患儿我们未在急性期接诊时实施内固定矫形手术，而是采用了分期治疗的策略，先治愈病灶，然后逐年密切观察畸形的进展，患儿畸形程度增加缓慢，最后维持在90°左右，但是一直未出现脊髓症状。患儿上学后开始关注其他儿童对自己的看法，产生了矫正畸形的心理需要。我们在患儿近9岁时为其实施了矫形手术，提高了手术的安全性，降低了脊柱内固定手术对患儿发育的影响。

众所周知，儿童患者正处于生长发育的重要阶段，且自身免疫力尚未完善，患病后身体整体情况较一般儿童更弱。一般来说，成年患者发生内植物失败、结核复发的治疗都需要若干年，若儿童脊柱结核发生内植物失败，对患儿的影响可能就是终身的了。因此，在处理儿童患者时，施行病灶切除内固定融合手术的适应证应该比成人更加严格。

同时，要强调儿童脊柱结核为内科疾病（抗结核药物治疗是根本，以内科治疗为主）。首选抗结核药物作为儿童脊柱结核治疗的根本，有效药物治疗是消灭结核分枝杆菌的根本措施。目前结核分枝杆菌耐药成为药物治愈的难题。微创的理念和方法丰富了脊柱结核外科治疗的策略。该方法通过置管引流提高局部药物浓度，为通过更小创伤的方法清除结核分枝杆菌提供了更大的希望，降低了内固定手术的应用率；或者治愈病灶后再实施内固定手术，降低了内植物失败率。

微创治疗儿童脊柱结核的经验告诉我们：①脊柱结核属于炎性病变，治愈病灶、杀灭病菌为首要目的，提高局部药物浓度，对绝大多数儿童脊柱结核均有效；②手术应以处理后凸畸形、脊髓损伤等脊柱结核的并发症为目的，而不应过早地将手术用于处理结核病灶；③一般脊柱结核的患儿身体整体状况较差，而手术创伤对儿童的风险又大，因而一定要掌握分期治疗的原则，在可能的情况下，治愈病灶和矫形问题不要一期解决，可以等患儿发育到一定年龄再行手术；④彻底的病灶清理手术给患儿带来的医源性创伤甚至比疾病本身更大，医生不要过分相信自己手术的作用。

据此，笔者尝试提出儿童脊柱结核治疗的分期治疗策略供大家参考。①分期的原则：第1期以治愈病灶为目的，使用单纯药物、介入治疗的方法治愈病灶。不在病灶尚未治愈的急性期实施矫形手术。②尽量不实施内固定手术的原则：单纯药物治疗或结合介入治疗，可以治愈许多儿童脊柱结核。内固定物对儿童脊柱影响比较大，尽量不为无畸形和脊髓症状的儿童实施内固定手术。③延期矫形的原则：未出现脊髓症状时尽量不实施矫形手术，儿童期严格控制手术矫正畸形的指征，低角度的畸形无脊髓损伤症状的，尽量不实施矫形和固定手术，尽量在接近90°或以上的后凸畸形时才实施手术。等待患儿长大，这样可以提高手术的安全性，降低脊柱内固定对患儿发育的影响。

（术者：张西峰　杜世新）

（整理：步荣强　张泽华　李凝道　范海涛）

病例7　胸椎结核伴巨大空洞骨缺损微创治疗后的远期疗效

※【病例简介】

基本信息：患者，女性，51岁。

主诉：下腰背部疼痛3个月。

病史：患者3个月前开始出现腰背部酸困，疼痛不适，午后盗汗，无发热及其他不适。当地医院进一步检查显示$T_{11\sim12}$椎体破坏，考虑脊柱结核，行口服抗结核药物治疗，疗效不佳。后行微创手术治疗，远期随访，恢复良好。

查体：胸背部压痛明显，双下肢皮肤感觉及肌力正常，病理征阴性。

辅助检查：就诊时MRI及CT检查显示椎体破坏，椎体间空洞缺损明显，椎旁脓肿形成（图1-3-19）。

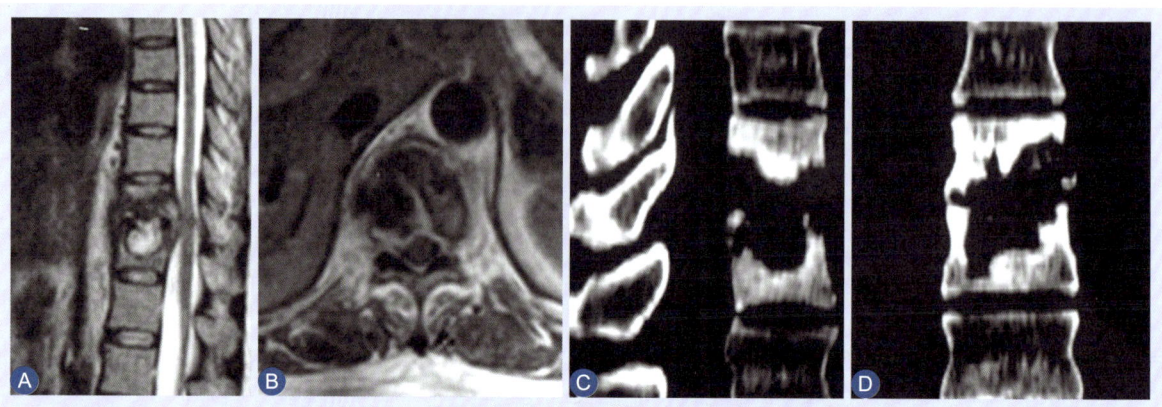

A.MRI矢状位；B.MRI轴位；C.CT矢状位；D.CT冠状位。

图1-3-19　就诊时MRI及CT检查（2002年5月15日）

※【手术指征】

患者因胸椎结核导致骨缺损，椎体不稳，弯腰受限。

※【术前计划与手术技巧】

拟行微创穿刺置管注射抗结核药物治疗。

※【术后治疗及并发症】

术后局部置管推药3个月，口服药物1年余。椎体间存在巨大空洞骨缺损，结核病变控制良好后椎体间骨缺损能否融合稳定是重点问题，病变部位为胸椎，椎体不稳或出现骨折引起神经症状风险存在。术后早期嘱患者卧床休息，术后3个月下床活动时佩戴支具保护。远期随访，椎体缺损部位增生逐渐消失，椎体间融合满意（图1-3-20～图1-3-23）。

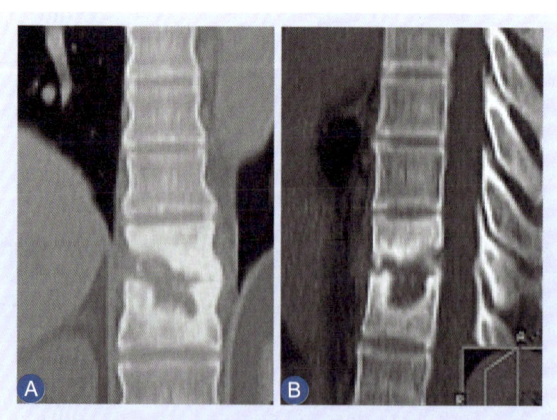

$T_{11\sim12}$病灶稳定，椎体空洞缺损明显；A.冠状位；B.矢状位。

图1-3-20　术后1年随访CT检查

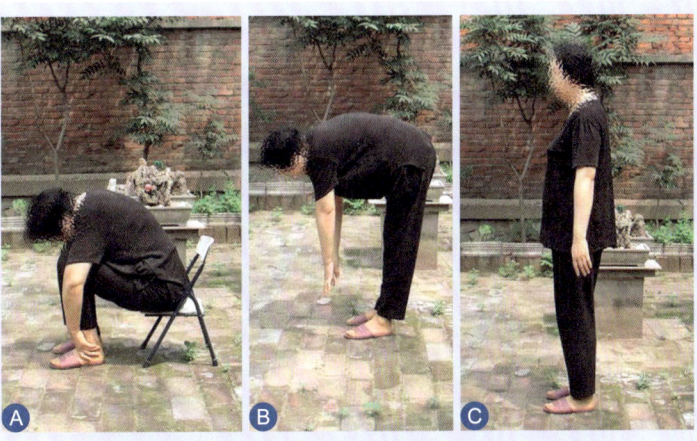

A.蹲坐位外像；B.弯腰外像；C.站立侧位外像。

图 1-3-21　术后 1 年随访患者脊柱功能活动无受限

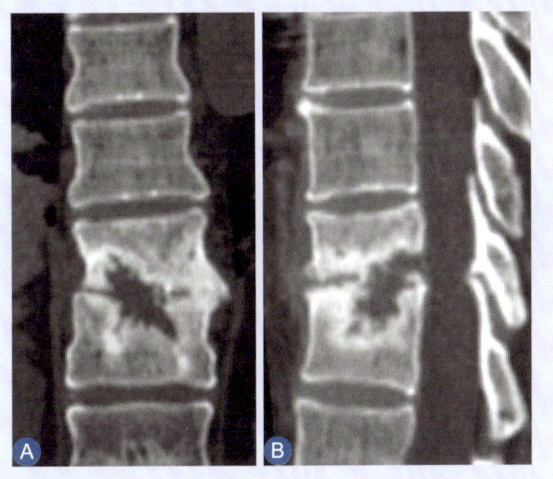

椎体内骨质生长，空洞较之前明显缩小；A.冠状位；B.矢状位。

图 1-3-22　术后 2 年随访胸椎 CT 检查

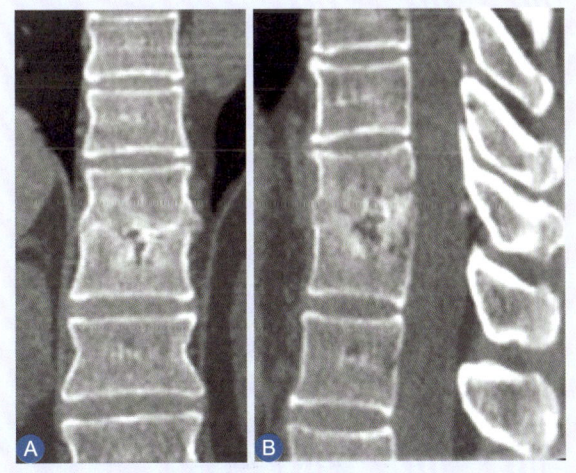

病变椎体融合良好，骨缺损部位消失；A.冠状位；B.矢状位。

图 1-3-23　术后 5 年随访椎胸 CT 检查

※【讨论与思考】

该患者病变周围脓肿较小，椎体破坏明显，微创置管治疗后结核病变控制效果良好，但存在巨大骨缺损时，其能否完全融合存在疑问，且相比正常部位，发生塌陷压缩骨折的可能性增大。相比于开放手术，微创手术未能给予病变部位植骨及坚强内固定。然而通过对该患者的长期随访可见，病变椎体在感染控制良好后有自我成骨和修复能力，那么对于类似感染疾病，在微创能够控制感染病灶的情况下，是否全部需要开放手术植骨融合内固定？是否需要一期融合内固定治疗？针对此类情况的治疗策略值得进一步思考讨论。

（术者：张西峰）

（整理：步荣强　虞攀峰）

病例8　微创手术治疗胸椎结核伴后凸畸形

※【病例简介】

基本信息：患者，女性，18岁。

主诉：腰背疼痛1年余，加重伴左下肢麻木疼痛10天。

病史：患者于2004年7月出现腰背疼痛，症状间断出现，对症治疗后无好转。2006年3月症状加重，疼痛剧烈，双下肢无力。近10天，患者出现左下肢放射性麻木。MRI检查诊断为"$T_{11\sim12}$结核"。以"脊柱结核"收入院治疗。

查体：胸背部压痛，平剑突以下皮肤感觉迟钝，有针刺麻木感，无疼痛，下肢直腿抬高试验阴性，左下肢肌力4级。

辅助检查：胸椎正侧位X线片显示$T_{11\sim12}$椎间隙破坏，椎体塌陷，胸椎后凸畸形明显（图1-3-24）。胸椎MRI显示$T_{11\sim12}$椎体、椎间盘异常信号，骨质破坏，椎管内部分硬膜囊、神经根受压（图1-3-25）。

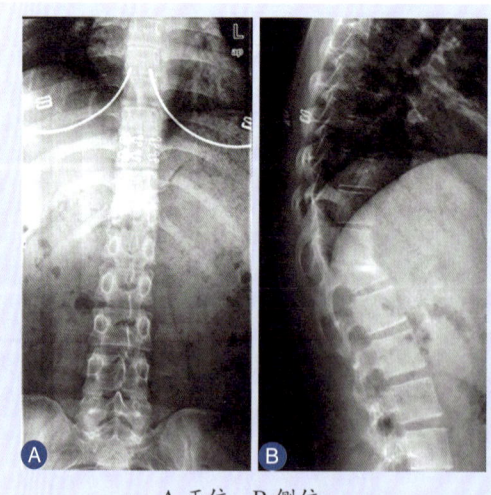

A.正位；B.侧位。

图1-3-24　胸椎X线片检查

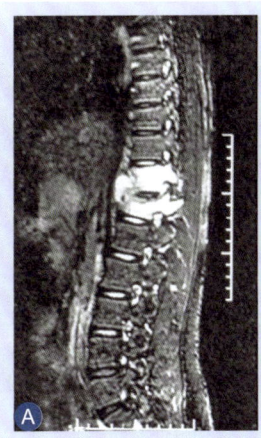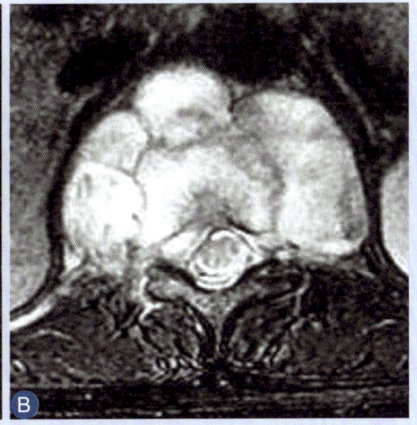

A.矢状位；B.轴位。

图 1-3-25　胸椎 MRI 检查

※【手术指征】

患者椎体有破坏，周围脓肿形成，保守治疗不能完全控制。椎体破坏加重出现后凸畸形，且病情逐步发展，后凸畸形呈进行性加重。

※【术前计划与手术技巧】

椎体间隙变窄，椎旁脓肿，穿刺定位选取脓肿最大部位，避免伤及周围肺组织和椎管内硬膜囊。治疗过程中应缓慢推药，减少患者活动，避免椎体不稳所致症状的出现，必要时需经皮内固定治疗。

※【手术过程】

2006年5月2日给予患者病灶穿刺置管灌注冲洗、椎间隙推药治疗（图1-3-26）。

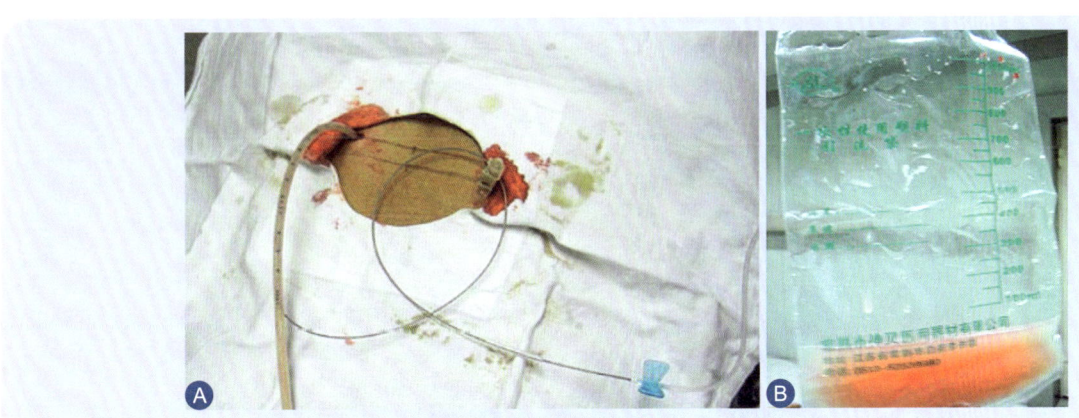

A.伤口置管外像；B.当时引流脓液。

图 1-3-26　手术治疗（2006年5月2日）

※【术后治疗及并发症】

应指导患者卧床休息，定期复查，严密观察病情变化。随访痊愈（图1-3-27～图1-3-30）。

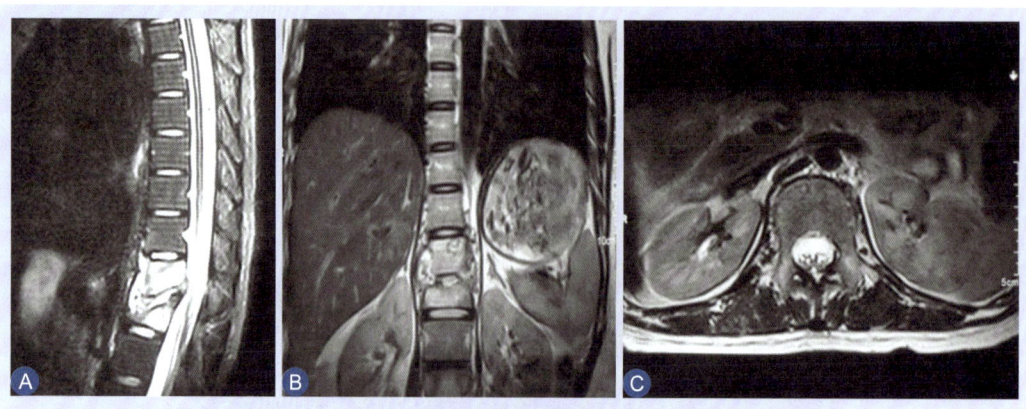

病灶明显缩小；A.矢状位；B.冠状位；C.轴位。

图1-3-27　术后2个月复查MRI（2006年8月22日）

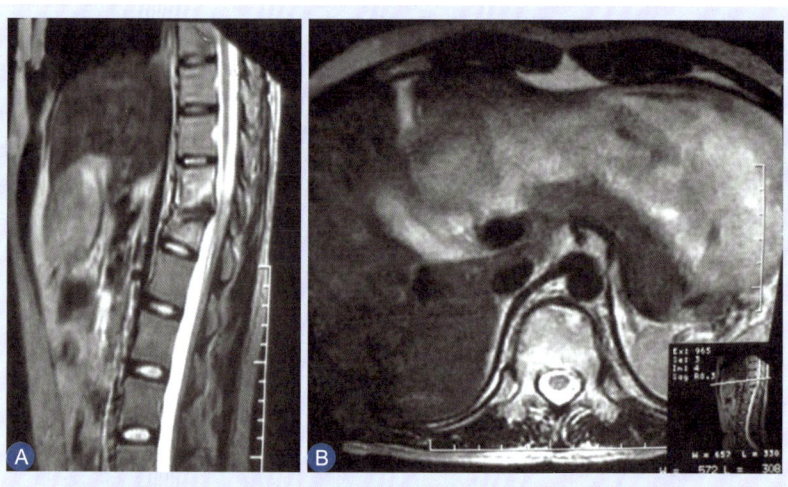

胸椎病灶稳定，椎管内压迫解除；A.矢状位；B.轴位。

图1-3-28　术后10个月复查MRI（2007年3月22日）

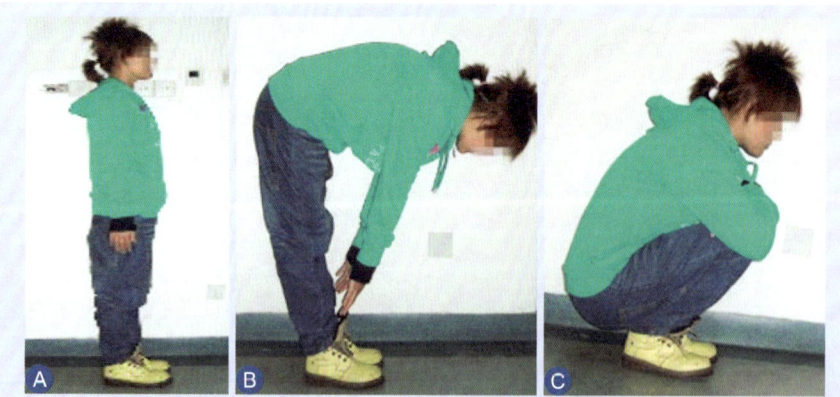

A.侧位站立外像；B.弯腰活动外像；C.下蹲位外像。

图1-3-29　术后8年复查外像（2014年4月22日）

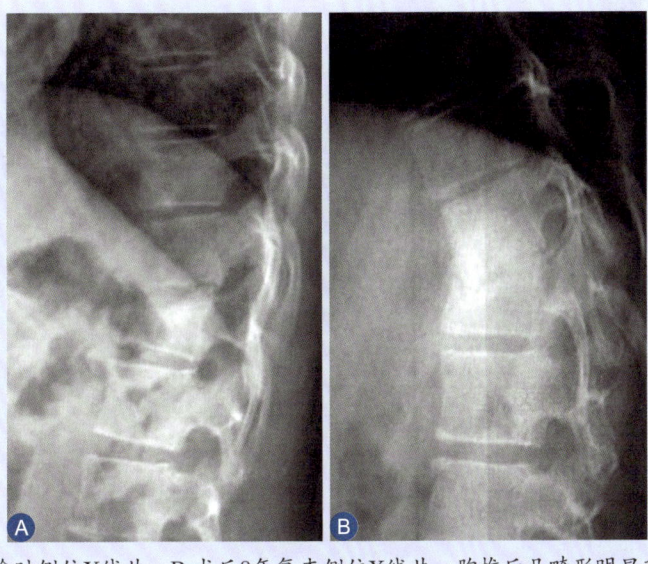

A.就诊时侧位X线片；B.术后8年复查侧位X线片，胸椎后凸畸形明显改善。

图1-3-30　术后8年随访与就诊时X线片对比

※【讨论与思考】

胸椎破坏相对颈、腰椎病变更易造成脊髓神经损伤，治疗应采取更积极的态度，早期外科干预是必要的。早期病变部位破坏较轻，口服药物治疗无效时可以采取单纯微创置管推药治疗。另外，单纯微创置管手术治疗，由于未给予内固定，随着椎体的破坏变化，病变部位出现一定的后凸畸形是不能完全避免的，但不是所有的畸形均必须完全矫正。对于此类患者应定期随访，如果后凸畸形无进行性加重、无明显脊髓神经受压的情况，可暂时不对畸形进行矫正处理。本患者长期随访，后凸畸形在病变控制后逐渐好转。

（术者：张西峰）

（整理：步荣强　虞攀峰）

病例9　胸椎结核伴截瘫的微创外科治疗

※【病例简介】

基本信息：患者，女性，80岁。

主诉：胸背痛6个月，下肢麻木无力2个月。

病史：2017年2月患者弯腰拾物后开始出现双肋部疼痛，保守观察2个月不缓解；4月患者行X线片检查考虑T_8、T_9、T_{11}椎体压缩骨折；继续休养1个月无好转；6月患者检查红细胞沉降率为61 mm/h，仍考虑为椎体压缩骨折，排除结核感染，T_8、T_9、T_{11}椎体行骨水泥填充治疗。术后疼痛不缓解，出现双下肢麻木无力且逐渐加重。进一步行MRI等检查，结果经多方会诊，怀疑脊柱结核，遂来我院治疗。

查体：双下肢可轻度活动，股四头肌肌力3级，生理反射存在，病理征阴性。

辅助检查：X线片、CT及MRI检查显示$T_{8\sim 9}$椎体破坏严重，异常信号改变（图1-3-31，图1-3-32）。

治疗过程：进一步行椎体骨水泥填塞成形手术治疗后症状逐渐加重，椎体后缘骨水泥骨块压迫，软组织肿胀明显（图1-3-33）。骨水泥填塞治疗后，复查MRI显示$T_{8\sim 9}$水平硬膜囊受到明显压迫（图1-3-34），复查CT显示椎体后缘骨水泥块压迫硬膜囊（图1-3-35）。微创置管术后症状逐步改善（图1-3-36～图1-3-39）。

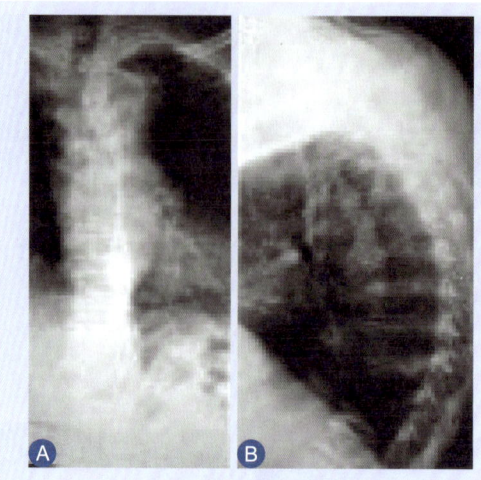

A.正位；B.侧位。

图1-3-31　X线片检查（2017年4月26日）

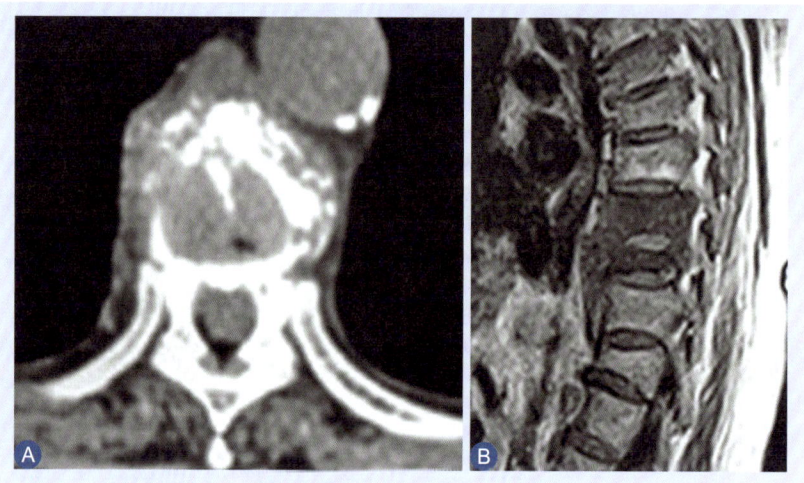

A.CT轴位；B.MRI矢状位。

图1-3-32　CT及MRI检查（2017年6月14日）

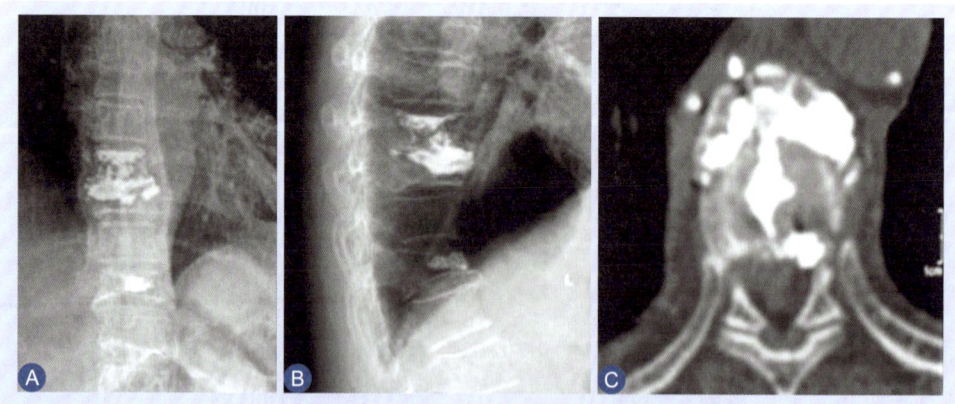

A.正位X线片；B.侧位X线片；C.CT显示椎管内少量渗漏。

图1-3-33　X线片及CT检查（2017年6月16日）

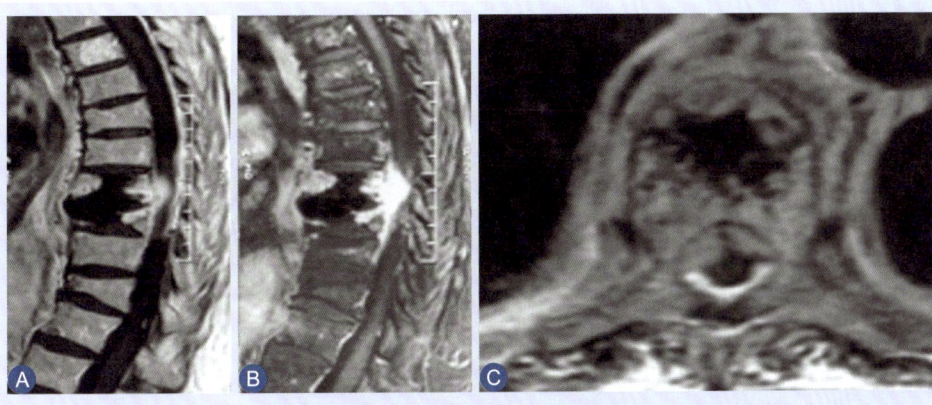

A.矢状位T1像；B.矢状位T2像；C.轴位。

图 1-3-34 骨水泥填塞治疗后复查 MRI（2017 年 7 月 19 日）

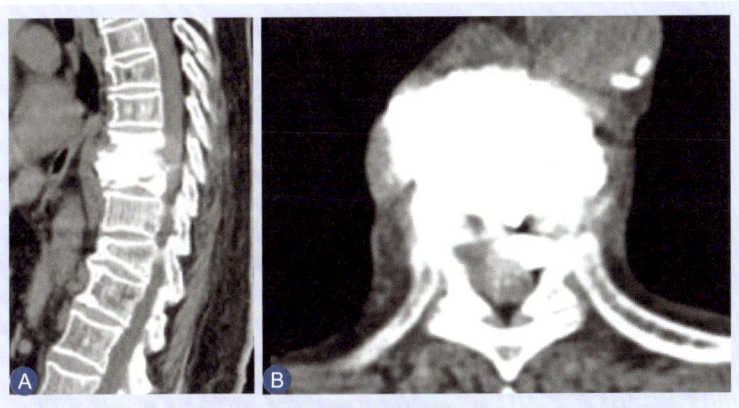

A.矢状位；B.轴位。

图 1-3-35 骨水泥填塞治疗后复查 CT（2017 年 7 月 26 日）

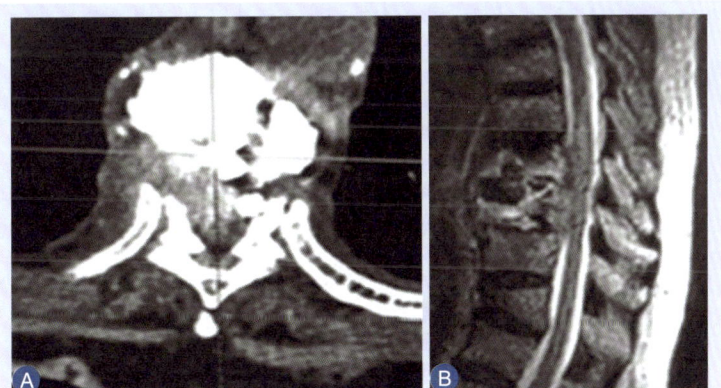

A.CT显示$T_{8\sim9}$椎管内硬膜囊受压仍严重；B.MRI显示软组织水肿较前轻度好转。

图 1-3-36 术后半个月复查 CT 及 MRI（2017 年 8 月 31 日）

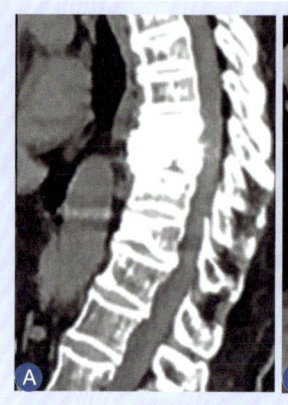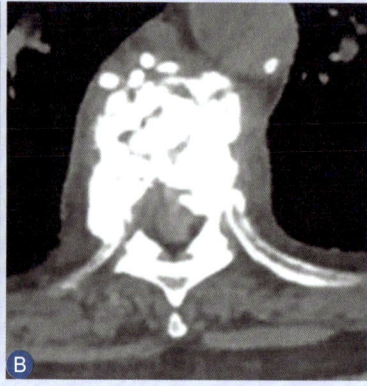

A.矢状位显示$T_{8\sim9}$椎管内压迫未进一步加重,椎体融合良好;B.轴位。

图 1-3-37　术后 7 个月随访 CT(2018 年 3 月 30 日)

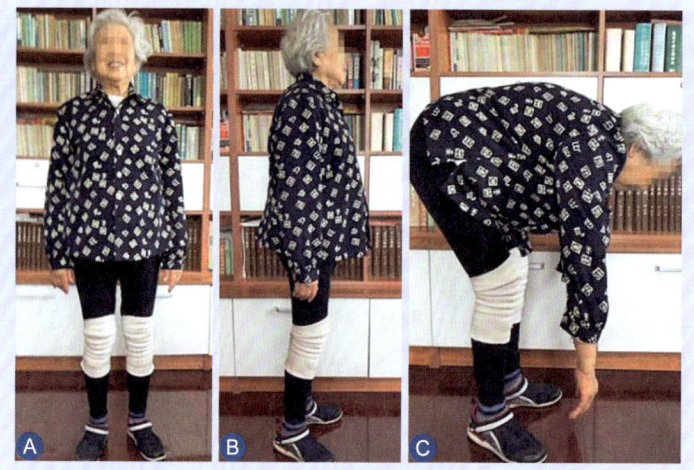

A.站立位正面像;B.站立位侧面像;C.弯腰活动外像。

图 1-3-38　术后 7 个月随访患者脊柱动态活动外像(2018 年 3 月 30 日)

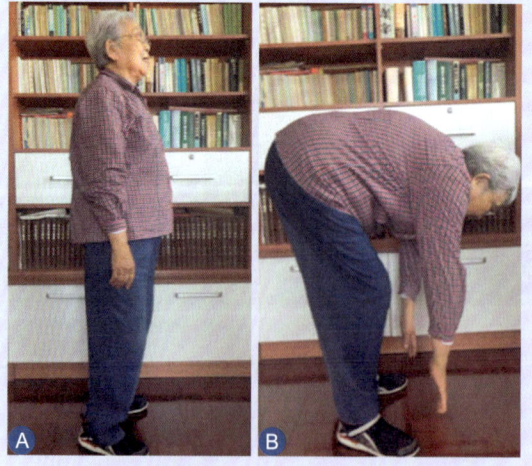

A.站立位侧面像;B.弯腰活动外像。

图 1-3-39　术后 9 个月随访患者脊柱动态活动外像(2018 年 5 月 30 日)

※【手术指征】

患者就诊时椎体破坏，骨水泥渗漏，椎体后缘软组织肿胀向后方压迫硬膜囊，下肢出现明显麻木无力的表现。病情进行性加重，保守治疗无效。

※【术前计划与手术技巧】

考虑患者高龄，身体条件差，开放手术风险较大，病变诊断仍有疑问，给予病灶穿刺取活检治疗，病变椎体间置管推药治疗。穿刺部位尽量避开骨水泥，取病变组织，送病理检查以进一步明确诊断。

患者神经脊髓受压症状已经出现，需严密观察症状变化，一旦出现下肢截瘫，应积极给予开放减压手术处理；病变部位植入骨水泥，对病变治疗有影响，治疗周期应相应延长。

※【术后治疗及并发症】

2017年8月给予患者病灶穿刺活检置管推药治疗后，嘱患者卧床休息，症状逐渐加重，出现尿潴留，双下肢肌力继续下降，股四头肌肌力1级，病理征阴性；遂给予留置尿管，指导患者进行下肢功能锻炼。病理结果报告抗酸染色阴性，微创治疗2个月后红细胞沉降率下降，症状逐渐好转。2017年12月拔除尿管后自行排尿，可下床行走400米。

※【讨论与思考】

本例患者从早期疼痛到行骨水泥治疗共3个月时间，术前行MRI检查显示$T_{8\sim9}$椎体仍存在明显的破坏信号。首先考虑骨质疏松性压缩骨折是否妥当？单纯的压缩性骨折保守治疗3个月无好转迹象，应当引起重视。近期我们又发现多例患者脊柱骨折注入骨水泥后发现是感染病变，因此在骨水泥注射前一定要反复确认排除感染性疾病的可能。

该患者早期无发热等其他不适症状，保守治疗无好转，疾病的诊断不是很明确，此时的治疗确实很困难，早期考虑压缩骨折，给予卧床保守治疗，治疗无好转，进一步检查排除结核，给予骨水泥填充治疗，后期又诊断为结核，再行抗结核治疗。明确的诊断是指路的明灯，诊断错误只会延误治疗，本患者在早期化验、影像学检查均不能明确诊断时，是否可以行活检、细菌培养？

本例患者骨水泥治疗后症状加重，身体条件较差，开放手术风险较大，给予取活检置管推药手术治疗，椎体内有骨水泥对微创治疗效果有一定影响。术后症状进一步加重，双下肢无力、尿潴留，但下肢病理征阴性，脊髓神经症状进行性加重患者有截瘫的风险，症状加重需行病灶清创减压治疗，此后患者症状逐渐好转，未行进一步外科治疗。

（术者：张西峰）

（整理：步荣强　虞攀峰）

病例10　$T_{8\sim10}$椎体结核伴不全瘫的微创外科治疗

※【病例简介】

基本信息：患者，女性，32岁。

主诉：腰背痛半年，出现双下肢截瘫20天。

病史：半年前患者出现腰背痛，无发热，咳嗽。20天前症状加重，出现双下肢皮肤异常，不能正常活动。

查体：胸椎棘突间压痛明显，腹股沟平面以下双下肢感觉异常，双下肢肌力0级；双侧膝腱反射、跟腱反射亢进。双侧膝、踝阵挛阳性。巴宾斯基征阳性。

辅助检查：术前CT显示胸椎多椎体破坏伴椎旁脓肿，$T_{8\sim10}$椎体骨质破坏严重，向后压迫脊髓（图1-3-40）。

手术过程：病灶切开清创椎管减压手术，小切口减压，置管冲洗（图1-3-41）。

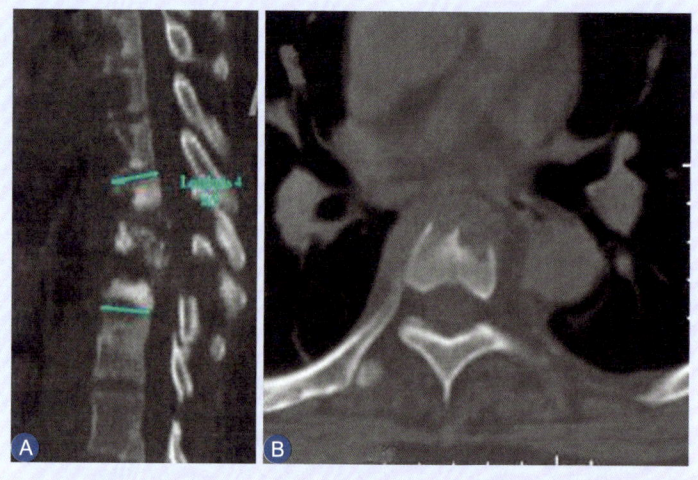

A.矢状位；B.轴位。

图1-3-40　术前CT检查（2010年5月11日）

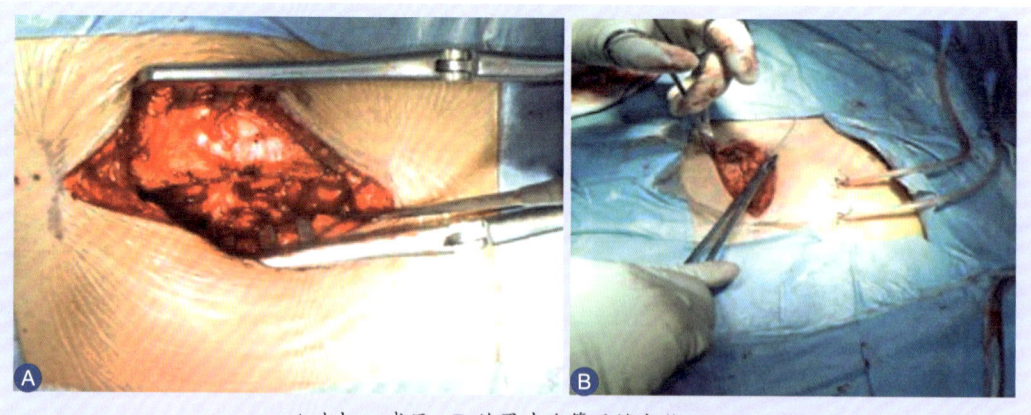

A.小切口减压；B.放置冲洗管后缝合伤口。

图1-3-41　病灶切开清创椎管减压手术术中情况（2010年5月21日）

※【手术指征】

患者胸背部症状较重，已经出现双下肢截瘫。影像学检查显示胸椎椎体破坏较重，出现后凸畸形，并可见椎旁脓肿形成。

※【术前计划与手术技巧】

术前患者已出现下肢截瘫表现，手术首要目的为解除椎管内神经压迫，结核病灶很难完全清除干净，且手术难度较大，可给予病灶引流冲洗治疗。感染病情控制良好后，患者后凸畸形加重，必要时再行内固定治疗。

※【术后治疗及并发症】

术后积极抗结核治疗，口服药物治疗同时联合局部冲洗及推注药物治疗，冲洗液清亮无明显坏死物后拔除引流管。需积极预防下肢静脉血栓，指导患者进行功能康复锻炼。双下肢功能逐步恢复，定期复查，复查X线片显示胸椎后凸畸形增大，但查体双下肢功能良好（图1-3-42），术后6年复查患者胸椎后凸畸形，双下肢功能良好（图1-3-43）。

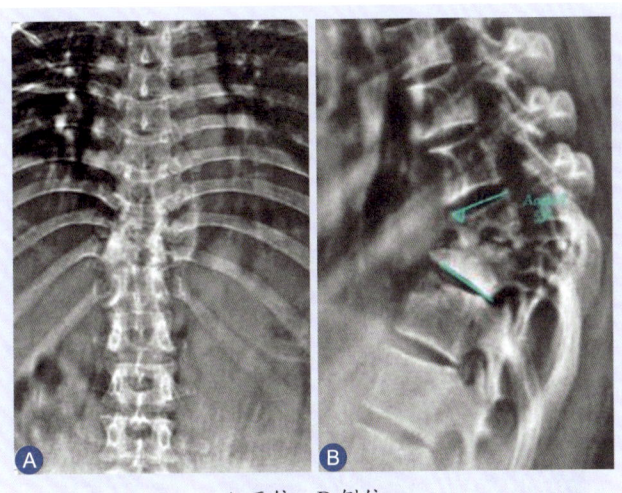

A.正位；B.侧位。

图1-3-42 术后1年余复查X线片（2011年7月30日）

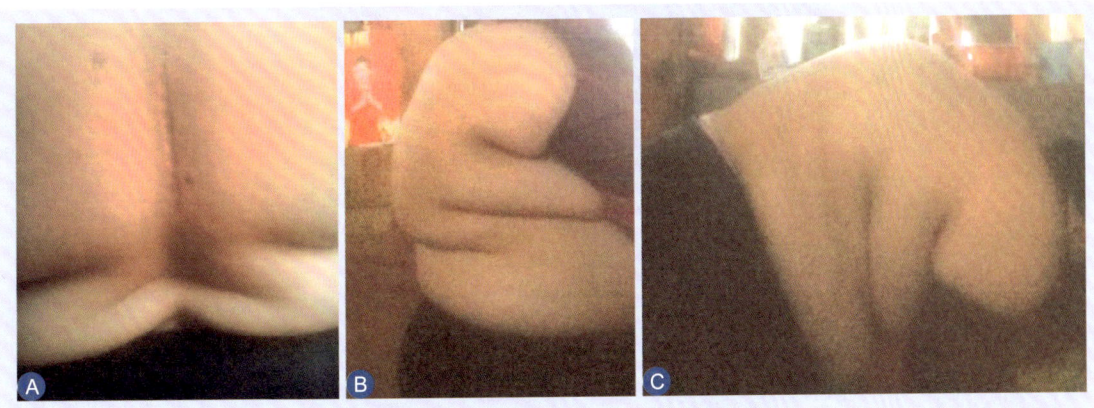

A.伤口愈合外像；B.站立侧位；C.弯腰外像。

图1-3-43 术后6年复查，患者脊柱动态活动好

※【讨论与思考】

明确患者为胸椎病变后凸畸形,出现下肢截瘫症状,椎管神经减压为首要解决的问题。脊髓神经损伤是影响术后预后的最重要因素,出现神经损伤症状后及时的神经减压治疗非常重要;但处理的方法可以多种多样。针对本患者通过急诊手术小开窗解决椎管内神经受压问题,留置冲洗管局部微创治疗控制感染病灶,对于病椎的稳定融合和后凸畸形必要时可以行二期处理。本患者病情控制后,局部椎体间逐步融合,但出现了角度比较大的后凸畸形。是否需要进一步矫形治疗?患者目前无神经损伤症状,病变部位稳定,患者对目前生活状态满意,手术意愿不强,可给予定期观察。

(术者:张西峰)

(整理:步荣强　虞攀峰)

病例11　$T_{7\sim8}$椎体结核的联合手术治疗

※【病例简介】

基本信息:患者,女性,38岁。

主诉:胸背痛1年,加重伴下肢麻木无力1个月。

病史:2010年患者逐渐出现胸背部疼痛不适,偶有盗汗,无明显发热,逐渐出现胸背部后凸,胸背疼痛加重,并出现下肢麻木无力症状。2011年MRI检查发现$T_{7\sim8}$椎体结核,遂于我院就诊。

查体:胸背部后凸,双下肢肌力3级,病理征阳性。

辅助检查:术前MRI显示$T_{7\sim8}$椎体破坏,后凸畸形,伴大量椎旁脓肿及硬膜外脓肿压迫硬膜囊(图1-3-44)。

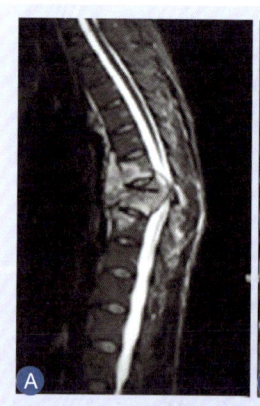
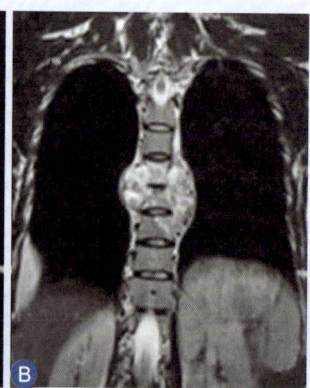

A.矢状位;B.冠状位。
图1-3-44　MRI检查(2011年2月10日)

※【手术指征】

患者椎旁脓肿及硬膜外脓肿压迫硬膜囊,椎体破坏明显,伴后凸畸形,具有明确的外科治疗指征。

※【术前计划与手术技巧】

患者有明显的脊髓症状,应尽早进行手术,但由于当时手术条件有限,无法一期完成手术,因此选择联合手术,选择小开窗+病灶内置管冲洗+局部化疗+对侧内固定治疗。

※【术后治疗及并发症】

给予置管冲洗，经皮内固定治疗后，复查X线片、CT显示内固定位置满意，后凸畸形得到矫正（图1-3-45~图1-3-47）。术后无并发症发生，末次随访结核治愈，无明显后凸畸形外观，伤口愈合良好（图1-3-48）。

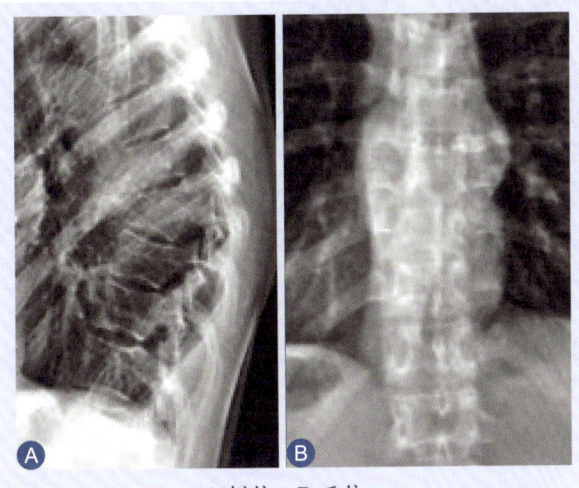

A.侧位；B.正位。

图1-3-45　术后复查X线片（2011年2月27日）

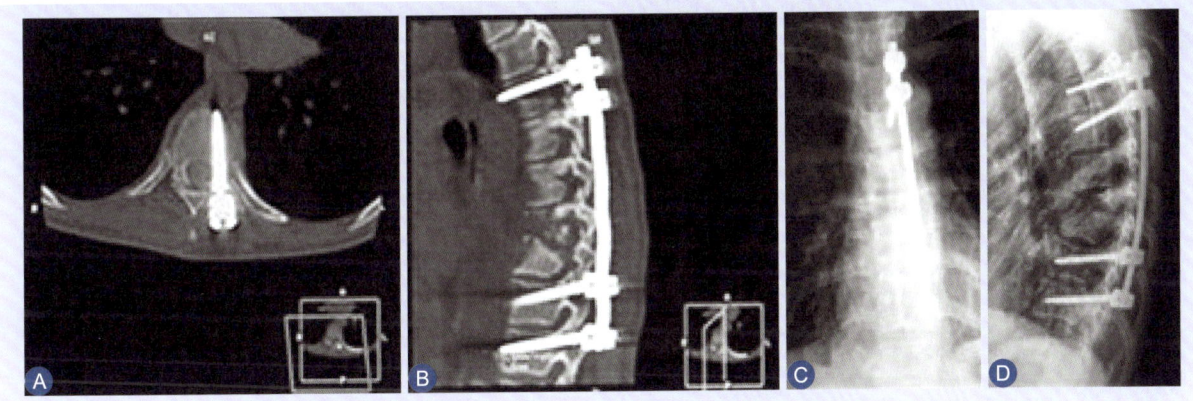

A.CT轴位椎弓根螺钉；B.CT矢状位内固定；C.正位X线片；D.侧位X线片。

图1-3-46　术后复查CT及X线片（2011年3月8日）

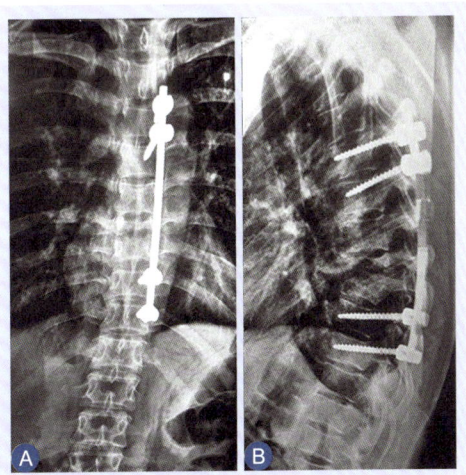

A.正位显示内固定牢固，病灶稳定；B.侧位。

图1-3-47　术后1年复查X线片（2012年1月29日）

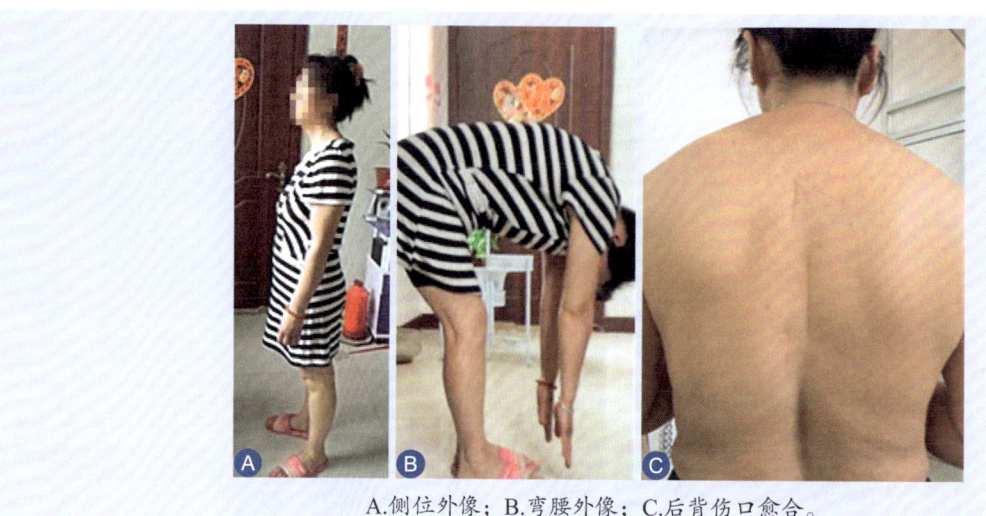

A.侧位外像；B.弯腰外像；C.后背伤口愈合。

图1-3-48 术后5年余复查，患者弯腰功能良好（2017年5月29日）

※【讨论与思考】

该患者已发生脊柱畸形和神经损伤，选择微创介入方法，难以获得满意疗效，为防止脊髓症状进展和截瘫发生，选择小开窗+病灶内置管冲洗+局部化疗+对侧内固定治疗。该联合手术相对于传统的开放手术（病灶清除内固定），具有手术时间短、创伤小、手术相关并发症少等特点，该病例的转归说明，在阶梯治疗和手术最小原则下治疗脊柱结核可获得最理想的手术结果。

（术者：张西峰）

（整理：步荣强　虞攀峰　范海涛）

病例12　胸椎结核的经皮内固定治疗

※【病例简介】

基本信息：患者，女性，51岁。

主诉：胸背部疼痛不适伴双下肢无力1年。

病史：2010年患者逐渐出现胸背部酸痛不适并出现了双下肢无力，症状逐渐加重。当地医院诊断为胸椎结核，给予抗结核、抗感染对症治疗半年，疗效不明显。为寻求进一步治疗就诊于我院，门诊以胸椎结核收入院，给予局部穿刺抽脓液+病灶清除治疗，并行置管冲洗引流+内固定手术+口服抗结核药物治疗。

查体：$T_{10\sim11}$椎体棘突间隙压痛阳性，叩击痛阳性。双侧胫前肌肌力4级，病理征阴性。

手术过程及随访：2015年5月行经皮内固定治疗（图1-3-49），术后4年复查X线片显示内固定位置良好，未松动；MRI显示胸椎病变部位稳定，未形成明显后凸畸形（图1-3-50）。

※【手术指征】

本病例诊断为$T_{10\sim11}$结核伴椎旁脓肿形成。影像学检查显示椎体破坏明显，脊髓受压。患者出现了胸背部疼痛和下肢无力症状，保守治疗效果不佳，符合经皮内固定治疗的手术指征。

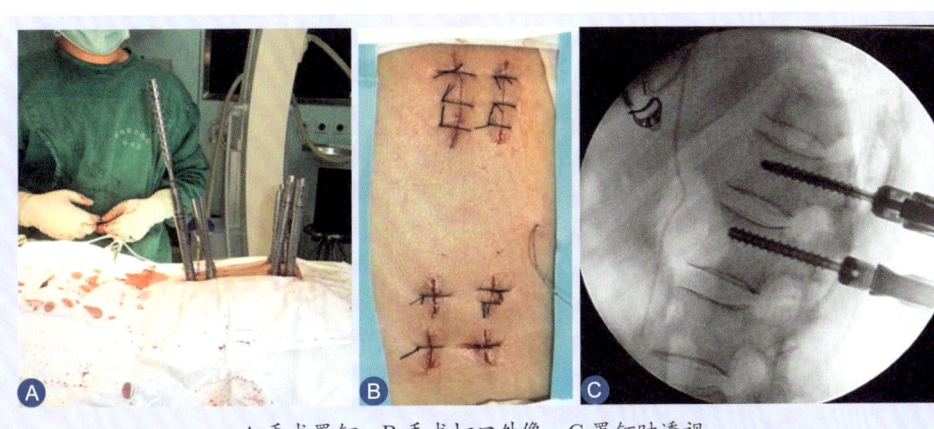

A.手术置钉;B.手术切口外像;C.置钉时透视。

图1-3-49 经皮内固定治疗(2015年5月)

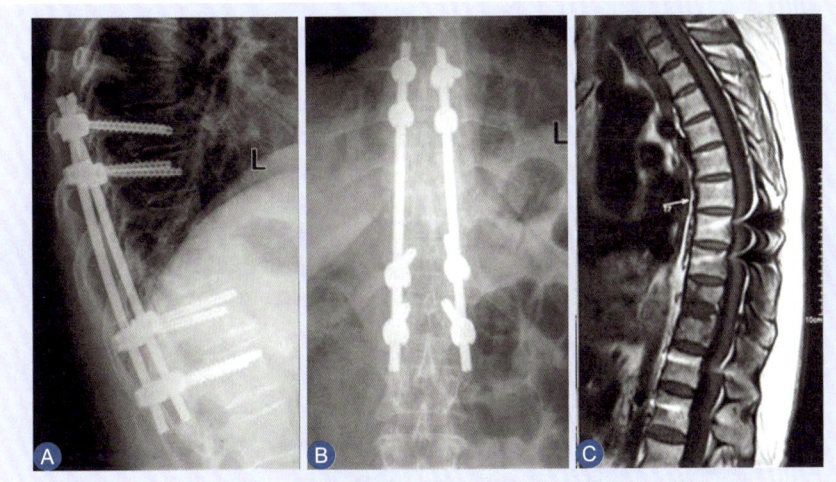

A.侧位X线片;B.正位X线片;C.MRI矢状位。

图1-3-50 术后4年复查X线片和MRI

※【术前计划与手术技巧】

患者椎体破坏,椎旁有脓肿,脊髓受压,选取原发病灶椎间隙行穿刺置管冲洗引流,同时行经皮内固定手术。

※【讨论与思考】

为了减轻患者椎体破坏导致的脊柱不稳,需要行经皮内固定治疗。与传统的开放植骨融合内固定手术相比,该手术具有创伤小、恢复快等优点,同时降低了感染和术后复发的风险。因为该患者有椎旁脓肿形成,所以经皮内固定手术与穿刺置管引流同时完成,不存在先后次序问题。对于脓肿进入椎管压迫神经、因感染侵蚀脊椎而发生脊柱不稳的患者,保守治疗无效后可以行经皮内固定治疗,同时配合局部置管化疗。

(术者:张西峰)

(整理:步荣强 袁 恒)

病例13 小开窗联合局部置管引流治疗胸椎结核

※【病例简介】

基本信息:患者,男性,25岁。

主诉:腰痛8个月,双下肢活动受限2个月。

病史:2013年8月患者出现腰背疼痛,就诊当地医院,CT检查提示脊柱结核,未予以特殊治疗。2014年1月底患者症状加重,出现双下肢功能障碍,无法正常下床活动。2014年3月患者双下肢麻木无力症状加重,大便次数减少,排尿未见明显异常。

查体:脊柱后凸畸形,胸腰段棘突及椎旁压痛、叩击痛阳性,双侧自脐以下麻木伴感觉减退,双下肢肌力明显减退为3~4级,大便次数减少。双侧病理征阳性。

辅助检查:术前X线片检查显示$T_{9\sim10}$椎间隙破坏消失;术前CT及MRI检查显示椎体周围脓肿,向后方椎管内压迫硬膜囊明显(图1-3-51,图1-3-52)。红细胞沉降率20 mm/h、C反应蛋白1.5 mg/dL↑、结合胆红素17.77 μmol/L↑、总胆红素35.9 μmol/L↑、高密度脂蛋白胆固醇0.97 mmol/L↓。

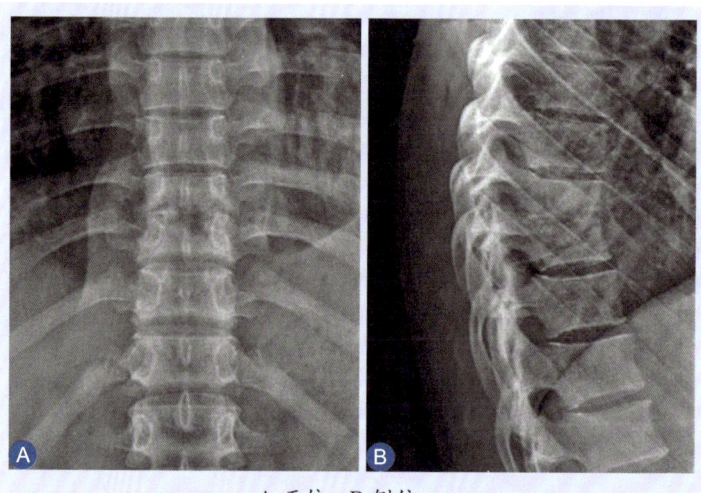

A.正位;B.侧位。

图1-3-51 术前X线片检查

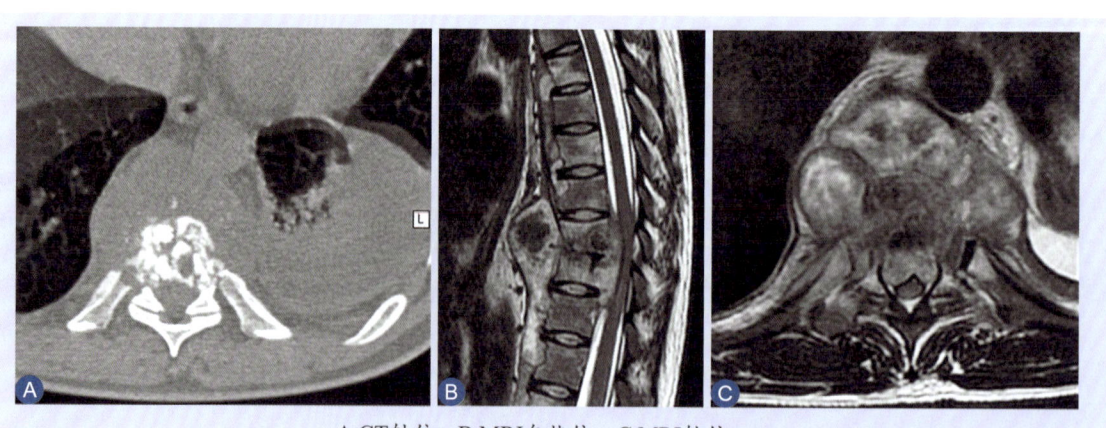

A.CT轴位;B.MRI矢状位;C.MRI轴位。

图1-3-52 术前MRI及CT检查

※【手术指征】

患者双下肢无力,大小便功能障碍,症状逐渐加重。

※【治疗过程与手术技巧】

局部麻醉下行胸椎$T_{9\sim10}$小开窗减压手术,后路经椎板间隙清除死骨及脓肿,术后继续置管引流冲洗治疗,早期要求患者卧床,不做内固定植骨融合(图1-3-53)。

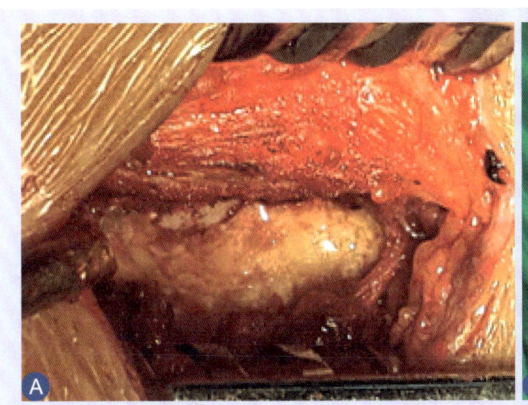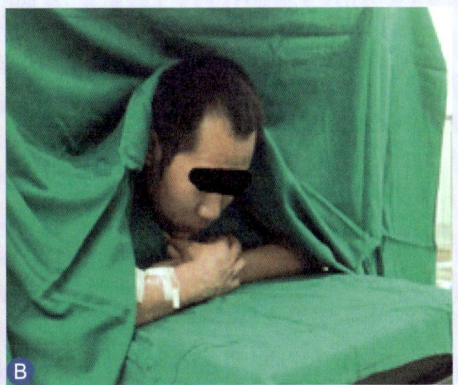

A.小切口后显示脓肿;B.手术时患者外像。

图1-3-53 胸椎$T_{9\sim10}$小开窗减压手术过程

※【术后治疗及并发症】

术后行局部置管引流,常规抗结核药物化疗(图1-3-54)。患者恢复良好,2周后出院时生活已能自理(图1-3-55)。持续冲洗20余天,冲洗液逐渐清亮后改留置推药管推药治疗,推药3个月后拔管,持续1年余口服抗结核药物,术后随访,复查X线片及CT显示$T_{9\sim10}$椎体完全融合,轻度后凸(图1-3-56)。

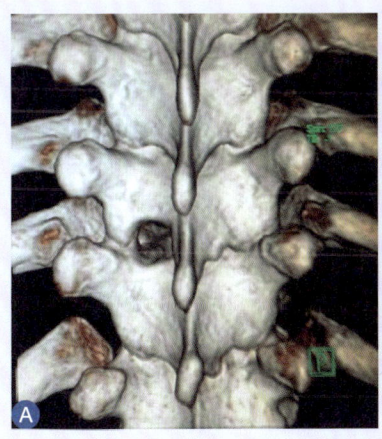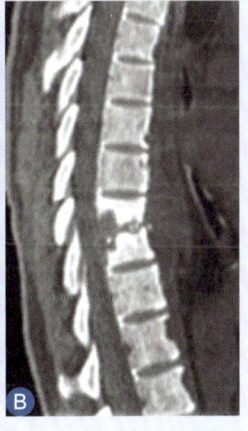

A.三维CT上见小开窗(在椎板上做的开窗切口);B.CT矢状位显示椎体破坏。

图1-3-54 术后三维CT检查

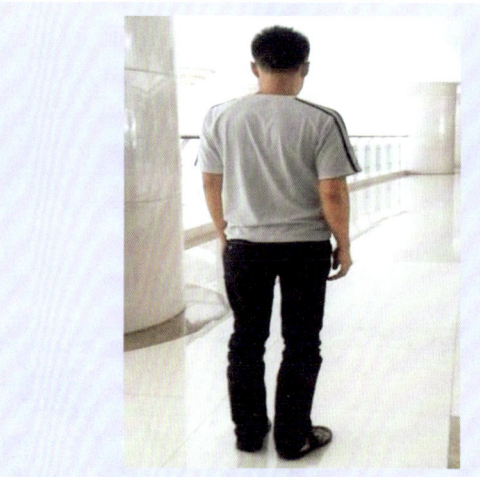

图 1-3-55 术后 2 周随访，患者生活可以自理

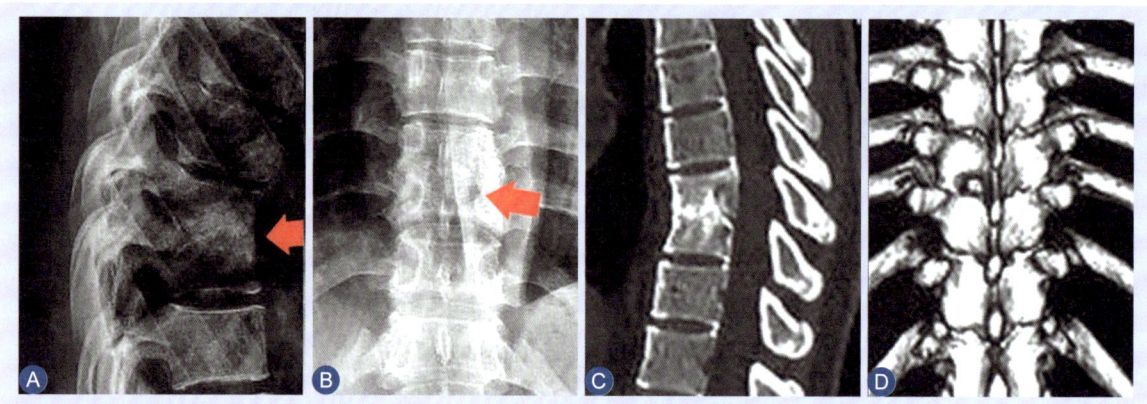

A.侧位X线片（红箭头示融合椎体）；B.正位X线片（红箭头示融合椎体）；C.CT矢状位；D.三维CT冠状位。

图 1-3-56 术后 1 年 3 个月复查 X 线片和 CT

※【讨论与思考】

椎管内有明显脓肿形成时，及时的脊髓神经减压非常重要，早期的单纯置管冲洗微创治疗方法对于椎管内脓肿的效果不确切，而且需要的时间较长，相对于传统胸椎结核的手术方式来说，后路小开窗相对简单，组织暴露少，可在直视下清除椎管内死骨及脓肿，解除脊髓及神经受压，术后并发症较少。所以，面对这类患者时，术前应仔细评估，尽量选择微侵袭的策略，尽可能不选择开放手术植骨融合、椎弓根螺钉固定。脊柱结核治疗过程漫长，应尽可能减少对患者的创伤。

（术者：张西峰）

（整理：步荣强　张泽华）

病例14 胸椎结核使用腹部血管滤网抗凝状态下的微创手术治疗

※【病例简介】

基本信息：患者，男性，21岁。

主诉：腰背僵硬伴夜间盗汗8个月。

病史：2009年2月患者因发热、盗汗、乏力被确诊为肺结核、胸椎结核，进行抗结核、保肝等治疗；2009年3月经腰穿等检查确诊为结核性脑膜炎、双肺弥漫性粟粒性肺结核、胸椎结核伴椎旁寒性脓肿，经抗结核对症治疗后脑部、肺部症状得到控制，但胸椎结核无好转。遂于2009年11月就诊于我院。

既往史：2009年4月22日因右下肢静脉血栓在外院给予下腔静脉滤器置入，术后长期口服华法林。

查体：胸背部压痛，翻身困难，四肢活动正常，双下肢无牵拉痛，肌力、肌张力正常，生理反射存在，病理征阴性。

辅助检查：入院时CT检查显示$T_{7\sim 8}$椎体破坏严重，伴椎旁流注脓肿（图1-3-57）。

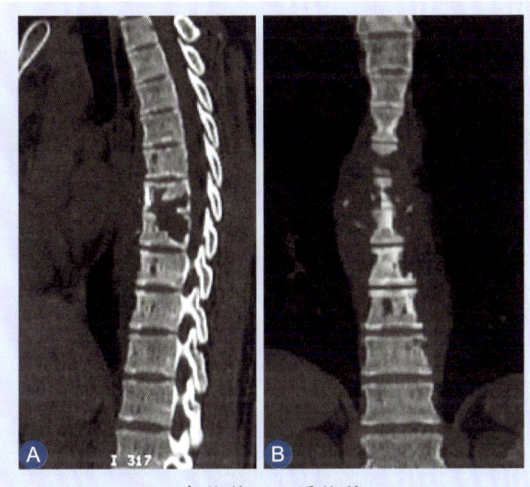

A.矢状位；B.冠状位。

图1-3-57 入院时CT检查

※【手术指征】

患者胸椎破坏较重，经过一段时间治疗症状无改善，椎旁流注形成巨大脓肿。长期口服抗凝药有手术禁忌证。

※【术前计划与手术技巧】

微创穿刺手术创伤较小，仅是穿刺建立脓肿引流冲洗通道，如穿刺过程中出血多则及时停止手术。

※【术后治疗及并发症】

穿刺过程无异常出血，术后第1天伤口渗血较重，引流袋内引流血性液体约300 mL，应用止血药等治疗后好转，继续灌注冲洗治疗。冲洗20余天后改为留置推药管推药3个月治疗，术后随访，复查胸椎CT显示椎体病变部位已融合，患者已痊愈（图1-3-58）。

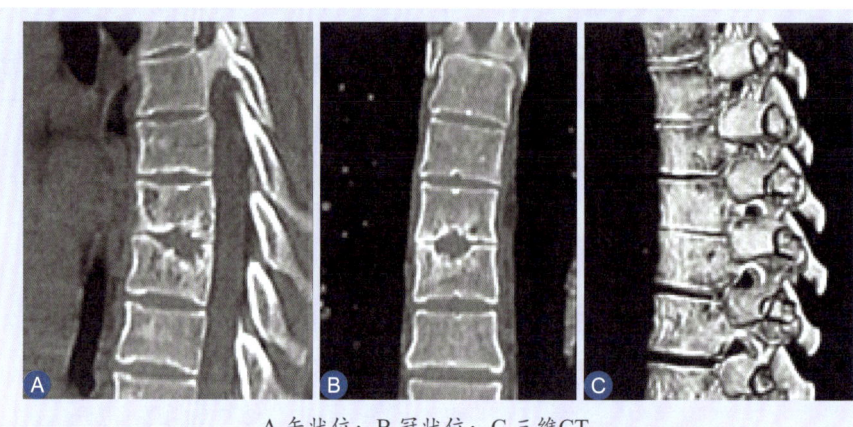

A.矢状位;B.冠状位;C.三维CT。
图1-3-58 术后复查胸椎CT(2011年6月27日)

※【讨论与思考】

该患者由于长期卧床,下肢形成血栓风险仍较高,且近期不能去除滤网停止抗凝治疗,若行传统开放手术存在极大的风险。患者胸椎破坏较重,椎旁流注巨大脓肿,我们采取微创置管注药的办法很好地解决了患者的问题,又避免了开放手术的风险。

微创手术对患者全身情况要求低,手术适应证更宽。微创方法治疗脊柱结核的手术方式应用灵活,拓展了外科方法治疗脊柱结核的手术适应证。无论微创手术还是传统手术,其目的均是一样的,即用最小的创伤方法治愈患者的脊柱结核病灶。因此有必要在新的认识理念下,达成统一的治疗原则。

(术者:张西峰)

(整理:步荣强 袁 恒)

病例15 微创技术治疗胸椎结核内固定术后复发伴窦道形成

※【病例简介】

基本信息:患者,男性,23岁。

主诉:胸椎结核术后半年,切口破溃流脓1个月。

病史:患者于2009年7月13日在当地医院行$T_{12} \sim L_1$椎体结核伴椎旁脓肿病灶清除+植骨+内固定术,术后给予抗感染、抗结核等对症治疗。2009年12月患者出现手术切口部分破溃,于当地诊所采取换药等处理后不见好转,遂于我院就诊。

查体:右侧手术切口部分破溃、渗液。脊柱及四肢活动好,双下肢肌力、肌张力正常,生理反射存在,病理征阴性。

辅助检查:MRI显示$T_{11 \sim 12}$椎体及椎间隙混杂信号影,椎间盘破坏,可见椎旁脓肿影,考虑椎体结核(图1-3-59)。外院内固定术后,复查CT显示椎间融合不良,虫蚀状破坏,取出许多坏死肉芽组织,窦道形成(图1-3-60~图1-3-62)。

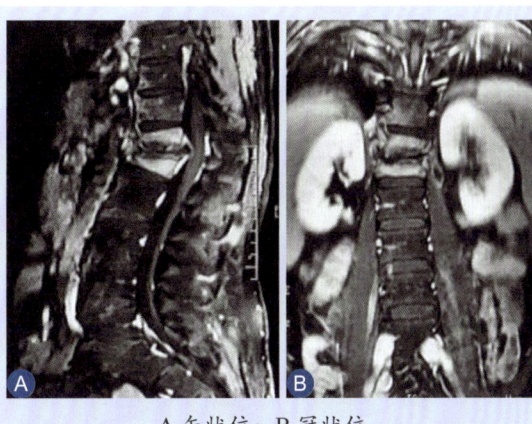

A.矢状位；B.冠状位。

图1-3-59 MRI检查

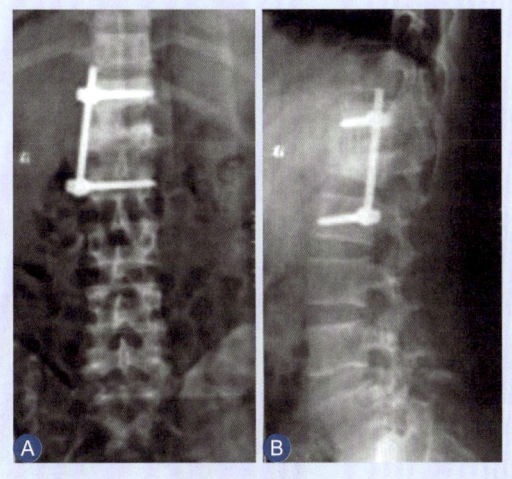

A.正位；B.侧位。

图1-3-60 外院内固定术后X线片检查

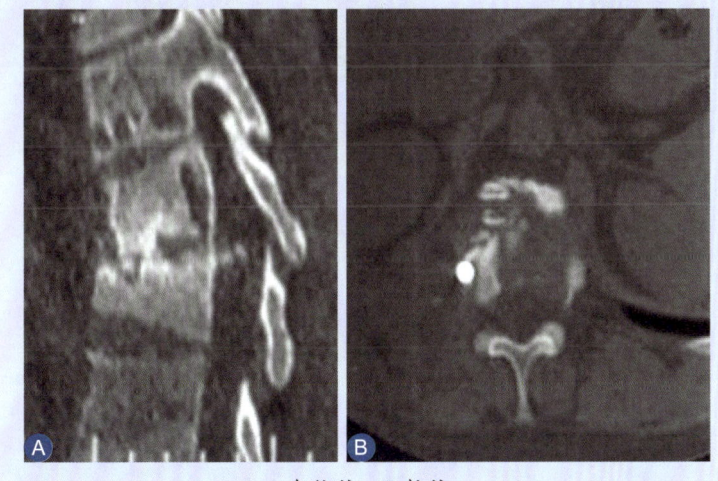

A.矢状位；B.轴位。

图1-3-61 外院内固定术后复查CT

※【手术指征】

患者诊断明确，内固定术后4个月手术切口破溃流脓，经久不愈。结核病变仍处于活动期，应行再次手术处理。

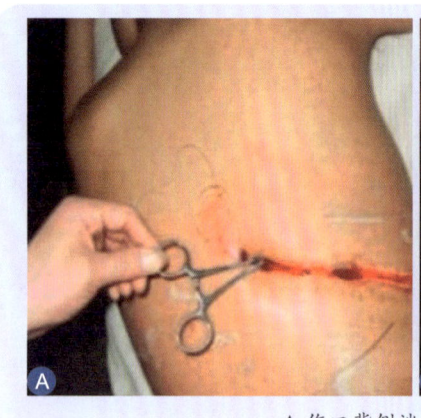 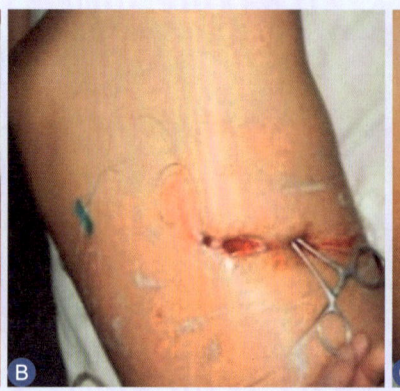 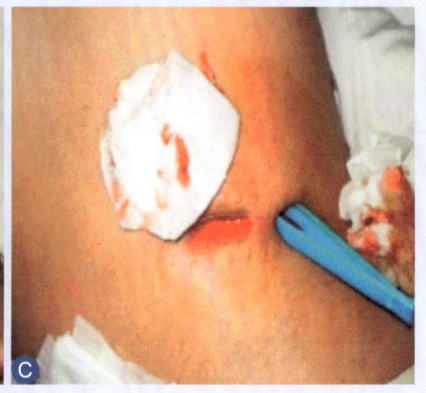

A.伤口背侧端探入；B.伤口中段窦道探入；C.伤口内取出坏死物。

图1-3-62　入院后探测原手术切口窦道

※【术前计划与手术技巧】

开放术后窦道形成，拟行补救手术处理，目前内固定未失效，椎旁手术区域内无较大脓肿，如再次开放手术并不能达到彻底清创的目的，术后窦道仍无法好转。选取病灶椎间隙穿刺置管，局部强化化疗，控制感染病灶；窦道伤口定期换药，保持窦道口引流通畅。由于椎体破坏、神经根孔变窄，穿刺过程中应注意避开出口神经根，避免引起神经损伤。该患者经微创治疗后痊愈（图1-3-63~图1-3-65）。

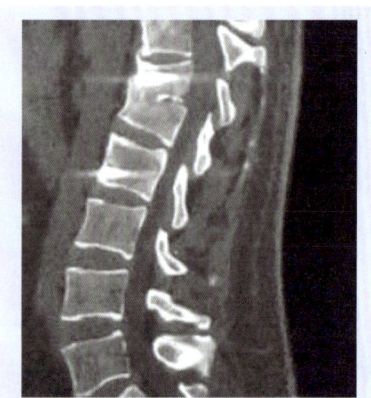

图1-3-63　微创手术前复查CT

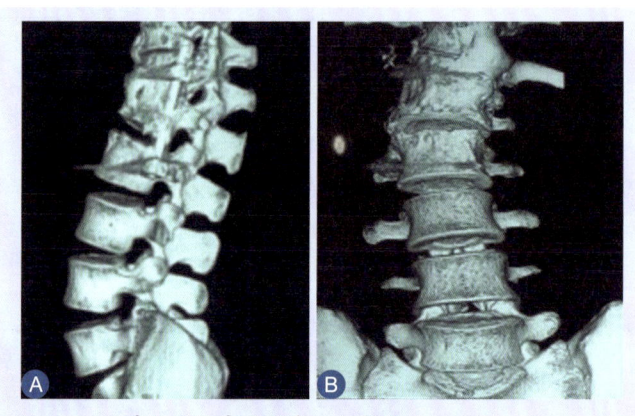

病灶已经完全融合；A.侧位；B.正位。

图1-3-64　微创手术7年后复查三维CT

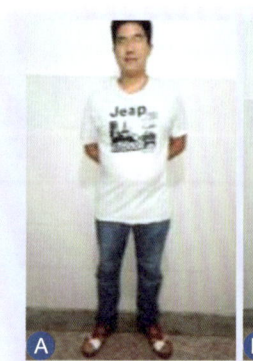 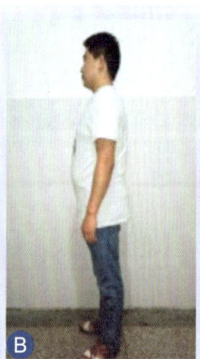 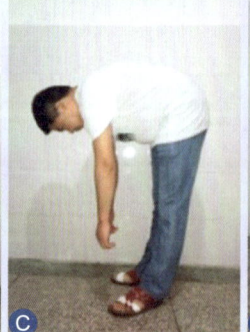 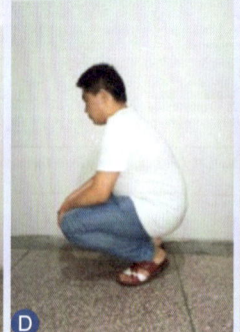 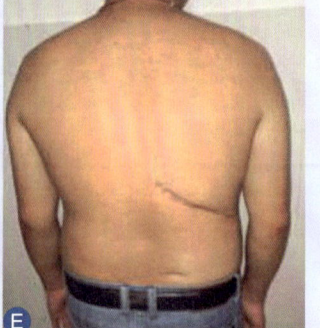

A.正面站立位外像；B.侧立位外像；C.弯腰活动度外像；D.下蹲外像；E.后背观正位像，切口愈合良好。

图1-3-65　微创手术7年后复查外像

※【术后治疗及并发症】

术后患者卧床，静脉给予3~5天抗生素预防感染，同时口服抗结核药物进行全身化疗，留置管内给予抗结核药物局部化疗，以提高病灶内局部药物浓度。脊柱结核分枝杆菌感染患者，注意并发结核性脑膜炎的可能性。窦道伤口定期换药，保持窦道引流通畅，上位病椎内有内固定螺钉，椎体破坏加重有累及内固定，以及内固定失效的风险，注意指导患者卧床休息，避免过多下床活动。

※【讨论与思考】

患者胸椎结核诊断明确，第1次治疗时外院采取开放手术清除结核病灶及椎旁脓肿并内固定融合，创伤大，效果差，术后又出现结核复发，伤口局部有窦道形成。本次入院后，我们采取微创技术局部用药，最后取得了良好的效果，且随访7年，结核病灶仍无复发的迹象。本例患者的成功治愈不禁让我们反思，对于脊柱结核一味采取开放手术的策略是否可取？将结核病灶像肿瘤一样彻底切除的理念是否正确？显然，我们的理念需要更新，以更好地服务患者。

（术者：张西峰）

（整理：霍志才　步荣强　张泽华　张嘉靖）

病例16　脊柱结核多次开放手术后复发并窦道形成的微创治疗

※【病例简介】

基本信息：患者，女性，19岁。

主诉：胸腰椎结核术后4年，窦道形成1个月。

病史：患者于2004年3月出现腰背痛，右下腹部软组织包块，右下肢无力、肿胀、麻木，当地乡镇卫生院B超检查考虑腹部小脓肿，给予脓肿切开引流1月余，切口长期不愈合形成窦道。2004年7月在当地县医院行腰椎CT检查发现腰椎骨质破坏，诊断为腰椎结核，给予腰椎病灶清创及腹部窦道清除手术。术后开始口服抗结核药物，切口愈合良好。2004年12月右下腹部再次出现小脓肿；2005年2月就诊于某三甲医院，再次行腰椎结核病灶清创及腹部脓肿切开引流术；2005年12月右下腹部小脓肿再次出现，脊柱MRI检查发现胸椎出现新发病灶，并伴有椎旁脓肿；2006年1月于同一医院行右下腹结核病灶清除术及胸椎结核病灶清除植骨融合术，术后严格卧床半年；2007年4月复查各项指标正常后停服抗结核药物；2008年2月开始出现背痛，红细胞沉降率检测明显增快，遂继续口服抗结核药物；2008年3月复查脊柱MRI考虑结核复发，口服抗结核药物保守治疗3个月；2008年7月胸腰椎MRI提示$T_{9\sim12}$出现新结核病灶（图1-3-66）。再次在同一医院行胸椎结核病灶清除植骨及右下腹脓肿引流术，术后继续口服抗结核药；2008年9月底，右下腹手术切口部位出现约1 cm大小破溃伤口（图1-3-67），伴有淡黄色渗出物流出，经久不愈合。为进一步治疗来我院就诊。

查体：右下腹手术切口部位窦道形成，可见分泌物，胸腰段椎体椎旁压痛明显，疼痛未向双下肢放射，双下肢皮肤感觉无减退，腰椎活动度降低。

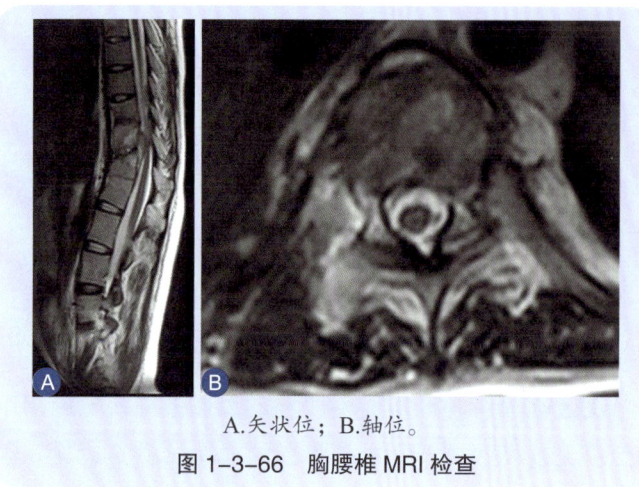

A.矢状位；B.轴位。

图 1-3-66　胸腰椎 MRI 检查

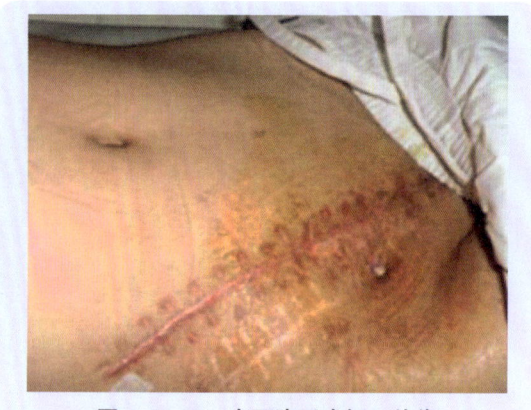

图 1-3-67　右下腹手术切口外像

※【手术指征】

多次开放手术后窦道形成，影像学检查显示胸腰段病灶破坏，椎旁脓肿，腹部窦道形成迁延不愈，腰椎病灶椎体已经融合平稳，需对胸腰段病灶进行处理治疗。由于再次开放清创手术风险较大，而且患者体弱无法再次耐受开放手术，故选取病灶穿刺置管冲洗推药联合全身抗结核治疗。

※【术前计划与手术技巧】

患者胸腰段结核病灶多次手术处理后形成窦道，原发病灶的处理和通畅引流是微创治疗的重点，微创穿刺一定要到达原发病灶，确保药物能达到病灶内死骨部位，术中尽量冲洗引流脓液，避免术后引流堵塞不畅，穿刺避免伤及椎管内及周围脏器。

※ 治疗过程

给予患者病灶穿刺灌注冲洗+持续推药+全身抗结核药物治疗（图1-3-68，图1-3-69），监测红细胞沉降率、肝肾功能，伤口及时换药，最后患者痊愈。

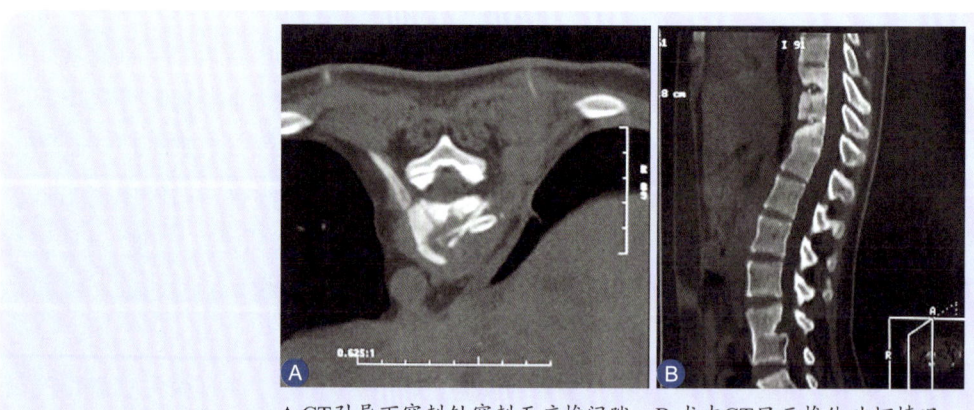

A.CT引导下穿刺针穿刺至病椎间隙；B.术中CT显示椎体破坏情况。

图 1-3-68　术中 CT 穿刺定位（2008 年 11 月 24 日）

※【术后治疗及并发症】

患者有多次手术史，术后应预防继发感染，积极规范全程抗结核治疗及伤口护理，保持引流脓肿的管道通畅，出现坏死物堵塞，需进一步疏通，定期给予伤口窦道换药处理。初期引流管中使用1000～2000 mL/d配异烟肼的氯化钠溶液持续冲洗，坏死物减少后可适当减量，患者病程较长，可适当延长冲洗时间，冲洗引流管拔除的指征为冲洗液清亮，伤口局部无炎性现象。停止冲洗后进行单腔管局部化疗，局部化疗的药物为异烟肼、阿米卡星、链霉素等，每根管1~2次/日，最长为3~4个月。定期复查伤口愈合良好（图1-3-70~图1-3-72）

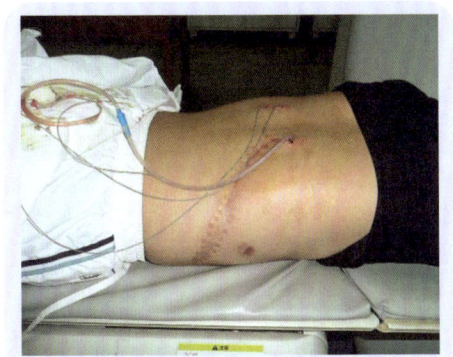

图1-3-69 微创置管术后患者背侧留置管

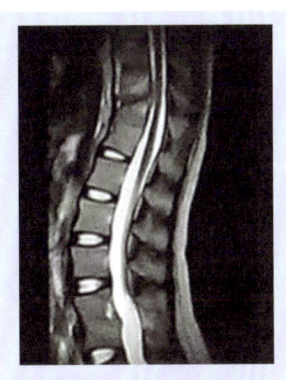

$T_{9~12}$及$L_{4~5}$结核病灶稳定。

图1-3-70 微创置管术后4个月复查MRI（2009年4月10日）

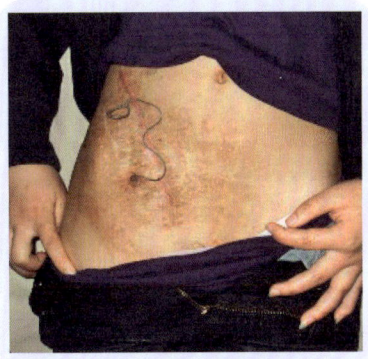

图1-3-71 微创置管术后4个月患者腹部引流管

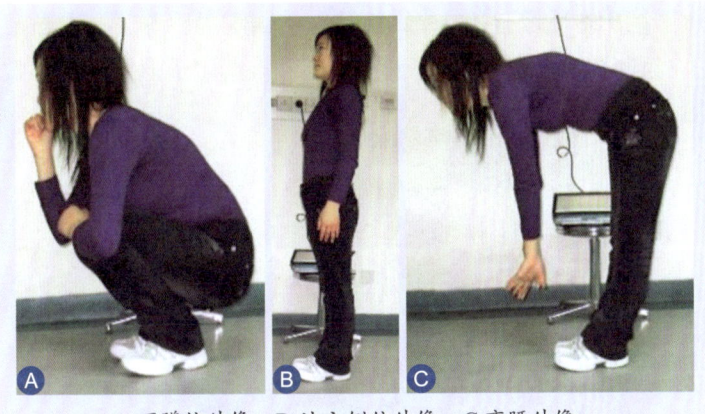

A.下蹲位外像；B.站立侧位外像；C.弯腰外像。

图1-3-72 微创置管术后4个月患者脊柱功能活动的外像

※【讨论与思考】

该患者年龄偏小，病史数年，胸腰椎结核伴有椎旁脓肿、盆腔脓肿，经过多次开放手术治疗，结核自始至终未得到控制，并有窦道形成，且多次手术花费巨大，使患者失去上学的机会，给幼小的心灵带来难以磨灭的创伤。患者多次开放手术的经历从侧面证明了结核病灶是不能够完全切除干净的，盲目开放手术治疗并不能解决问题；而微创治疗技术在多椎体脊柱结核治疗中体现了创伤小、费用低、疗效好的特点，对于身体条件、经济条件较差的患者来说是最佳的选择。试想如果患者一开始就采用微创方法治疗，生活质量可能会大大提高。

对于病程较短的脊柱结核，微创术后限制患者活动。对于陈旧性脊柱结核，患者脊柱已经稳定，如果未出现脊柱疼痛，不强求患者卧床，在保护好冲洗管的前提下，可以适度活动。另外，术后早期下床活动，可以避免因长期卧床导致的下肢静脉血栓、坠积性肺炎、直立性低血压、压疮及置管后局部皮肤炎性反应的发生。

（术者：张西峰）

（整理：霍志才　步荣强　张泽华　张嘉靖）

病例17 $T_6 \sim L_5$ 结核开放术后伤口破溃微创补救治疗

※【病例简介】

基本信息：患者，男性，32岁。

主诉：胸椎术后半个月窦道形成。

病史：2年前患者出现胸背部疼痛，3个月前胸背部疼痛逐渐加重，下肢足底麻木，不能正常行走，翻身活动困难，MRI检查$T_6 \sim L_5$椎体不同程度破坏，在外院行病灶切开清创内固定手术后下肢症状改善，仍有麻木。术后半个月伤口两端破溃流脓。

查体：切口两端窦道形成，胸背部轻压痛，叩击痛阴性，双侧足底针刺觉减弱；双下肢肌张力略增高，双侧股四头肌、臀中肌肌力4级，双侧胫前肌、腓骨肌、小腿三头肌肌力4级，拾物试验阳性，右侧膝腱反射、跟腱反射亢进，双侧踝阵挛阳性，双侧巴宾斯基征阳性。

辅助检查：治疗前胸椎X线片显示胸椎生理曲度变直，椎间隙变窄，部分骨质破坏（图1-3-73）；MRI显示胸椎、腰椎多节段椎体异常信号改变，椎旁显示明显脓肿信号，胸腰段神经受压（图1-3-74）；患者在外院行病灶切开清创内固定手术后复查X线片见胸腰段内固定术后改变，内固定未见明显松动，植入钛网位置良好（图1-3-75）；到我院检查时显示背部伤口两端破溃窦道形成，局部敷料上显示大量脓性渗出

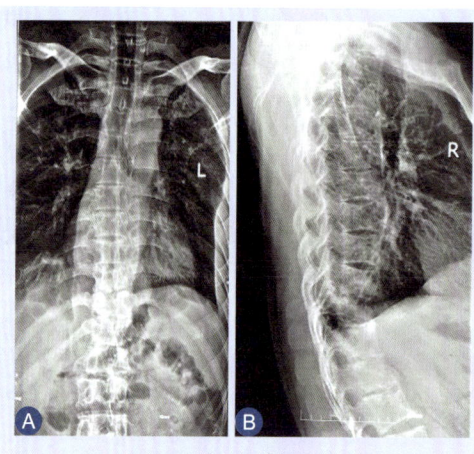

A.正位；B.侧位。

图1-3-73 治疗前胸椎X线片检查（2019年3月15日）

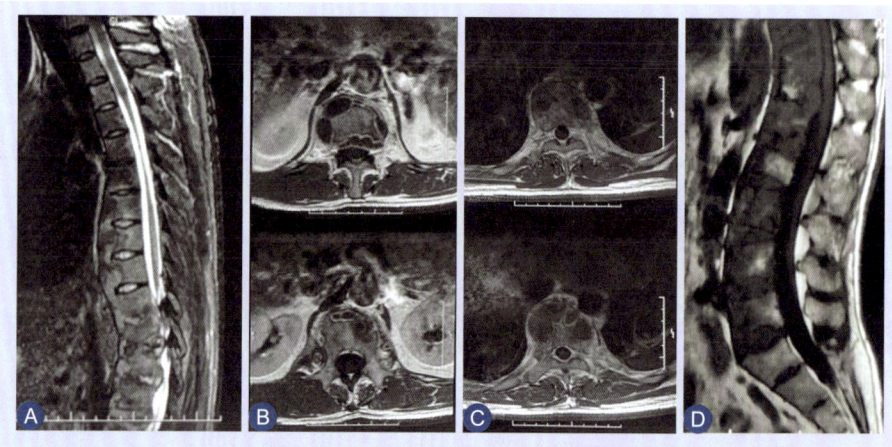

A.胸椎矢状位；B.胸椎水平位；C.腰椎矢状位。

图1-3-74 治疗前胸椎MRI检查（2019年3月）

物，胸腰段X线片显示内固定位置良好，无明显松动（图1-3-76）；CT检查显示内固定螺钉及钛网位置尚可（图1-3-77）；MRI检查见椎体周围脓肿、皮下脓肿至窦道（图1-3-78）；胸部CT检查显示左侧胸膜腔积液，左肺萎缩（图1-3-79）。

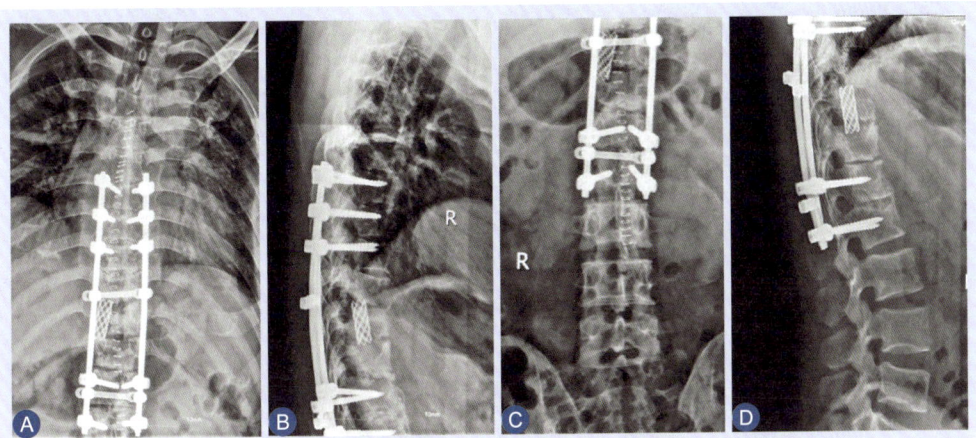

A.胸椎正位；B.胸椎侧位；C.腰椎正位；D.腰椎侧位。

图1-3-75 外院行病灶切开清创内固定手术后复查X线片（2019年4月17日）

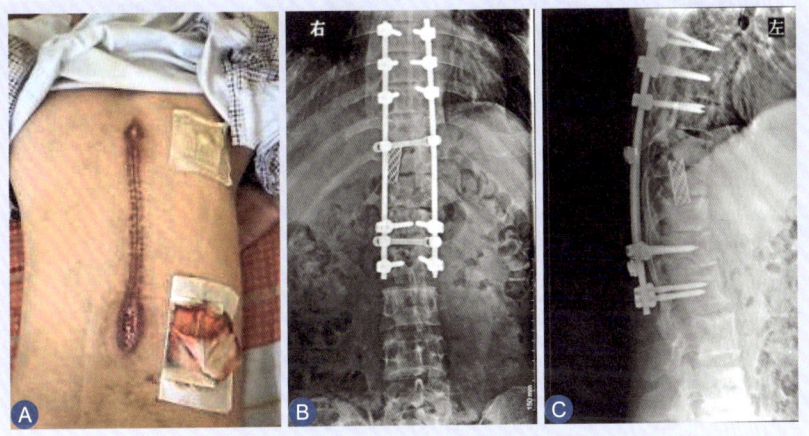

A.伤口破溃窦道外像；B.正位；C.侧位。

图1-3-76 我院X线片检查（2019年5月22日）

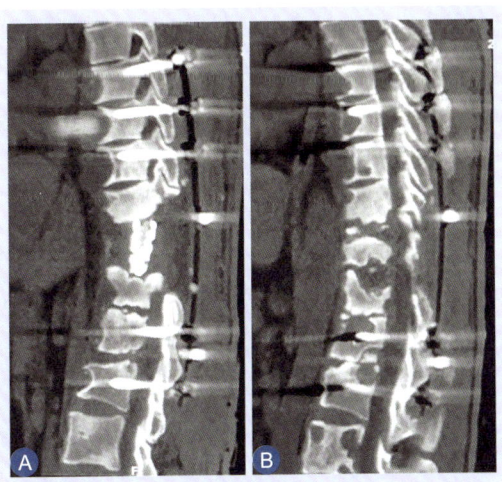

A.钛网位置；B.椎体破损及内固定螺钉位置。

图1-3-77 我院CT检查（2019年5月22日）

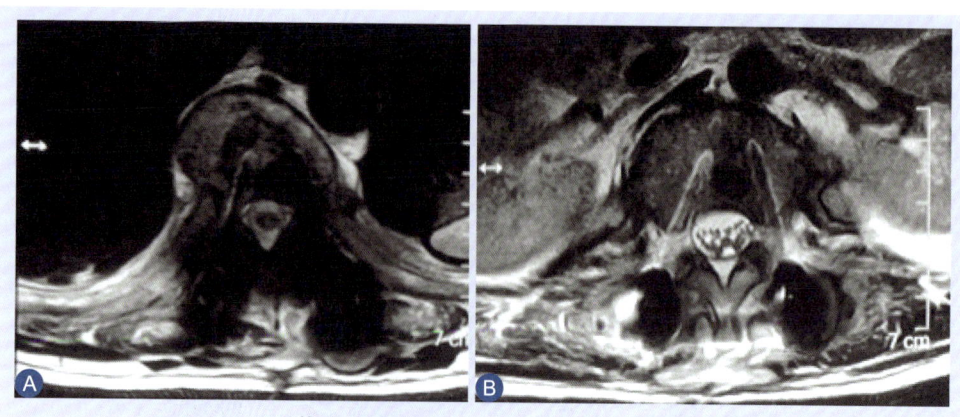

A.椎体周围脓肿;B.椎体后方皮下脓肿。

图1-3-78 我院MRI检查(2019年5月22日)

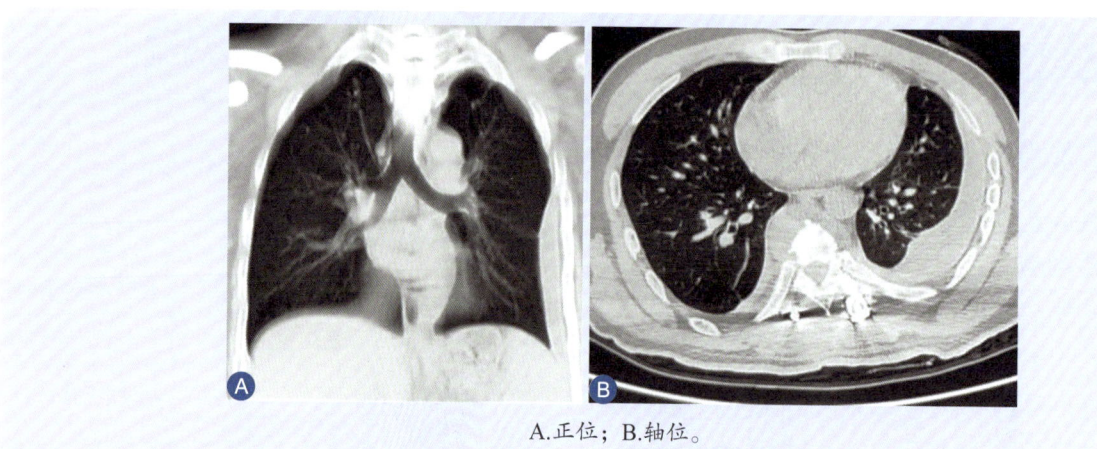

A.正位;B.轴位。

图1-3-79 我院胸部CT检查(2019年5月28日)

※【手术指征】

患者诊断明确,手术后半个月出现伤口破溃,腰背部疼痛症状明显,原有结核感染病情未能得到有效控制,再次手术治疗指征明确。

※【术前计划与手术技巧】

患者手术治疗时间不长,且手术创伤较大,应尽可能保留内固定治疗,目前伤口窦道形成,影像学检查显示病变部位无巨大脓肿,病情未得到有效控制前应尽可能保证引流通畅,多发椎体不同程度破坏,但病情最严重部位为钛网植入周围,微创治疗局部用药重点应为钛网周围,胸腔积液形成考虑与手术有关,应给予密切观察处理。

※【治疗过程】

2019年6月28日在CT引导下进行病灶穿刺置管推药治疗(图1-3-80),窦道伤口持续换药处理,注意保持窦道脓肿引流通畅,避免局部皮肤过早闭合,造成引流不畅。进一步复查腰椎MRI显示腰椎病灶稳定,双侧腰大肌内见巨大脓肿(图1-3-81),2019年7月3日在CT引导下行双侧腰大肌脓肿穿刺引流置管冲洗治疗(图1-3-82)。病情逐步得到控制。

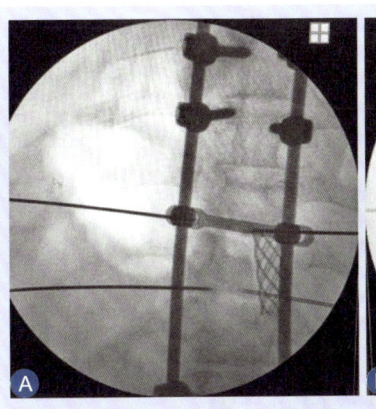
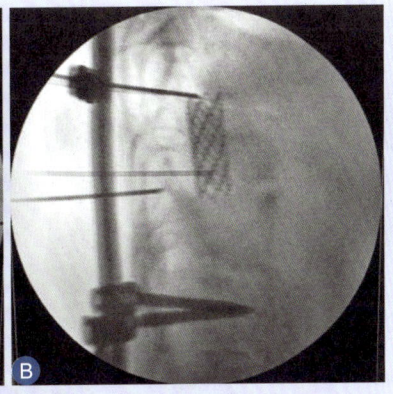

A.正位透视；B.侧位透视。

图1-3-80　穿刺时透视穿刺针位置

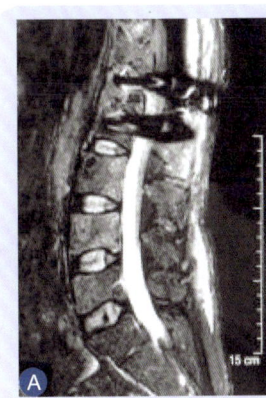
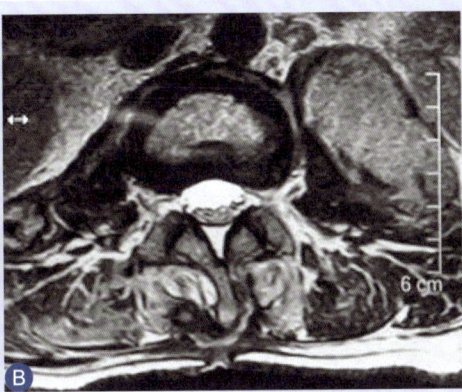
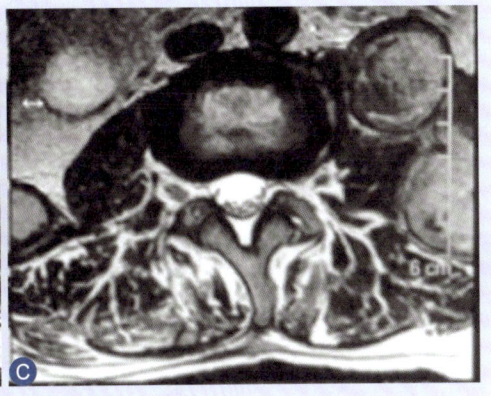

A.矢状位；B.轴位显示左侧腰大肌脓肿；C.轴位显示右侧腰大肌脓肿。

图1-3-81　复查腰椎MRI（2019年6月28日）

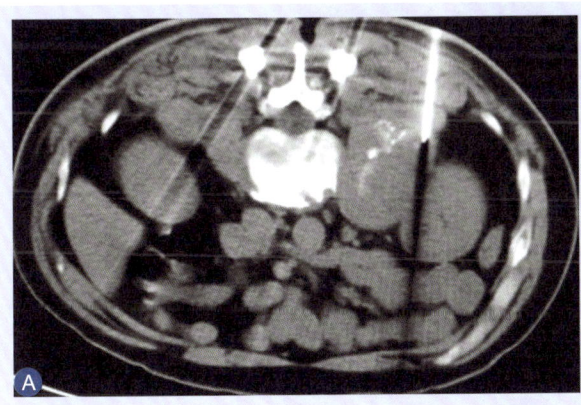
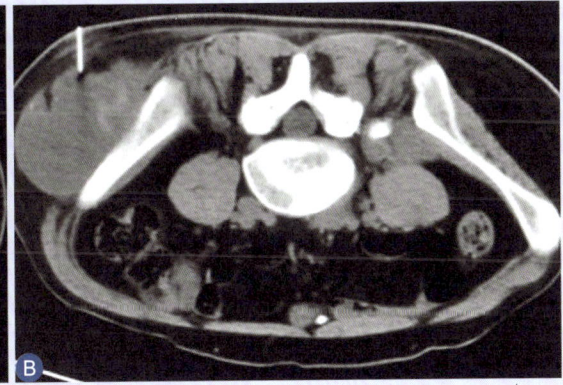

A.右侧脓肿穿刺；B.左侧脓肿穿刺。

图1-3-82　在CT引导下穿刺引流置管冲洗治疗（2019年7月3日）

※【术后治疗及并发症】

术后置管局部给药，伤口定期换药，病情逐步得到控制，患者恢复正常生活（图1-3-83，图1-3-84）。

※【讨论与思考】

此例患者病情相对复杂，治疗困难。原发病时已经出现了下肢功能障碍，神经受损是目前外科治疗脊椎结核的绝对适应证，手术虽然解除了神经的压迫，但对结核病灶的控制并未达到预期，再次治疗

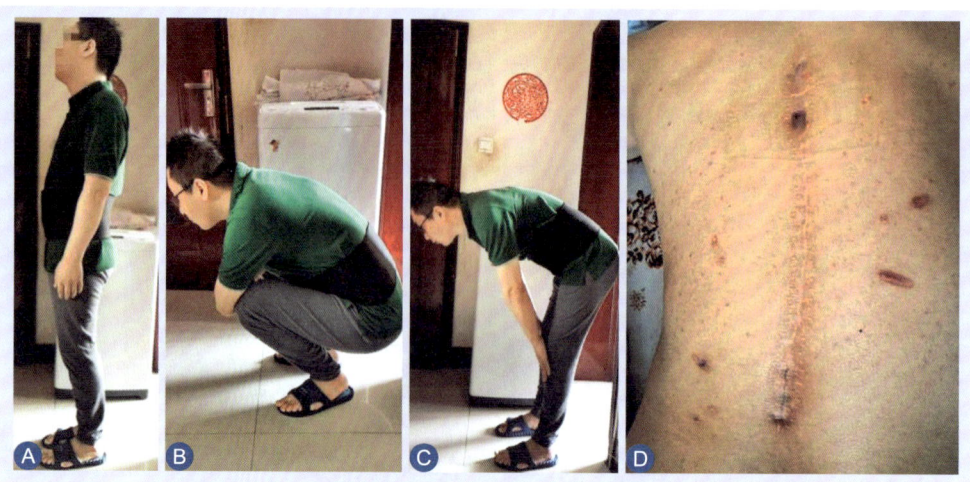

A.站立位外像；B.下蹲外像；C.弯腰活动外像；D.伤口愈合良好，腰背部活动功能良好。

图1-3-83 置管局部用药近6个月（2020年2月18日）

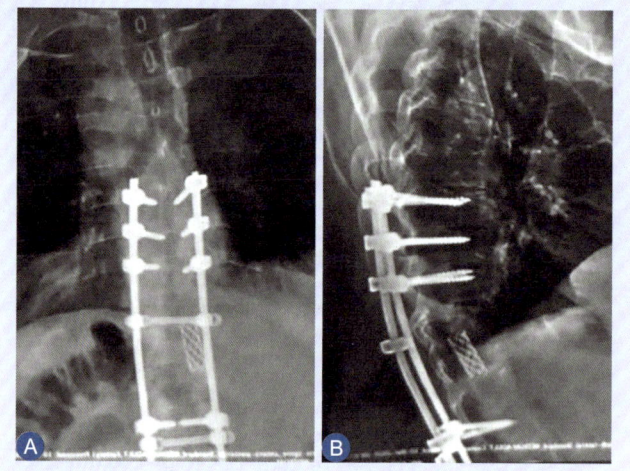

A.胸椎正位；B.胸椎侧位，显示椎弓根螺钉及植入钛网位置良好，无明显松动。

图1-3-84 复查X线片（2020年3月10日）

变得非常困难，目前患者术后时间尚短，局部无明显脓肿，与开放翻修手术相比，用微创的方法处理病灶，应是相对理想的处理方式。

微创治疗的主要理念是提高局部药物浓度，更好地发挥药物抗结核的治疗作用，由于患者窦道形成，局部挤压引流尚通畅，可给予局部药物推注冲洗窦道及持续引流脓肿治疗，在局部用药过程中，注意控制抗结核药物使用总量，同时给予适当的配比盐水稀释，目的是更好地将脓肿冲洗引流。患者虽存在多节段椎体不同程度破坏，但主要的病变区域是钛网周围，应先给予局部治疗，提高钛网周围药物浓度，防止局部骨质破坏加重，引起钛网失效，远期也需重点观察内固定的稳定性。患者肺部萎缩，局部胸腔积液，考虑为手术后引起，目前无特殊不适，可暂时给予观察治疗，定期复查，必要时行穿刺引流处理。

经过一段时间治疗，对患者复查，结果提示双侧腰大肌脓肿形成，给予及时置管灌注冲洗引流处理，引流液清亮后拔除引流管，该患者局部用药近6个月，病情才逐步得到控制。术后感染控制不佳的病例治疗起来相对较困难，部分患者甚至需要反复多次手术治疗，治疗前应告知患者需有长期治疗的心理预期。

（术者：张西峰）

（整理：步荣强 李子超 张嘉靖）

病例18 胸椎结核伴截瘫减压术后死亡

※【病例简介】

基本信息：患者，女性，58岁。

主诉：胸背痛5个月，双下肢不能活动4天。

病史：患者于2004年3月出现胸背痛，2004年7月26日，以"胸椎结核合并不全瘫"收住院，经穿刺活检查出抗酸杆菌，确诊脊柱结核。给予口服抗结核药物治疗，在家治疗过程中患者因为服药后腹痛，自行停药，未坚持继续用药。4天前患者感觉小便困难，大便次数增多，双下肢不能活动，感觉障碍，在当地医院给予留置导尿管处理。2004年9月6日再次住我院治疗。

查体：脊柱胸段后凸，活动明显受限。$T_{8\sim11}$节段棘突压痛、叩击痛阳性，未向双下肢放射，双下肢无畸形，髋关节、膝关节被动活动正常。双下肢诸肌群肌力0级，腹部脐以上感觉正常，腹壁反射存在，脐以下感觉有减退，但在腹股沟区和双侧大转子处以下感觉明显减退，下肢皮肤感觉麻木，有疼痛感觉，两点辨别觉减退，双足足趾有感觉但是不能区分出相关足趾，双侧膝跳反射消失，跟腱反射消失，双侧巴宾斯基征阳性，双侧踝阵挛阳性。肛门收缩反射消失。肛门外口松弛。余无特殊。

辅助检查：①实验室检查：血清总蛋白19 mg/dL（低蛋白血症）。②穿刺活检后病理检查（2004年8月3日）：$T_{9\sim10}$骨肉芽肿性炎，抗酸染色检出抗酸杆菌，确诊为结核。③影像学检查（2004年7月21日）：X线片显示T_9、T_{10}椎体局部破坏，$T_{9\sim10}$椎间隙变窄（图1-3-85）；胸椎CT、MRI显示$T_{9\sim10}$椎体有死骨形成，椎体后壁明显破坏（图1-3-86）；术前胸椎MRI显示$T_{9\sim10}$椎体周围有脓性信号影，椎体破坏严重，胸椎管狭窄，局部硬膜囊受到压迫（图1-3-87）。

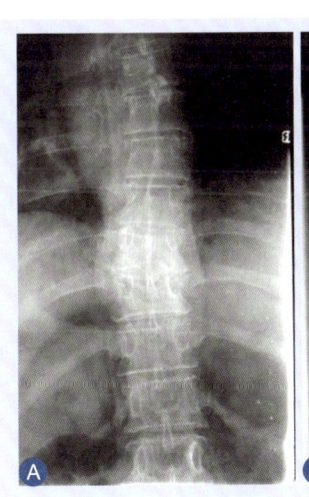
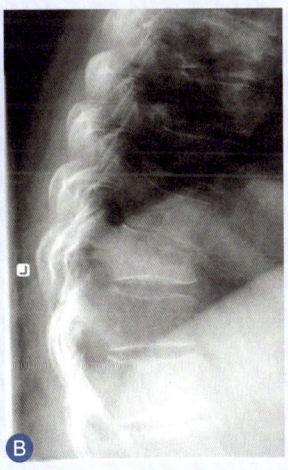

A.正位；B.侧位。

图1-3-85 X线片检查

※【手术指征】

患者合并截瘫，有神经症状，死骨脓肿较大，不易吸收。为抢救脊髓功能，拟行手术减压治疗。

※【术前计划与手术技巧】

术前计划：在全身麻醉下行$T_{9\sim10}$椎体结核伴截瘫侧后方病灶刮除植骨+后路椎弓根螺钉棒内固定术。

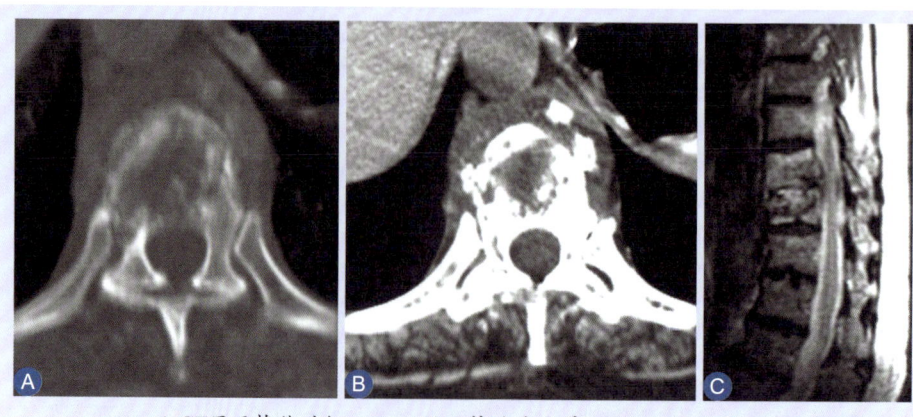

A.CT显示椎体破坏；B.CT显示椎体内死骨；C.MRI矢状位。

图1-3-86 胸椎CT、MRI检查（2004年7月21日）

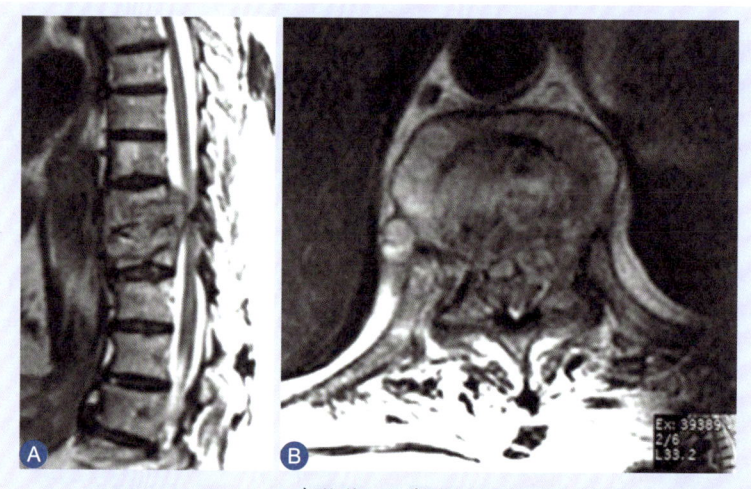

A.矢状位；B.轴位。

图1-3-87 术前胸椎MRI检查（2004年9月7日）

手术技巧：患者先取俯卧位，以T_9为中心，做后正中切口，长约25 cm。暴露T_7、T_8、T_9、T_{11}、T_{12}棘突及椎板，显露T_7、T_8、T_{11}、T_{12}上关节突与横突连线交界点并确定T_7、T_8、T_{11}、T_{12}椎弓根螺钉的进钉位置，分别以合适方向钻孔，拧入8枚椎弓根螺钉。用两根连接杆将8枚椎弓根螺钉固定，拧紧固定钉，透视显示钉、棒位置均良好。

患者取右侧卧位，切口自第9棘突旁5 cm，沿左侧第9、第10肋间，至腋中线处，长约15 cm，切开第9、第10肋骨骨膜并做骨膜下剥离，剪去第9、第10部分肋骨，做胸膜外分离，结扎T_9、T_{10}椎体前方的节段血管，显露T_9、T_{10}椎体及相应间隙的椎间盘，在C形臂X线透视下确认T_9椎体，切除$T_{9\sim10}$椎间盘，使用刮匙刮除病变组织（干酪样软性灰白色组织及死骨），彻底减压冲洗，将自体肋骨剪开置于T_9、T_{10}缺损部分。

※【术后治疗及并发症】

术后给予抗感染、抗结核、纠正低蛋白血症、补液、镇痛、镇静及输血等对症支持治疗。但并发严重低蛋白血症、呼吸困难、腹胀，于2004年10月13日转入重症监护室，给予持续心电、呼吸、脉搏、血压、血氧饱和度、中心静脉压监测。患者病情危重，大量腹水，心率166次/分，呼吸不规则，30～62次/分波动；呼吸困难，烦躁，急请麻醉科行经鼻气管插管，急给予多巴胺、去甲肾上腺素持续泵入，血压维持在65/50 mmHg。患者家属于2004年10月15日要求出院，患者出院时生命体征不平稳，家属放弃治疗，患者出院后死亡。

※【讨论与思考】

该患者最后死亡，带给我们以下几点思考。

（1）患者的术前检查有哪些不合格的项目：患者的术前检查项目中，血清总蛋白是19 mg/dL。

（2）死亡原因：患者生命的最后阶段，出现了胸腔积液、腹水、意识障碍等症状。请结核专科医院会诊考虑是结核全身扩散转移所致。

（3）如何掌握脊柱结核开放手术的时机？在术前讨论时，上级医生曾表达该患者身体情况差，患者现在可能无法耐受手术。

（4）社会因素：患者的亲属当时正在医院学习，患者从诊断"胸椎结核"到发生截瘫共3个月的时间，在这段时间内患者未遵医嘱严格卧床治疗。发生截瘫后，积极要求手术治疗，抢救脊髓功能。结果适得其反。

（5）事后诸葛亮：在患者第1次就诊时，建议患者及其家属通过局部化疗来控制病情，但未被采纳。此例患者就是在对预后有了一些错误预感后，未及时纠正，导致了不良后果。在脊柱结核大流行阶段，学术界对脊柱结核的手术时机是有定论的，如患者一般情况好、体温正常、红细胞沉降率要控制在30 mm/h以下。随着技术的提高，经验的增多，从抢救脊髓功能的观点出发，学术会议上也出现了抢救脊髓功能时适当放宽对一般情况和红细胞沉降率的限制的观点。本例患者就是在这样的影响下做出的手术时机判断。在术者800余例脊柱结核的治疗经历中，这是唯一因为手术时机把握不当导致死亡的病例，概率很小，后果惨重。

（6）再遇见类似病例该如何治疗？在第1次病灶穿刺时，病灶内即放置局部化疗用硬膜外管。一旦病例诊断为脊柱结核或者排除了脊柱肿瘤，及时进行局部化疗。患者一般情况不好，血清总蛋白低时，不要进行外科治疗。外科手术尽量选择创伤较小的方法。

（术者：张西峰）

（整理：步荣强　张　鹏　张泽华）

第四节 腰椎及腰骶段脊柱结核的微创治疗

病例19 $L_{1\sim2}$椎体结核伴腰大肌脓肿的微创外科治疗

※【病例简介】

基本信息：患者，女性，23岁。

主诉：腰部疼痛不适2年，伴右大腿疼痛不适1个月。

病史：2年前患者逐渐出现腰部疼痛，夜间加重，易疲劳。1年前患者症状开始加重，伴有高热，体温最高39 ℃。1个月前患者出现右大腿间断性疼痛、麻木，并伴低热，行CT及MRI检查显示$L_{1\sim2}$椎体结核伴右侧腰大肌巨大脓肿，考虑脊柱结核，口服抗结核药物治疗，疗效不佳，遂入我院就诊。

查体：体温37.6 ℃。L_2椎体棘突间压痛明显，叩击痛阳性，双下肢肌力、肌张力正常，生理反射存在，病理征阴性。

辅助检查：术前CT检查显示右侧椎旁巨大脓肿向盆腔流注，椎体破坏，可见死骨形成（图1-4-1）。入院前红细胞沉降率75 mm/h。

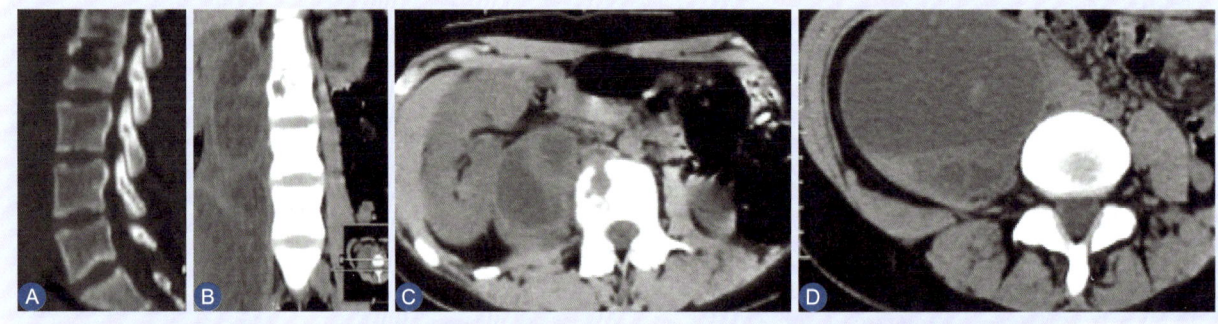

A.矢状位；B.冠状位显示椎体内死骨及椎旁脓肿；C.轴位显示椎体破坏；D.轴位显示巨大脓肿。

图1-4-1 术前CT检查（2011年5月31日）

※【手术指征】

患者就诊时发现右侧腰大肌巨大脓肿并向盆腔流注，口服抗结核药物不能使脓肿自行吸收，通过影像学检查可以明确观察到死骨的形成。拟给予椎体间病灶穿刺置管推药处理。

※【术前计划与手术技巧】

患者腰大肌脓肿巨大，椎体间破坏较轻，脓肿单纯引流考虑时间较长，且存在不易引出的可能，拟在CT定位下选取背部脓肿最大、距皮肤最薄弱区域穿刺，放置双腔灌注冲洗引流管1根，腰椎间隙部位穿刺放置推药管1根，术后在引流管内灌注液体冲洗引流，向椎间隙内定期推药。

※【术后治疗及并发症】

术后给予适量联合口服抗结核药物治疗,引流冲洗液清亮后改为病灶推药治疗。考虑患者脓肿较大,存在脓肿引流不畅或窦道形成的风险,应密切观察。病变位置较高,易出现神经脊髓损伤,应严密观察有无神经损伤症状,严重时需切开清创减压处理。

患者经病灶注药3个月后脓肿消失,症状无明显加重,给予拔除注药管继续口服抗结核药物1年后停药,复查至今症状无反复,影像学检查X线片显示$L_{1\sim2}$椎体病灶稳定(图1-4-2);MRI显示$L_{1\sim2}$椎体脓肿完全消失,椎体内死骨已完全吸收,病灶愈合良好(图1-4-3)。红细胞沉降率正常,已痊愈。

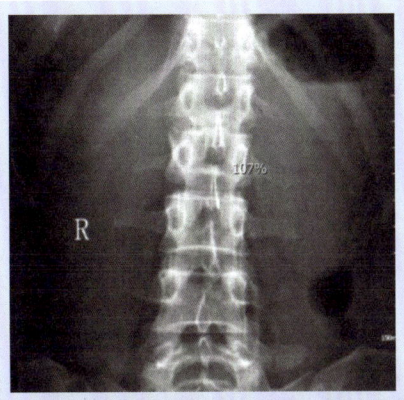

图1-4-2 术后复查X线片(2016年9月15日)

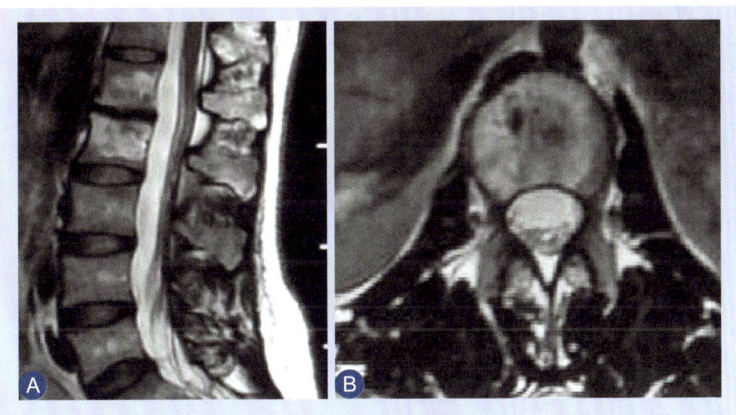

A.矢状位;B.轴位。

图1-4-3 术后复查MRI(2016年9月15日)

※【讨论与思考】

该患者较年轻,保守治疗效果不佳,脓肿引流后,如果行病灶开放清创植骨内固定治疗,创伤过大,效果不佳,最后采取微创局部置管冲洗联合全身抗结核的方法取得了较好的疗效。

目前,对于伴有窦道、死骨和巨大脓肿的脊柱结核的手术方式一直存有争议,开放手术病灶清理并不能完全清除结核病灶,内固定术后,结核往往复发,临床治疗非常棘手。对于此类患者,采取该病例的治疗方法是一个不错的选择。

(术者:张西峰)

(整理:步荣强 虞攀峰)

病例20　$L_4 \sim S_1$结核伴巨大脓肿的微创外科治疗

※【病例简介】

基本信息：患者，女性，22岁。

主诉：腰背疼痛1年。

病史：1年前患者出现腰背痛，无发热及其他特殊不适，进一步检查后发现$L_4 \sim S_1$椎体破坏，椎旁脓肿形成，外院诊断为腰椎结核，给予口服抗结核药物治疗，定期复查。口服抗结核药物10个月后，发现双侧腰大肌流注巨大脓肿，椎体破坏加重，为求进一步治疗就诊于我院。

查体：弯腰活动受限，$L_4 \sim S_1$椎旁压痛，叩击痛阳性。拾物试验阳性，双下肢活动良好，生理反射存在，病理征阴性。

辅助检查：腰椎MRI检查（2013年1月）显示$L_4 \sim S_1$椎体破坏及椎旁脓肿（图1-4-4）。腰椎MRI检查显示脓肿明显增大，椎体破坏加重（图1-4-5）。保守治疗后复查MRI检查显示局部脓肿无缩小（图1-4-6），正侧位X线片显示$L_4 \sim S_1$椎体、椎间隙破坏（图1-4-7），CT检查显示椎旁脓肿（图1-4-8）。

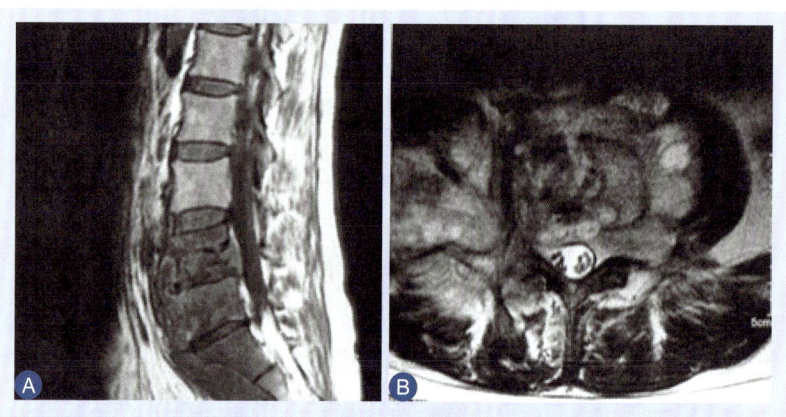

A.矢状位；B.轴位。
图1-4-4　腰椎MRI检查（2013年1月）

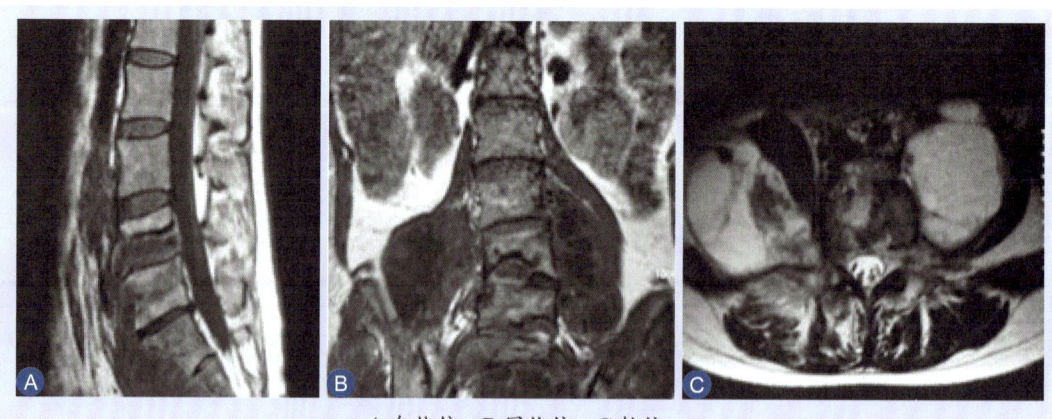

A.矢状位；B.冠状位；C.轴位。
图1-4-5　腰椎MRI检查（2013年7月）

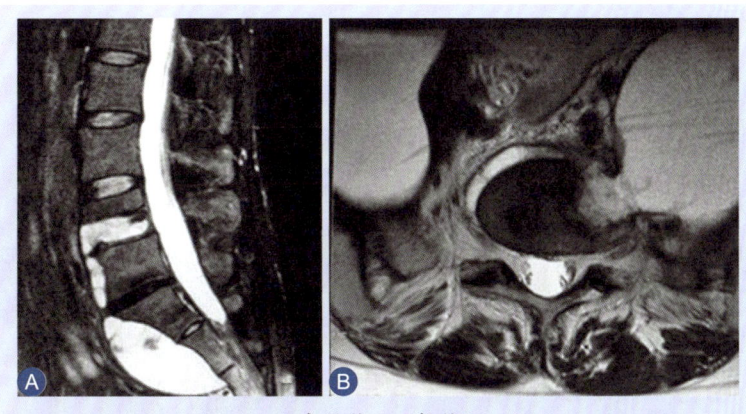

A.矢状位；B.轴位。

图1-4-6 抗结核治疗10个月后MRI检查（2013年11月）

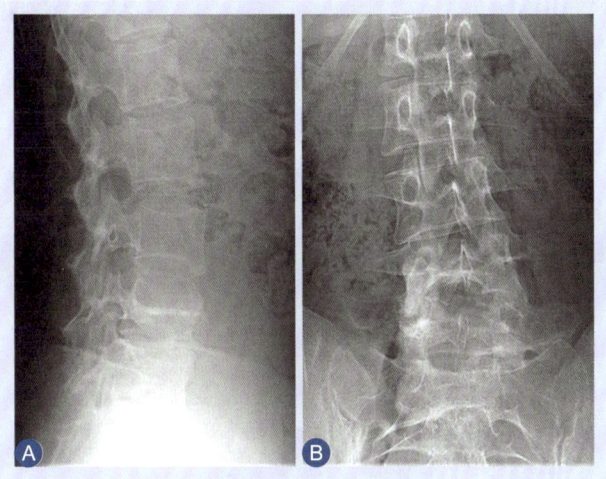

A.侧位；B.正位。

图1-4-7 入院前X线片检查（2013年12月）

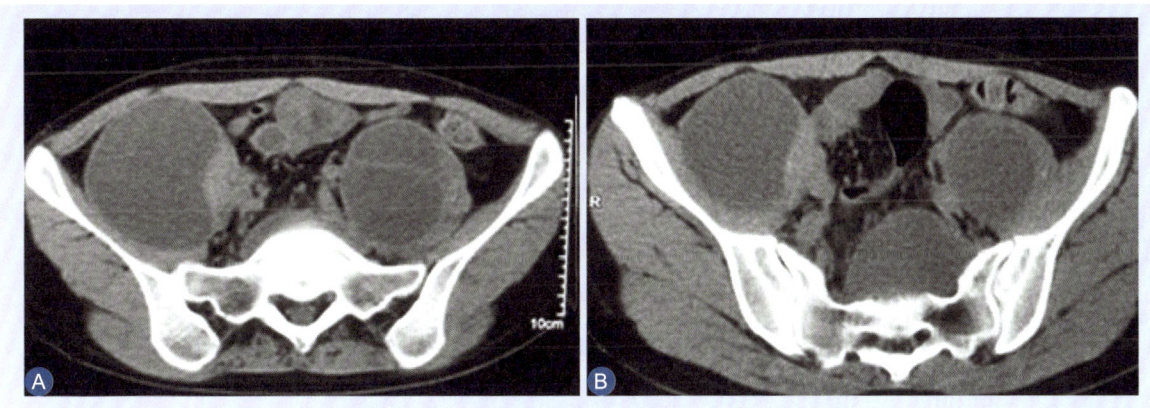

A.双侧腰大肌脓肿；B.双侧腰大肌脓肿，骶前流注脓肿。

图1-4-8 入院前CT检查（2013年12月）

※【手术指征】

患者保守治疗后症状缓解不明显，影像学检查显示双侧腰大肌脓肿明显加重，椎体破坏较前加重，且以$L_{4\sim5}$椎体破坏为主。

※【术前计划与手术技巧】

为改善症状需首选脓肿引流清除,为加快治疗防止窦道形成,可选取脓肿最大部位穿刺放置灌注冲洗管治疗,患者腰椎病变以$L_{4\sim 5}$椎体间破坏为主,穿刺放置推药管至椎间隙,持续推药治疗(图1-4-9),给予穿刺置管手术治疗后,复查腰椎MRI显示脓肿消失(图1-4-10)。

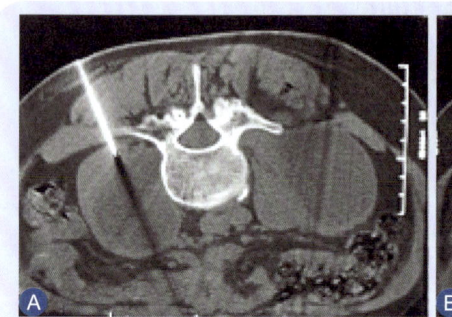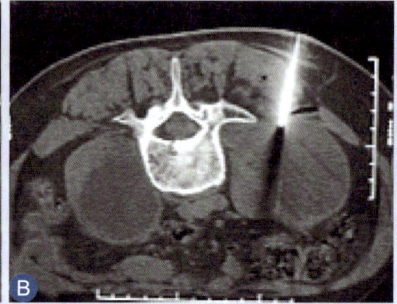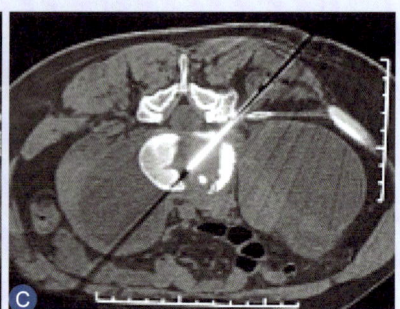

A.左侧腰大肌穿刺;B.右侧腰大肌穿刺;C.椎间隙穿刺。

图1-4-9 病灶穿刺置管治疗术中CT定位(2013年12月14日)

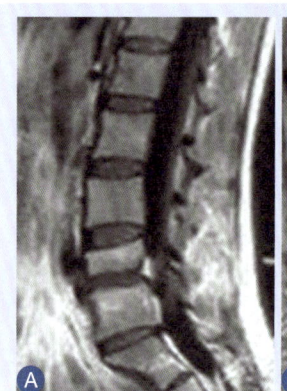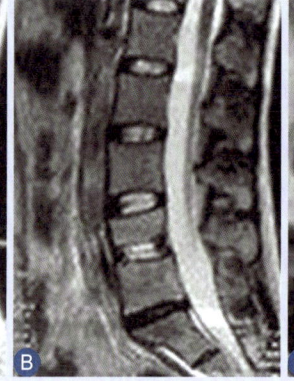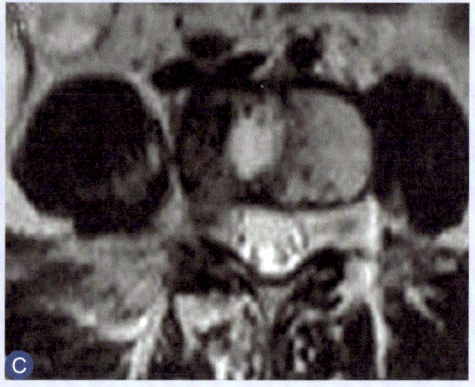

A.矢状位T1像;B.矢状位T2像;C.轴位。

图1-4-10 术后复查腰椎MRI(2015年3月)

※【术后治疗及并发症】

术后脓肿持续引流,避免冲洗管堵塞,尽量彻底冲洗脓肿,严密观察病情变化。每日持续给病灶推药,双侧腰大肌脓肿持续冲洗20余天,冲洗液清亮后拔除引流管,出院后定期随访,病情逐渐得到控制,电话随访至今病情痊愈。

※【讨论与思考】

该患者于当地医院确诊脊柱结核后进行单纯口服药物治疗,10个月后复查发现病情进一步加重,双侧腰大肌脓肿形成,说明单纯口服药物保守治疗是无效的。针对本例患者,我院通过微创置管灌注冲洗推药,局部联合全身用药治疗,疗效确切。对于巨大脓肿的开放手术处理,常并发清创后窦道形成、伤口不愈合等问题,根据既往经验窦道形成均是原发病灶控制不佳造成的。而微创穿刺置管,伤口一般较小,在脓肿冲洗液清亮、无明显坏死物后拔除引流管,同时联合原发病灶治疗,一般均能取得不错的治疗效果。目前,脊柱结核的微创手术治疗因创伤小、效果好,越来越受到重视。

(术者:张西峰)

(整理:步荣强 虞攀峰)

病例21　$L_{4\sim5}$脊柱结核的微创治疗

※【病例简介】

基本信息：患者，女性，26岁。

主诉：腰痛伴左下肢放射痛半个月，加重1周。

病史：患者半个月前晨起时突发腰部疼痛，伴有臀部及左下肢疼痛，症状可忍受，腰椎X线片检查提示L_4椎体轻度压缩骨折，$L_{4\sim5}$椎间隙消失；未行特殊治疗。近1周症状加重，于我院就诊。

既往史：患者2011年进行胸腔积液引流处理，考虑肺结核；对头孢类药物及青霉素过敏。

查体：腰背部压痛明显，行走时身体右偏。腰椎生理弯曲稍差，双下肢肌力正常，病理征阴性。

辅助检查：术前X线片显示$L_{4\sim5}$间隙变窄消失，椎体破坏；CT显示明显椎体破坏；MRI显示椎体破坏异常信号改变，椎体周围脓肿形成，向后方压迫硬膜囊（图1-4-11）。

治疗过程：单纯化疗80天后复查MRI显示脓肿进一步加重，在椎管内沿椎体后缘向下流注（图1-4-12）。单纯化疗100天后复查三维CT显示椎体破坏，椎体后缘游离骨块向椎管内漂移压迫脊髓（图1-4-13）。第2次手术置管引流后X线片显示双侧腰大肌留置引流管（图1-4-14）；第2次置管术后70天复查MRI显示脓肿明显减少，椎体破坏未明显加重（图1-4-15）；术后1年6个月随访，复查X线片及CT显示$L_{4\sim5}$椎体间已完全融合，MRI显示椎体融合部位良好，未对硬膜囊造成明显压迫（图1-4-16）。

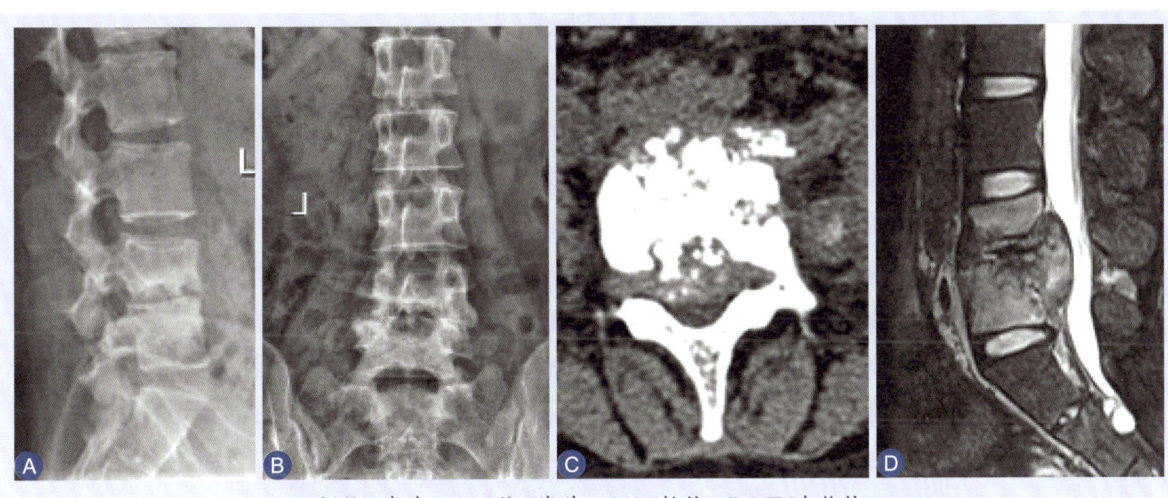

A.侧位X线片；B.正位X线片；C.CT轴位；D.MRI矢状位。

图1-4-11　术前X线片、CT及MRI检查（2013年1月25日）

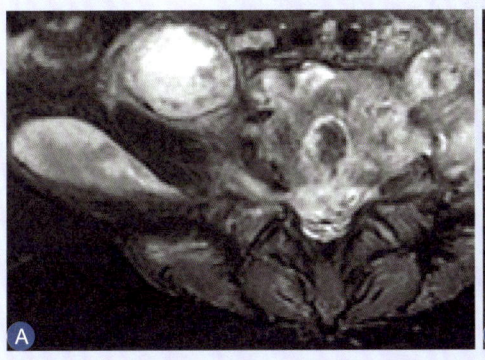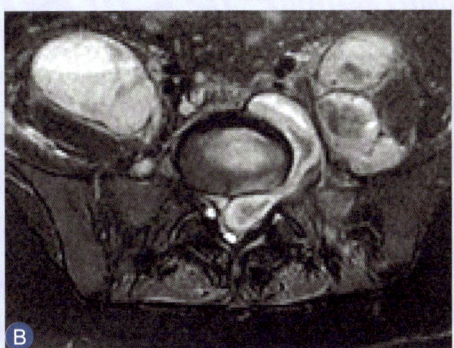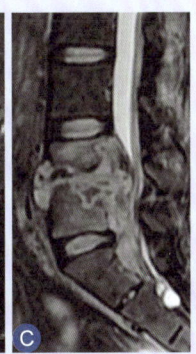

A.右侧腰大肌流注脓肿；B.左侧腰大肌流注脓肿；C.椎管内流注脓肿。

图1-4-12　单纯化疗80天后复查MRI

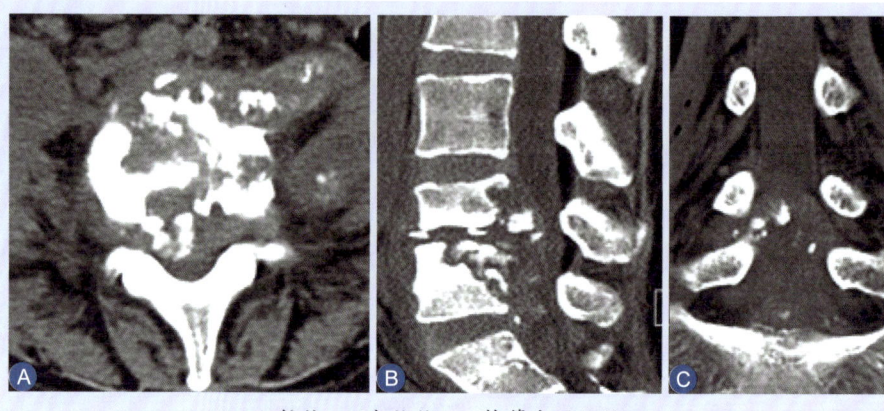

A.轴位；B.矢状位；C.椎管内冠状位。

图 1-4-13　单纯化疗 100 天后复查三维 CT

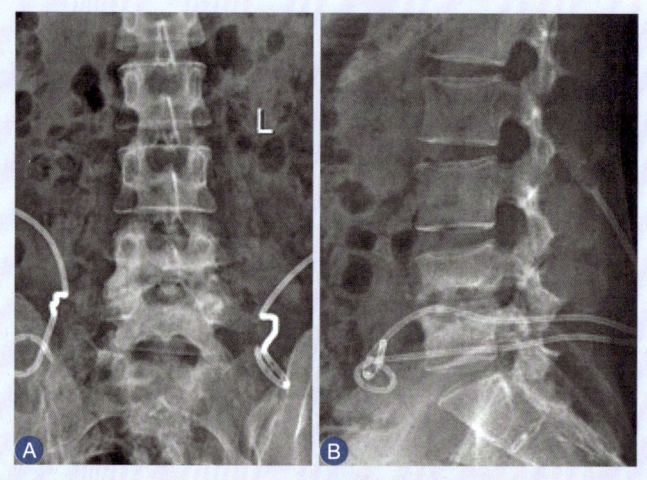

A.正位；B.侧位。

图 1-4-14　第 2 次手术置管引流后 X 线片检查（2014 年 5 月 7 日）

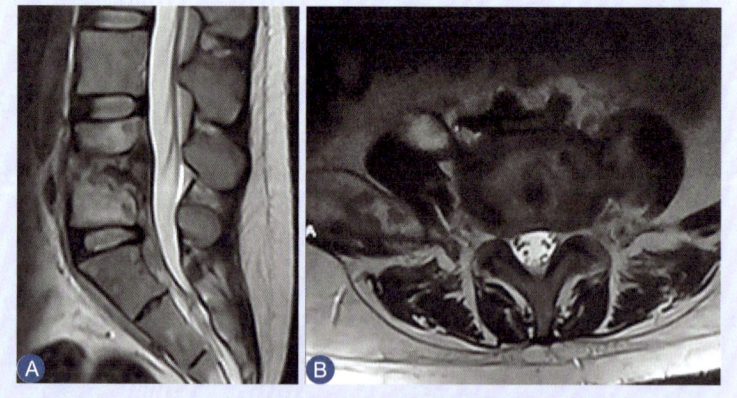

A.矢状位；B.轴位。

图 1-4-15　第 2 次置管术后 70 天复查 MRI

※【手术指征】

无神经症状、脊柱不稳定和后凸畸形，伴大量脓肿。

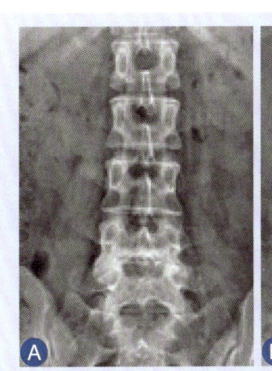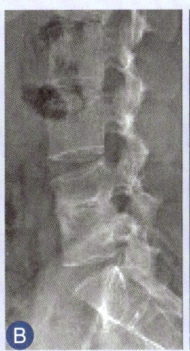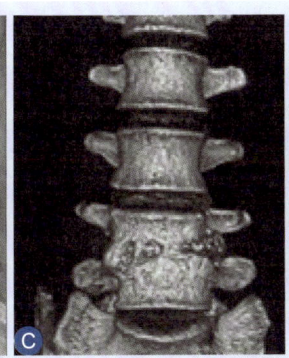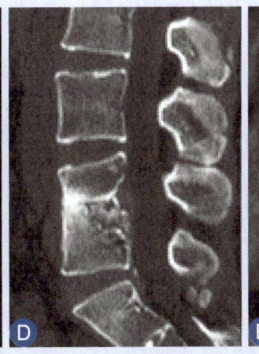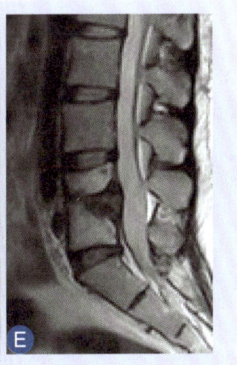

A.正位X线片；B.侧位X线片；C.三维CT正位；D.CT矢状位；E.MRI矢状位。

图1-4-16 术后1年6个月复查X线片、CT及MRI

※【术前计划与手术技巧】

拟在CT引导下对病灶进行准确定位，以提高操作安全性和成功率。

※【术后治疗及并发症】

患者入院后于2013年2月1日行病灶穿刺置管处理，出院后自行回家推药治疗，推药半个月后因留置管堵塞给予拔除，疼痛症状略好转，症状间断出现，发作时症状明显，再次就诊给予微创置管推药治疗。末次随访结核已治愈。

※【讨论与思考】

脊柱结核的阶梯治疗同样适用于单纯化疗无效的脊柱结核，如病灶内置管单纯局部化疗无效、单纯并发大量脓肿的情况下，可选择病灶内置管冲洗+局部化疗，如出现畸形或脊柱不稳，可考虑适当的内固定治疗。外科医生首先应当充分认识病变程度，选择与之相应的治疗方法，以避免过度治疗带来的手术创伤，减轻患者经济负担，从而更好地服务于患者。

该患者先后两次进行微创穿刺手术治疗，特别是第2次穿刺引流前影像学检查见脓肿较大、椎管内占位，相信大多数人看到这样的结果时会放弃微创而选择其他方法继续治疗。本例患者第1次治疗后影像学检查显示病变程度加重，但无神经受压症状，后方椎管内压迫为骨质破坏后脓肿压力向后方游离，并未进入硬膜囊，脓肿压迫解除后症状大多可缓解，且腰椎部位后方无脊髓，给了我们更多的观察时间，在无神经症状的情况下再次选择了微创引流，如远期游离骨块存在且出现症状再考虑切开减压固定。

（术者：张西峰）

（整理：步荣强 虞攀峰）

病例22 $L_{4\sim 5}$椎体结核保守治疗后的微创处理

※【病例简介】

基本信息：患者，男性，25岁。

主诉：确诊腰椎结核2年，加重1个月。

病史：患者2年前出现腰痛，在当地医院行保守治疗后症状缓解，后腰部疼痛时好时坏。当地医院确诊椎体结核，给予长期服用中药，但未予其他特殊处理。1个月前患者腰部疼痛加重，行影像学检查显示腰骶部骨质破坏，我院以"腰椎结核"收入院。

查体：腰部活动受限。下腰部棘突压痛，双下肢肌力、肌张力正常，双下肢病理征阴性。

辅助检查：腰椎CT显示$L_{4\sim5}$椎体破坏（图1-4-17）；腰椎MRI显示$L_{4\sim5}$椎间隙局部破坏，椎管内无明显压迫（图1-4-18）。

治疗过程：患者2年前出现腰背痛，当地医院确诊为腰椎结核，一直采取当地医生的"祖传秘方"治疗，病情控制尚可，腰背痛及结核分枝杆菌检查大致正常，查体无明显阳性体征，嘱患者继续采取保守治疗，并建议患者正规化疗，但患者仍愿意口服中药（图1-4-19），门诊持续随访；2012年3月复查，腰椎X线片显示$L_{4\sim5}$椎体部分骨性连接（图1-4-20）；患者保守治疗4年后症状复发，发现椎旁脓肿，给予病灶穿刺置管注药，抽出病灶内脓液，联合口服抗结核药物治疗（图1-4-21）。

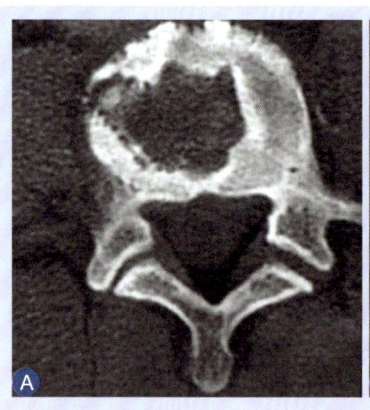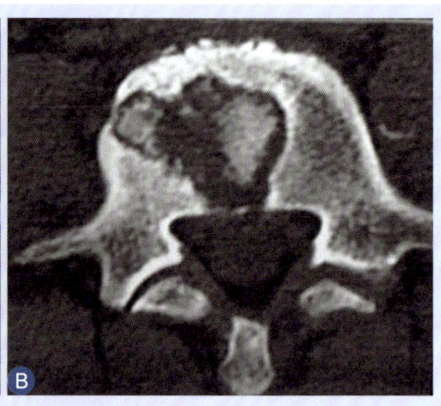

A.椎体破坏；B.椎体内死骨。
图1-4-17 腰椎CT

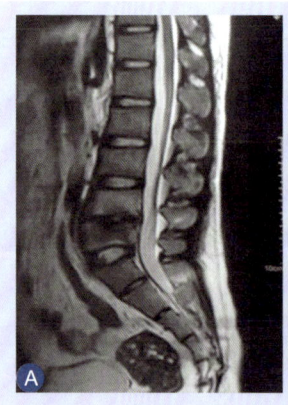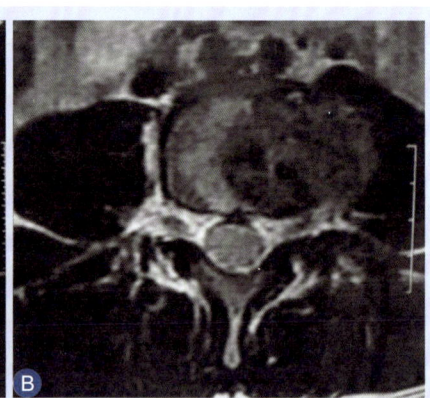

A.矢状位；B.轴位。
图1-4-18 腰椎MRI

※【手术指征】

患者采取保守治疗4年后症状复发，发现椎旁脓肿，症状逐渐加重。

※【术前计划与手术技巧】

患者病情较轻，病程长，拟予以病椎间隙穿刺放置推药管推药，选取脓肿最大部位给予脓肿抽出治疗。

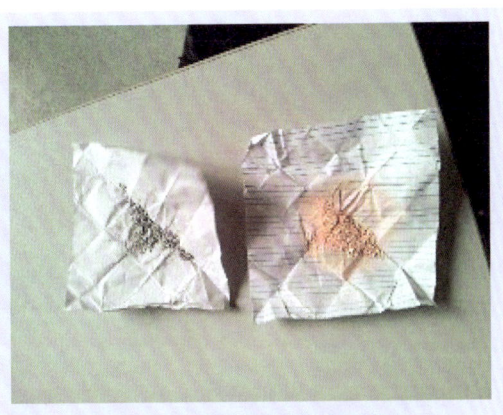

图 1-4-19　患者服用中药外观

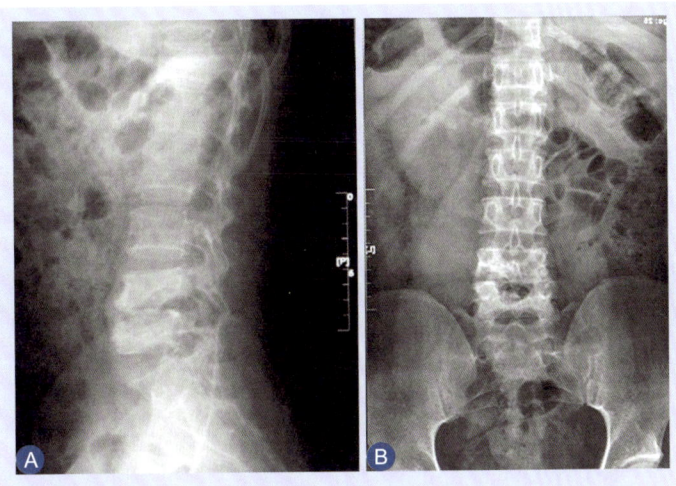

A. 侧位；B. 正位。

图 1-4-20　患者服用中药治疗 3 年后复查腰椎 X 线片（2012 年 3 月 8 日）

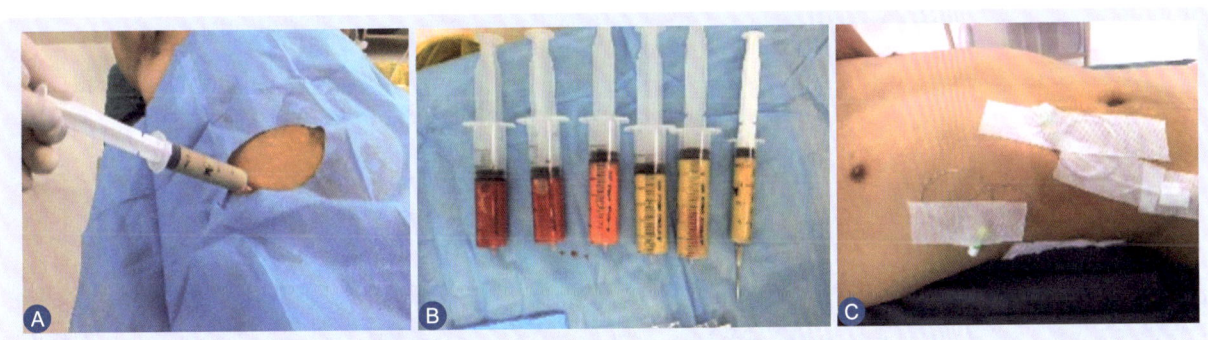

A. 穿刺抽脓液过程；B. 抽出的脓液；C. 固定硬膜外管。

图 1-4-21　患者采取保守治疗 4 年后症状复发（2013 年 2 月 25 日）

※【术后治疗及并发症】

微创治疗后需要规律用药，联合口服抗结核药物治疗，同时密切观察是否形成窦道等并发症。术后嘱患者避免过度活动、劳累工作。电话随访至今患者无特殊不适症状。

※【讨论与思考】

该患者值得我们注意的是，一开始经过正规医院实验室检查、影像学检查等确诊为脊柱结核，并未按规定口服抗结核药物，而是采取口服中药的方法治疗，治疗过程中随访检查结果提示结核病灶控制良好，直到随访4年后才发现结核复发并伴有椎旁脓肿。目前，除常规抗结核药物外，其他方法治疗结核的机制仍不明确。本患者早期通过口服中药确实达到了控制结核病灶发展的目的。这也提示我们应该打破思维惯性，虽然不能完全提倡这种口服中药治疗方式，但不能完全否定，患者未接受正规治疗很大原因应该是经济条件问题，如果能以更少的费用取得不错的疗效仍然值得肯定。

该患者早期病情控制稳定，一直未行外科干预，症状加重后给予微创穿刺置管、局部注药治疗，最后达到了良好的治疗效果。术者认为结核治疗其实也可以按阶梯治疗的策略，即药物保守治疗、微创置管治疗、开放手术，尽可能减少患者的手术创伤。

（术者：张西峰）

（整理：步荣强　虞攀峰　吕大伟）

病例23　复杂腰椎结核感染的治疗

※【病例简介】

基本信息：患者，男性，59岁。

主诉：腰痛伴下肢放射痛3个月，加重2个月。

病史：患者于2010年4月2日无明显诱因出现腰痛并向左下肢放射至小腿外侧，休息后减轻，当地医院查CT、MRI显示腰椎间盘突出，经推拿、按摩治疗，效果欠佳。近2个月来逐渐加重，休息后仍不缓解，后经按摩出现右下肢疼痛伴背伸无力，于2010年6月24日来我院就诊，门诊以"腰椎占位"收入我科。患者精神状况差，食欲食量一般，睡眠状况差，发病以来体重减轻3 kg，便秘，小便排出困难。

既往史：乙肝病史20余年，慢性肾炎病史20余年，肾功能不全3个月，糖尿病病史两年半，否认结核病史，无高血压、冠心病病史，无外伤及手术史，有输血史，无食物、药物过敏史。

查体：患者取平卧位，脊柱生理曲度存在，主动活动受限，$L_{4\sim5}$棘突压痛、叩击痛阳性，双下肢肌肉萎缩，双小腿皮肤色素沉着，左膝屈曲约10°，左小腿中下段后侧皮肤可见两处2 cm×2 cm的溃疡，右足下垂，主动背伸障碍。患者由于髋、膝关节挛缩，无法下床活动。

辅助检查：腰椎CT显示$L_{4\sim5}$椎体及椎间隙破坏严重，椎旁软组织影增宽（图1-4-22）。

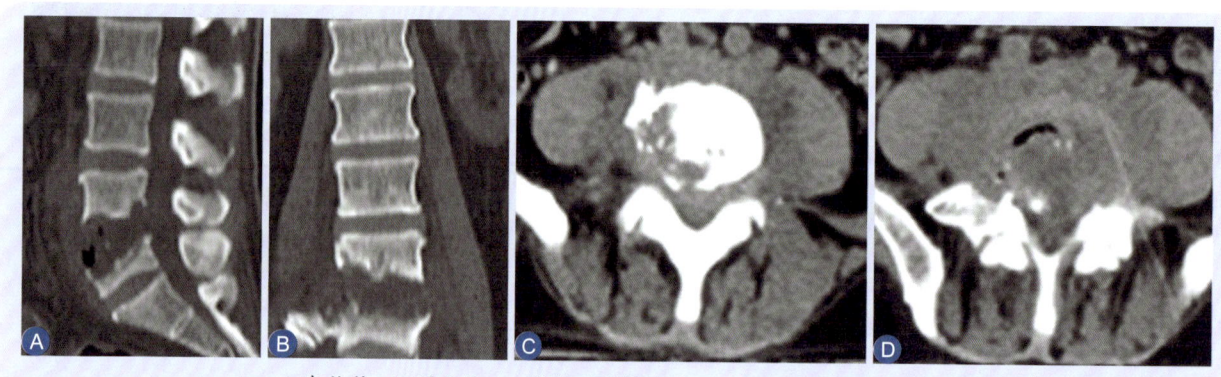

A.矢状位；B.冠状位；C.轴位显示椎体破坏；D.轴位显示椎间隙。

图1-4-22　腰椎CT检查

※【手术指征】

患者疼痛症状明显，日常生活工作活动受限，影像学检查显示椎体破坏明显，急需进一步明确诊断及治疗。

※【术前计划与手术技巧】

患者症状较重，影像学检查显示椎体破坏可见周围软组织肿胀，高度怀疑脊柱结核，但需排除肿瘤及其他疾病可能，首先需给予明确诊断，微创穿刺取病理及化验为首要任务，可同时置管给予抗结核药物治疗，因结核分枝杆菌定性阳性率较低，如病理结果排除肿瘤及其他疾病后可继续给予抗结核治疗。同时根据病情变化及时调整治疗方案。

※【手术及治疗过程】

经皮置入工作套管，微创清创留取标本做药敏及培养，置管，局部给药。

第1次微创置管术后症状明显缓解，但5个月后再次出现腰痛并逐渐加重，复查CT显示$L_{4～5}$椎体破坏进一步加重（图1-4-23），又以"腰椎结核"第2次入院治疗。第2次入院后，先经前路进行病灶清创，自体骨植骨。术后半个月，给予后路经皮置入椎弓根螺钉固定。第2次手术术后4个月，患者再次出现腰痛，影像学复查提示椎弓根螺钉松动，植骨量少愈合不良（图1-4-24）。患者不久因肾衰竭去世。

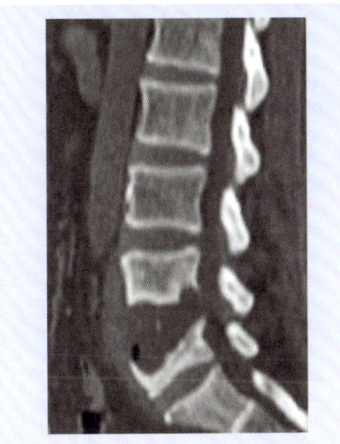

图1-4-23　第1次术后复查CT

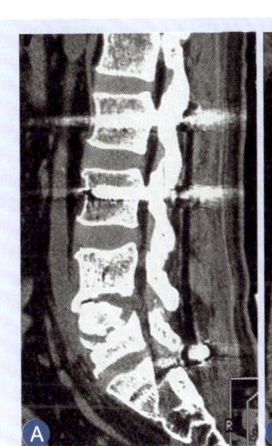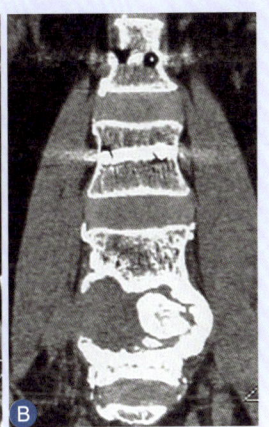

A.矢状位；B.冠状位。
图1-4-24　第2次术后复查CT

※【讨论与思考】

这是一个采用微创、开放手术方法治疗均失败的腰椎结核病例，分析其原因在于患者基础病多、身体营养状况差。由此可见，不论是微创置管增加局部给药浓度，还是开放清创内固定，其治疗基础均是患者的全身基础状况较好，这也是控制结核分枝杆菌扩散的基础。

（术者：张西峰）

（整理：朱泽兴　步荣强）

病例24 $T_{11} \sim S_1$ 多椎体脊柱结核的微创治疗

※【病例简介】

基本信息：患者，男性，34岁。

主诉：腰痛不适8年，加重3个月。

病史：患者腰痛8年伴低热，未予重视，3个月前跌倒后腰痛加重，于当地医院行MRI检查提示$T_{11} \sim S_1$椎体多节段破坏伴脓肿。为求进一步治疗就诊于我院。

查体：$T_{11} \sim S_1$椎体压痛明显，弯腰受限，步态缓慢，肌力、肌张力正常，双下肢生理反射存在，病理征阴性。

辅助检查：X线片显示$T_{11} \sim S_1$多节段椎体周围骨质破坏增生融合（图1-4-25）；CT显示$T_{11} \sim S_1$多椎体骨质破坏，椎旁脓肿形成，脓肿内显示钙化影（图1-4-26）；MRI显示$T_{11} \sim S_1$多椎体结核，椎体间隙破坏明显（图1-4-27）。

诊断：$T_{11} \sim S_1$多椎体脊柱结核。

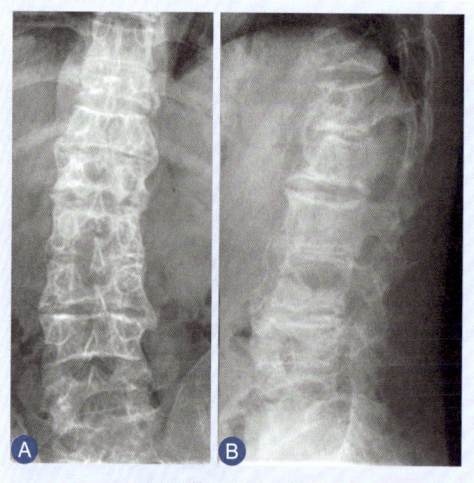

A.正位；B.侧位。

图1-4-25　术前X线片检查

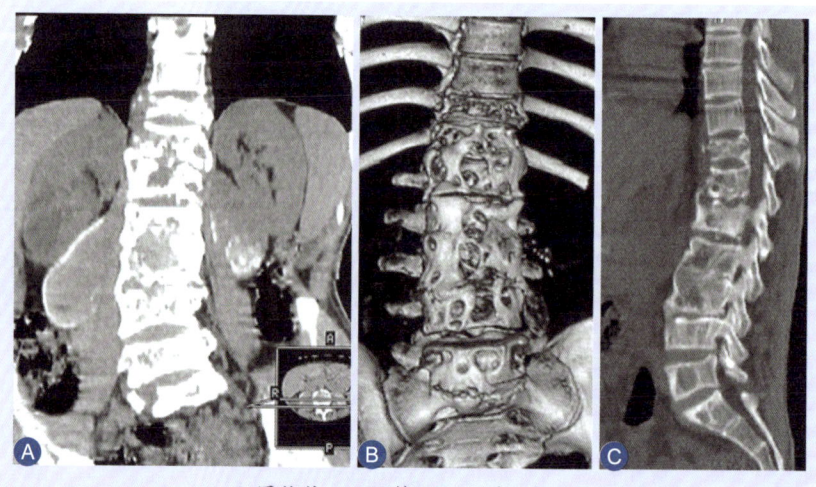

A.冠状位；B.三维CT；C.矢状位。

图1-4-26　术前CT检查

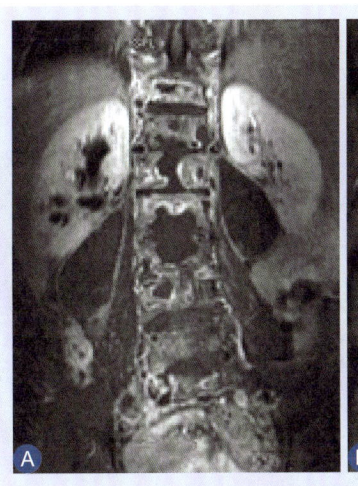
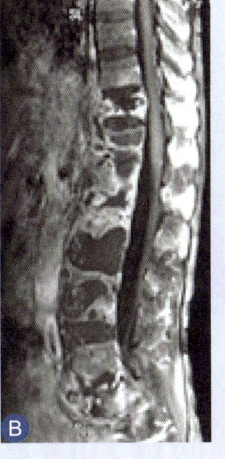

A.冠状位；B.矢状位。

图 1-4-27 术前 MRI 检查

※【手术指征】

患者症状明显，影像学检查显示椎体破坏严重，多部位椎旁脓肿，需手术干预治疗。

※【手术过程与手术技巧】

在CT引导下，对T_{11}~S_1椎体的各个病椎间隙进行穿刺，较大的脓肿部位也进行穿刺冲洗，穿刺抽出脓肿为黏稠牙膏状物（图1-4-28）。术中注意避免损伤血管及神经。

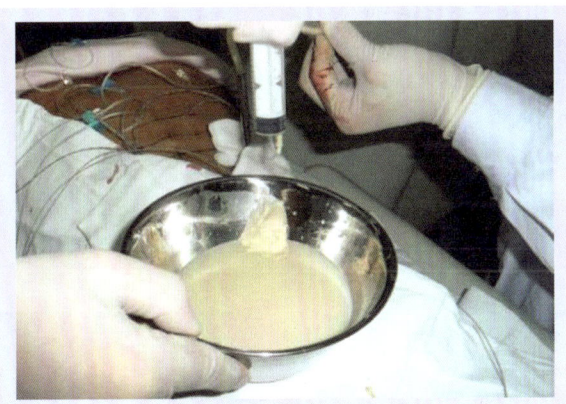

图 1-4-28 穿刺患者脓肿部位

※【术后治疗及并发症】

术后每日给予硬膜外管内注入异烟肼治疗，留置双腔灌注冲洗管持续冲洗脓肿部位，坚持口服抗结核药物，复查红细胞沉降率等指标。3个月后拔除引流管，开始下床锻炼，口服药物1年半后停药，2周后复查CT显示脓肿明显缩小，椎体间病灶稳定（图1-4-29），4个月后复查CT及MRI显示椎体间病灶稳定（图1-4-30），10个月后复查，X线片显示椎体间融合，未见明显加重破坏；CT及MRI显示椎体间融合，病变稳定，椎旁脓肿几乎消失（图1-4-31），术后8年随访无特殊不适（图1-4-32）。

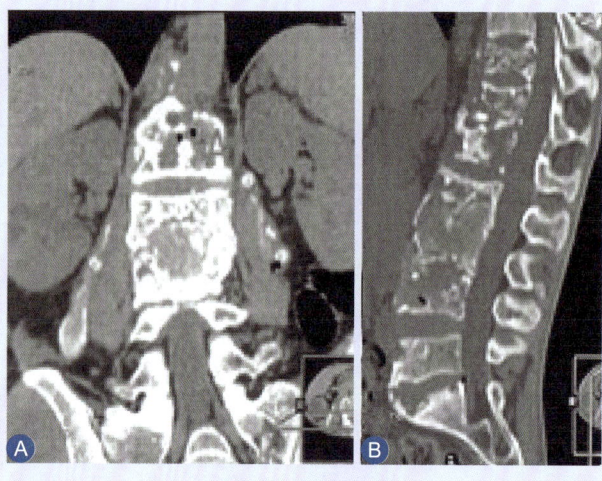

A.冠状位；B.矢状位。

图 1-4-29　2 周后复查 CT

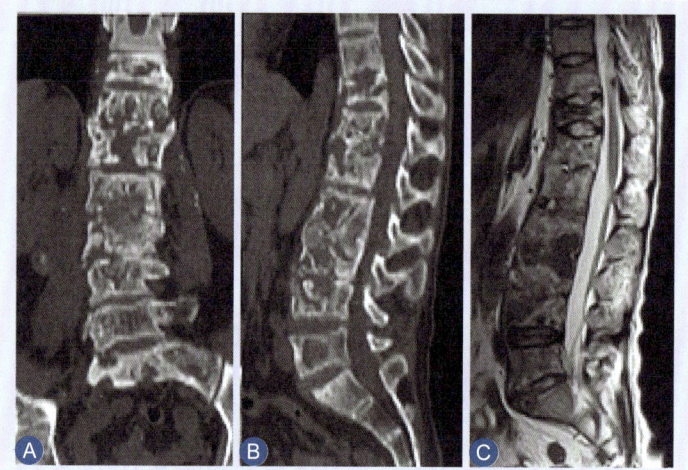

A.CT 冠状位；B.CT 矢状位；C.MRI 矢状位。

图 1-4-30　4 个月后复查 CT 及 MRI

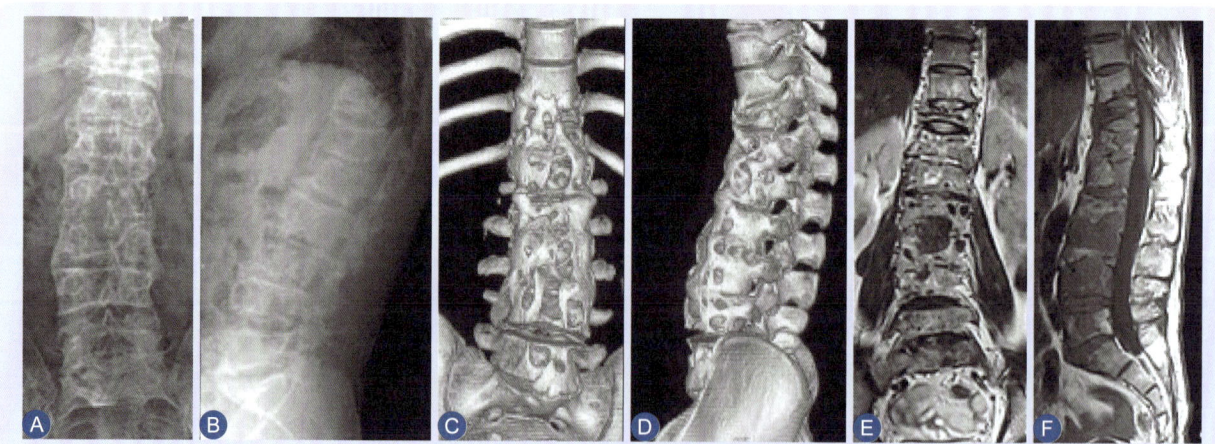

A.正位 X 线片；B.侧位 X 线片；C. 三维 CT 正位；D. 三维 CT 侧位；E.MRI 冠状位；F.MRI 矢状位。

图 1-4-31　10 个月后复查 X 线片、CT 及 MRI

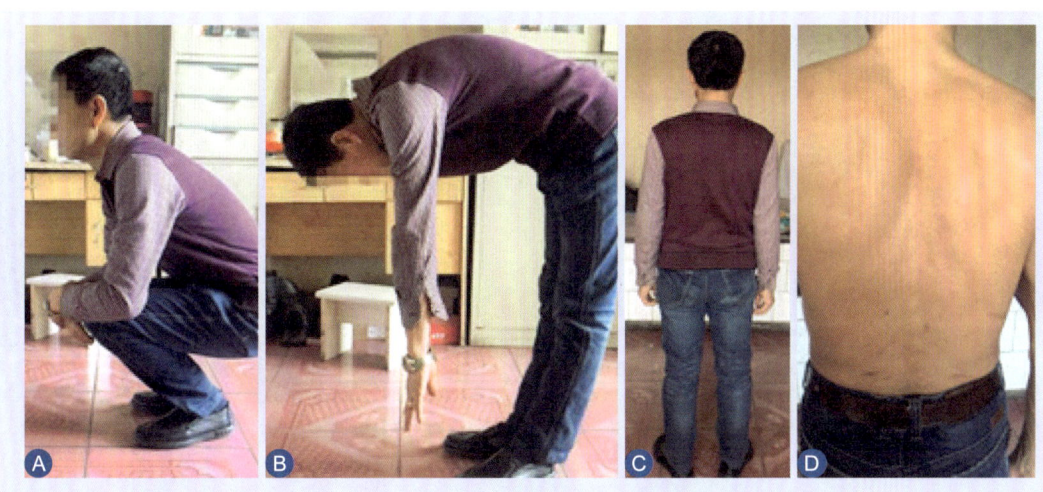

A.下蹲位外像；B.弯腰位外像；C.站立位外像；D.背部伤口情况。

图 1-4-32 术后 8 年随访外像

※【讨论与思考】

该患者病变累及椎体部位较多，病程较长，开放手术即使不考虑创伤也很难做到彻底清创，使用传统手术方法治疗肯定非常艰难。微创手术为患者治疗提供了一个非常特殊的思路，通过增加局部病灶药物浓度控制病情，且手术创伤较小。术中穿刺脓肿可见患者应是病程较长，一次治疗虽然不能保证完全治愈，但可以保证手术创伤对患者的影响最小化，极大地避免了手术风险和术后并发症，该患者微创治疗一次后症状明显改善，微创术后随访至今，一般情况良好，达到了非常不错的疗效。

（术者：张西峰）

（整理：步荣强　张泽华）

病例25　青少年椎体结核治愈后出现后凸畸形的处理

※【病例简介】

基本信息：患者，男性，12岁。

主诉：腰骶部疼痛8月余。

病史：患者于2010年7月开始出现腰痛，2010年10月腰部疼痛加重，并出现乏力、弯腰活动受限、夜间盗汗、晨起背僵等症状，2011年1月上述症状进一步加重，外院MRI及CT检查后诊断为腰骶部椎体结核伴椎旁脓肿，给予抗结核治疗2个月，疗效不佳，遂就诊于我院。

查体：弯腰活动受限，腰骶部压痛明显，双下肢肌力大致正常，病理征阴性。

辅助检查：X线片显示腰骶部椎体破坏，CT检查显示腰骶部椎体前方巨大脓肿形成（图1-4-33）。

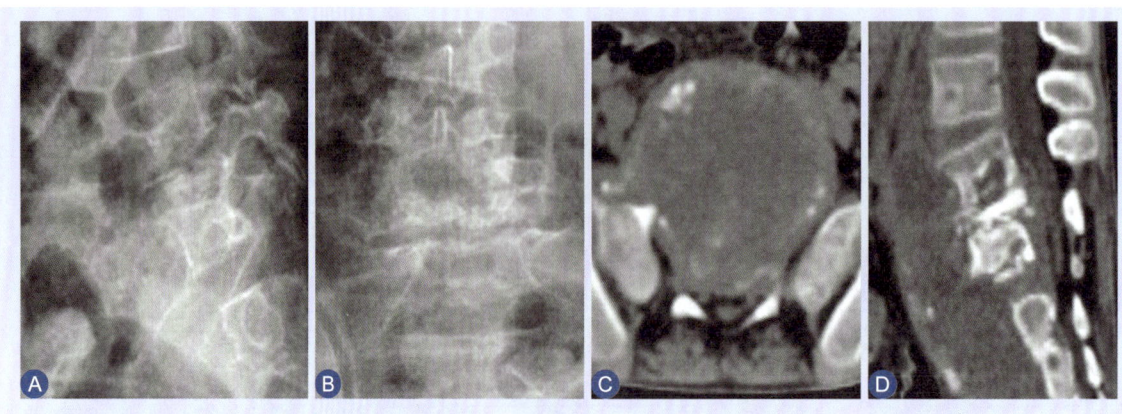

A.侧位X线片；B.正位X线片；C.CT轴位；D.CT矢状位。

图1-4-33 腰骶部X线片及CT

※【手术指征】

$L_4 \sim S_2$多椎体结核且明显破坏，脊柱稳定性破坏，椎体前方可见巨大脓肿形成，腰椎活动受限。

※【术前计划与手术技巧】

椎体间破坏明显，脓肿位于椎体前方，采用微创穿刺置管治疗病变椎体间隙，前方脓肿穿刺应选取最薄弱部位，尽量避免人为的骨质破坏。术前借助CT定位穿刺点，确保穿刺部位能顺利到达脓肿及死骨，同时避免损伤神经。

※【术后治疗及并发症】

椎体前方脓肿较大，椎体破坏较重，治疗周期相应较长，微创置管术后复查CT显示腰骶部椎体前方脓肿明显缩小（图1-4-34）。术后给予冲洗治疗4个月复查，椎体破坏程度无明显加重，但前方仍有脓肿（图1-4-35），再次微创治疗后好转。患者为少年，椎体破坏后出现畸形，生长发育过程中会出现畸形进一步加重，术后1年7个月复查X线片显示腰骶部出现后凸畸形（图1-4-36），但远期随访表明治愈后病变部位后凸畸形消失。

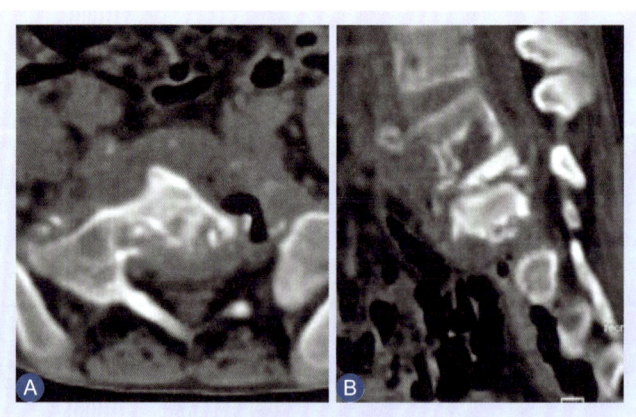

A.轴位；B.矢状位。

图1-4-34 微创置管术后复查CT（2011年3月7日）

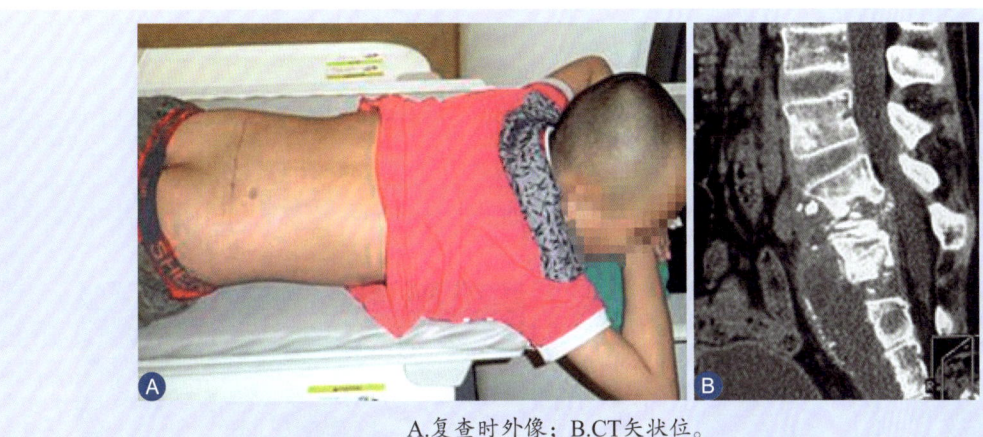

A.复查时外像；B.CT矢状位。

图1-4-35 术后4个月复查（2011年7月19日）

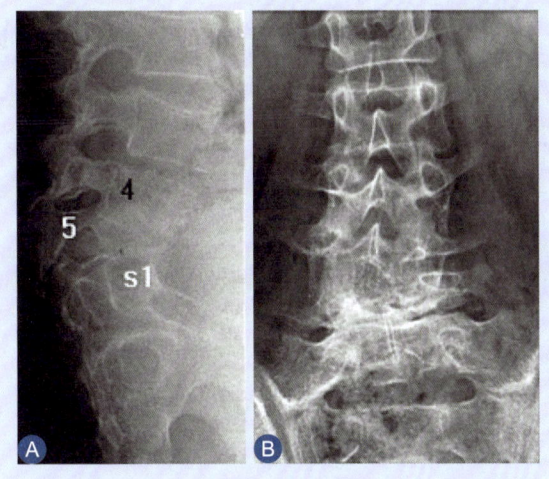

A.侧位；B.正位。

图1-4-36 术后1年7个月复查X线片（2012年9月29日）

※【讨论与思考】

该患者椎体破坏较重，椎体前方脓肿较大，采用传统开放手术进行病灶清除及病变部位固定均较困难，且手术创伤较大。经微创治疗后患者症状逐渐缓解，但腰椎出现后凸畸形，考虑患者为少年，脊椎畸形有可能加重，以及长期畸形对整个脊椎功能的影响尚不能完全预计，但可以肯定的是结核痊愈后，远期再行椎体矫形手术要比病灶活动期简单容易。

（术者：张西峰）

（整理：步荣强　张　鹏）

病例26　小开窗手术治疗腰椎结核

※【病例简介】

基本信息：患者，男性，41岁。

主诉：腰部疼痛16个月。

病史：患者于2007年4月开始出现腰痛，于当地医院行腰椎牵引治疗后症状加重，出现右下肢疼痛。发病4个月后出现尿频症状。2008年8月就诊于我院。

查体：无法直立，步态艰难，弯腰行走，腰部活动受限。$L_{1\sim2}$椎体压痛明显，双下肢肌力、肌张力正常，生理反射存在，病理征阴性。

辅助检查：MRI显示$L_{1\sim2}$椎体结核伴椎旁脓肿，后缘脓肿突入椎管，圆锥受压（图1-4-37）。

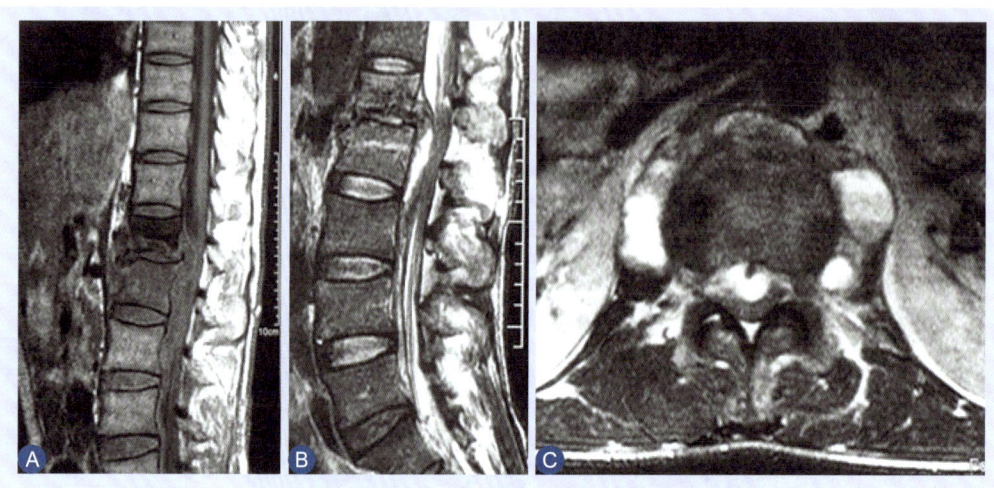

A.矢状位T1像；B.矢状位T2像；C.轴位。

图1-4-37 术前MRI检查

※【手术指征】

患者症状逐渐加重，查体无下肢阳性体征，但自诉下肢放射痛，特别是小便时。影像学检查可见椎管内脓肿压迫明显。

※【术前计划与手术技巧】

椎体破坏不大，但椎管内脊髓周围压迫明显，手术应以减压为目的，采用外科方式处理感染类疾病时，手术创伤应越小越好。给予患者小切口清创，椎管内减压，并给予置管冲洗治疗感染病灶（图1-4-38），术后复查正侧位X线片提示结核病灶稳定（图1-4-39）。

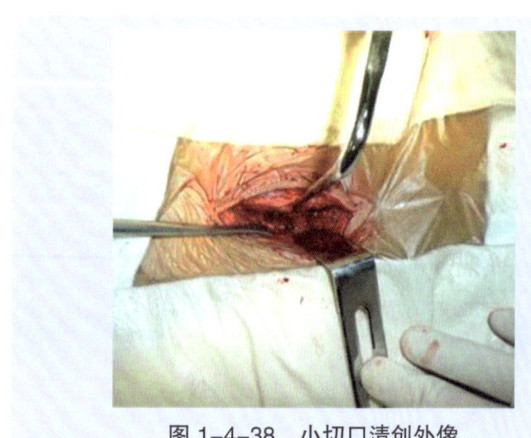

图1-4-38 小切口清创外像

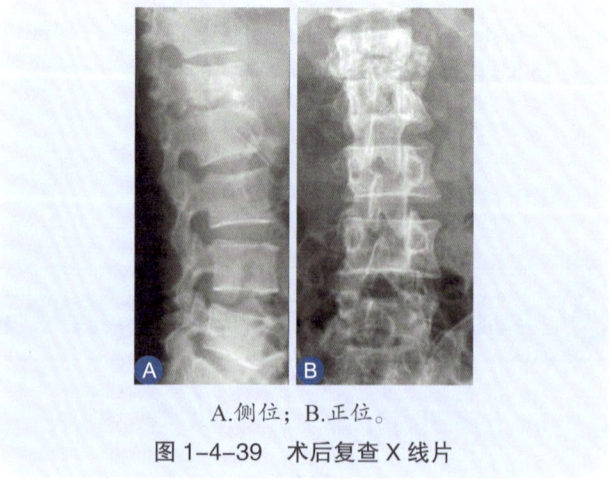

A.侧位；B.正位。

图1-4-39 术后复查X线片

※【术后治疗及并发症】

术后局部化疗，密切观察神经功能变化，出现症状时及时减压处理。

※【讨论与思考】

该病例影像学检查为$L_{1～2}$椎体破坏，周围脓肿向后方椎管内压迫脊髓，患者已经出现小便异常症状，此时应积极进行减压手术。我们采取小切口局部病灶清创、神经减压，并留置引流管冲洗治疗，最后取得了良好的治疗效果。微创治疗的理念告诉我们，对于脊柱感染性病变，应该直接针对症状，不需要采取彻底清创内固定融合手术。

这是一个比较早期的病例，随着内镜技术明显提高，如再出现这样的病例，给予内镜下病灶清理及置管冲洗引流就能取得一个满意的效果，手术创伤比小开窗减压更小。虽然治疗手段随着技术的提高会有些改变，但出现神经损伤表现应及时给予减压处理的原则不变，脊髓神经的损伤是影响预后的一个重要因素，一旦患者出现神经损伤症状，应积极处理。

（术者：张西峰）

（整理：步荣强　张泽华）

病例27　腰骶部椎体结核的微创治疗

※【病例简介】

基本信息：患者，女性，53岁。

主诉：腰部疼痛6个月。

病史：患者于半年前开始出现腰痛，于当地医院行保守治疗后症状无缓解，腰部疼痛无法下床活动。2008年1月于我院就诊，行影像学检查发现腰骶部骨质破坏，以"腰骶部结核"收入院。患者长期食素，身体消瘦，体重约45 kg。

查体：无法直立，步态艰难，腰部活动受限。腰骶部棘突压痛明显，双下肢肌力、肌张力正常，生理反射存在，病理征阴性。

辅助检查：CT显示腰骶部椎体破坏严重，后缘脓肿突入椎管（图1-4-40）；MRI显示$L_5～S_2$椎体异常信号影，椎管内神经受压严重（图1-4-41）。

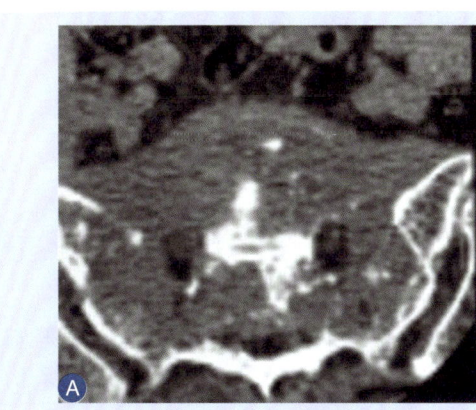
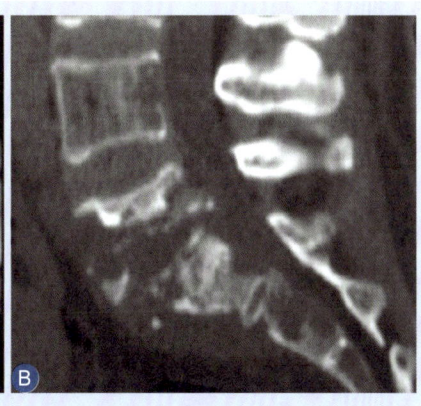

A.轴位；B.矢状位。

图1-4-40　术前CT检查

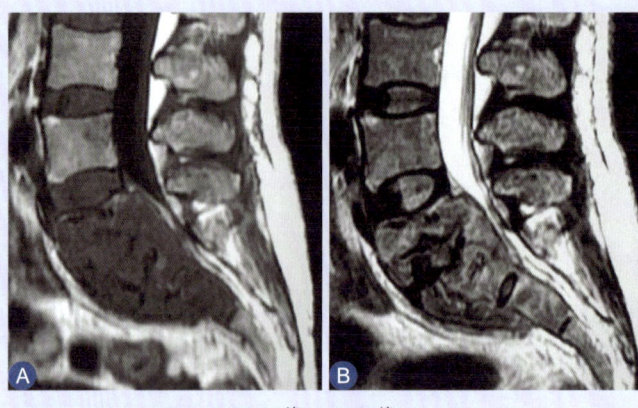

A.T1像；B.T2像。

图1-4-41 术前MRI检查

※【手术指征】

患者腰骶部结核，腰骶部疼痛无法下床活动，生活无法自理。影像学检查显示L_5、S_1、S_2椎体破坏显著。严重影响患者生活质量。

※【术前计划与手术技巧】

拟行CT引导下局部病灶置管引流治疗，局部注药化疗。

※【术后治疗及并发症】

术后局部化疗，密切观察神经功能变化，出现症状时及时进行减压处理。术后2年随访时，MRI显示腰骶部病灶稳定，椎管内压迫消失，临床症状完全消失（图1-4-42）。

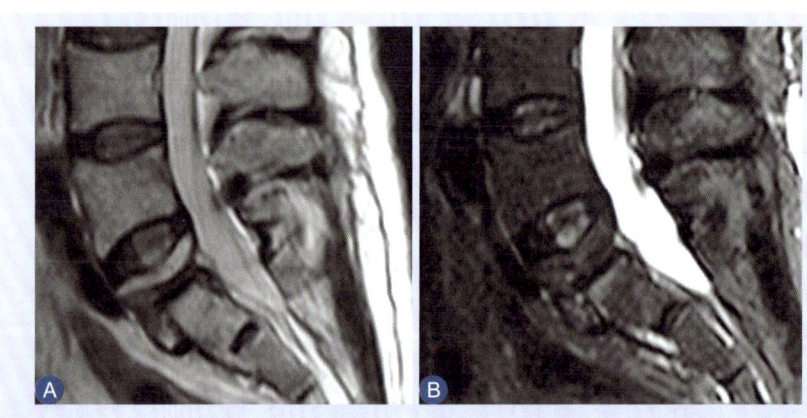

A.T2像；B.抑脂像。

图1-4-42 术后2年复查MRI

※【讨论与思考】

该例患者长期素食，消瘦，我们采取局部病灶微创置管注药引流的方式，最后成功治愈。术者认为微创手术在脊柱结核的治疗中有以下几点优势。

（1）微创手术风险小、创伤小：腰骶椎结核传统手术治疗风险很大，屡有手术中损伤血管甚至危及生命的报告。微创手术的创伤仅仅是1~4 mm的穿刺损伤和局部麻醉，手术创伤对患者身体的影响可以忽略不计。术后患者的生活状态不受影响，可以维持术前的生活状态，降低了对家属和护理人员的照护要求。

（2）对全身情况要求低：患者属于素食者，身体非常消瘦，处于明显的营养不良状态。微创手术对患者全身情况要求低，不需要特殊的术前准备即可实施微创治疗。

（3）可以局部用药：虽然针对脊柱结核患者全身用药是基础用药，但是临床上也曾遇到部分肝功能和肾功能不良的患者，无法坚持全身抗结核治疗。这样的患者可以停止部分或者全部抗结核药物，仅仅依靠局部抗结核治疗维持，然后再逐步调整抗结核治疗方案。甚至有部分患者，在完全没有接受全身化疗的情况下，最后也获得了治愈。

（术者：张西峰）

（整理：步荣强　张泽华）

病例28　腰骶部结核微创治疗时机的选择

※【病例简介】

基本信息：患者，男性，51岁。

主诉：腰骶部疼痛3个月。

病史：3个月前患者出现腰骶部疼痛，于当地医院就诊，诊断为腰骶椎结核。影像学检查尚无明显破坏。患者于2010年9月21日转诊至我院。

查体：$L_5 \sim S_1$椎体棘突间隙压痛阳性，叩击痛阴性。双下肢活动正常，病理征阴性。

辅助检查：发现腰骶椎结核时，CT及MRI检查显示椎体无明显破坏（图1-4-43）。复查CT显示腰骶部椎体明显破坏（图1-4-44）。复查MRI及CT显示$L_5 \sim S_1$椎间隙破坏明显（图1-4-45）。复查X线片和初诊时X线片对照显示$L_5 \sim S_1$椎间隙变化明显（图1-4-46）。

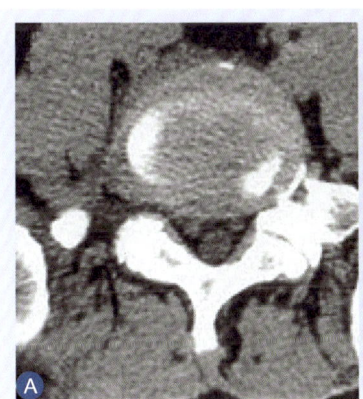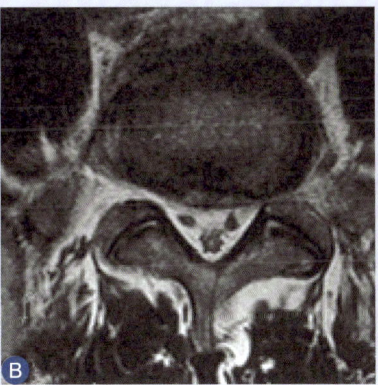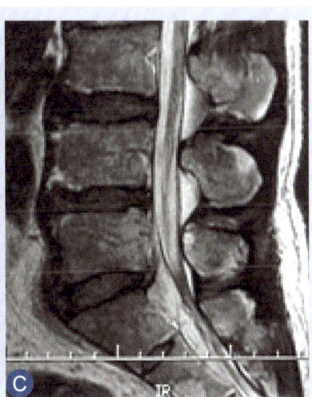

A.CT轴位；B.MRI轴位；C.MRI矢状位。

图1-4-43　发现腰骶部椎体结核时CT及MRI检查（2010年9月）

※【手术指征】

患者病变进行性发展，症状越来越重，严重影响生活。

※【术前计划与手术技巧】

拟给予置管推药微创手术处理。内镜下给予病灶清洗，并留置推药管，局部推入抗结核药物。

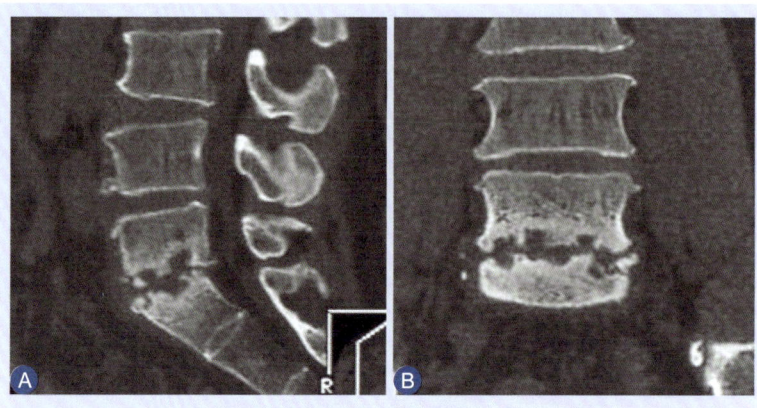

A.矢状位；B.冠状位。
图1-4-44 复查CT（2011年4月19日）

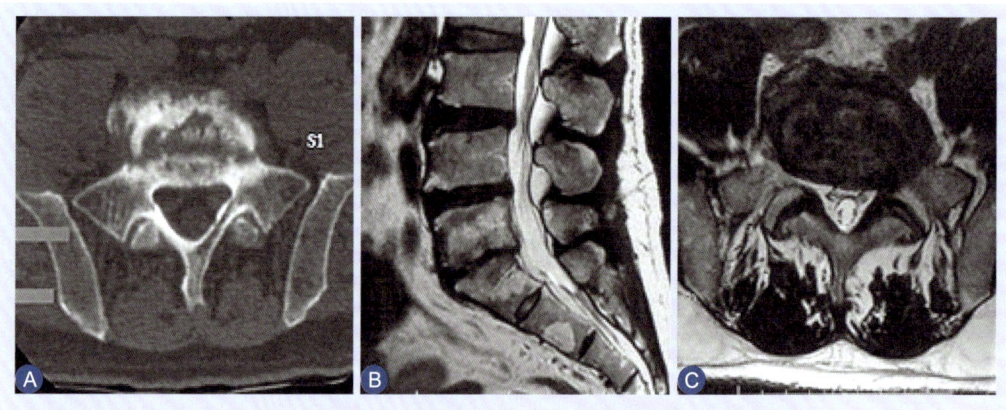

A.CT轴位；B.MRI矢状位；C.MRI轴位。
图1-4-45 复查MRI及CT（2011年8月26日）

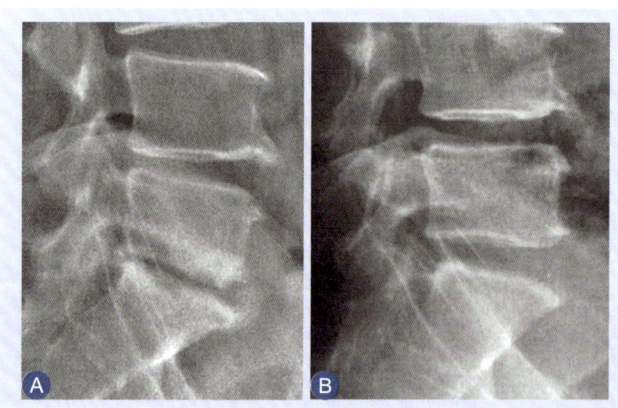

A.复查时X线片；B.初诊时X线片。
图1-4-46 复查X线片（2011年8月26日）和初诊X线片对照

※【术后治疗及并发症】

该患者治疗后破坏仍有进展，但随着长期局部注药和常规化疗，症状还是得到了控制，虽然复查腰椎CT显示$L_5 \sim S_1$椎间隙水平病灶稳定，无扩散（图1-4-47），腰椎MRI显示$L_5 \sim S_1$退行性改变（图1-4-48），影像学检查显示椎间隙变窄，椎间盘及终板组织破坏，但是椎体整体外形破坏较轻，患者可以正常生活，无其他并发症。

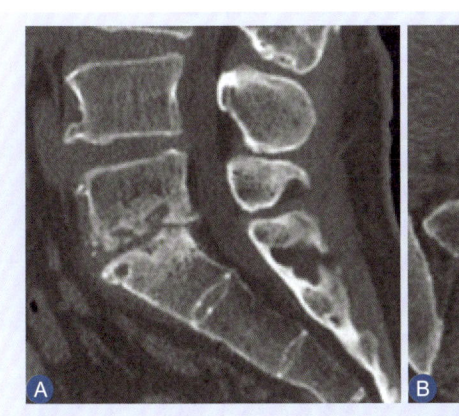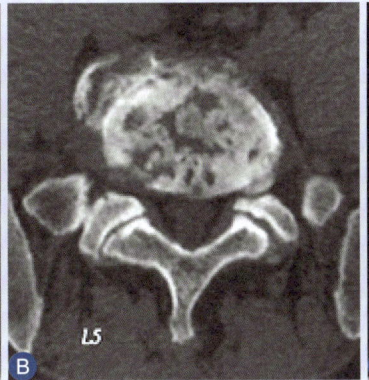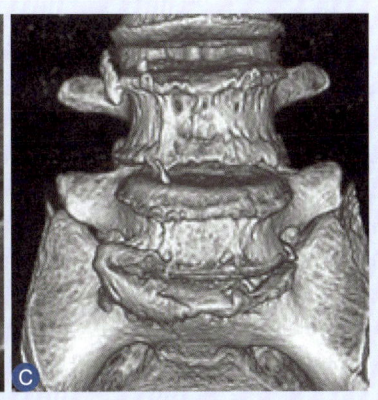

A.矢状位；B.轴位；C.三维CT。

图1-4-47 复查腰椎CT（2012年1月23日）

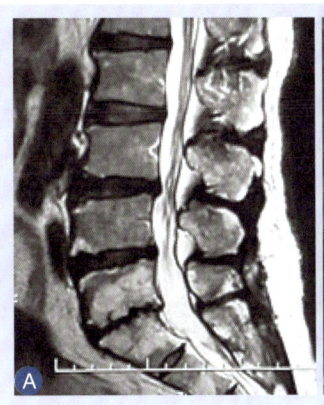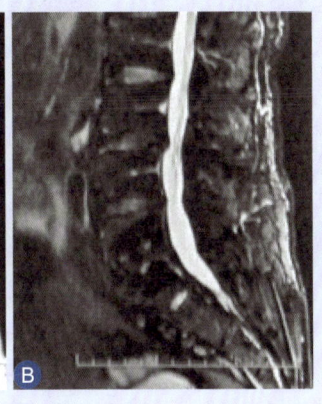

A.T2像；B.抑脂像。

图1-4-48 复查腰椎MRI（2012年9月23日）

※【讨论与思考】

脊柱结核的早期诊断较困难，本患者早期影像学检查无明显改变，当地医院根据病史、体检、实验室检查结果诊断为腰骶椎结核。

在未形成明显椎体破坏时即开始抗结核治疗，患者的椎间隙破坏程度并未立即改善，早期甚至出现了加重，可见对症治疗后症状也不能立即缓解，而且脊柱结核的治疗周期较长。微创处理，创伤较小，对患者本身未发现任何明显损害，治疗过程中是否应采取更为积极的态度，早期发现即给予微创干预？值得我们深思。

（术者：张西峰）

（整理：步荣强　张泽华）

病例29　腰骶部结核伴局部流注脓肿的微创治疗

※【病例简介】

基本信息：患者，男性，56岁。

主诉：腰骶部疼痛2年，左臀部发现一包块6个月。

病史：长期腰背部疼痛，按腰椎间盘突出保守治疗效果不佳；2010年4月左臀部发现一包块，6月MRI检查发现$L_5 \sim S_1$椎体骨质破坏，异常信号影；左臀部包块逐渐增大，12月在当地医院诊断为$L_5 \sim S_1$椎体结核伴腰大肌脓肿流注至左臀部，行局部包块切开，持续抗结核对症治疗，患处仍有脓肿，腰椎症状改善不明显，遂于我院就诊，就诊时伤口渗出较多脓液（图1-4-49）。

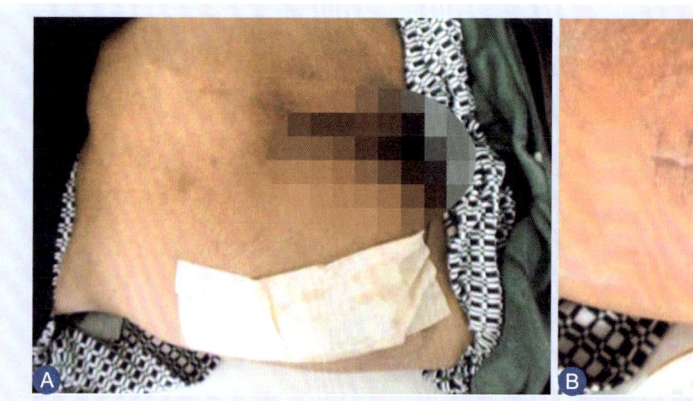
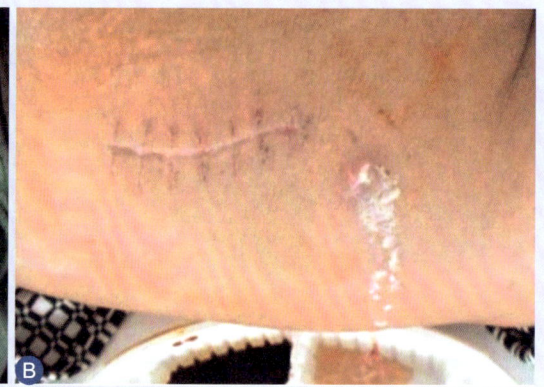

A.伤口外像敷料渗出；B.伤口渗出脓液。

图1-4-49　患者入院时伤口外像（2011年1月19日）

查体：双侧臀部不对称，左臀部略肿大，可触及一包块，直径约3 cm。左臀部一斜行手术瘢痕长约4 cm。$L_5 \sim S_1$椎体棘突间隙压痛阳性，叩击痛阴性。伤口局部可见干酪样坏死物。双下肢活动正常，病理征阴性。

辅助检查：MRI检查显示$L_5 \sim S_1$椎间隙周围脓肿及左臀部流注脓肿（图1-4-50）。腰骶部CT显示$L_5 \sim S_1$椎体破坏，椎前脓肿形成（图1-4-51）。

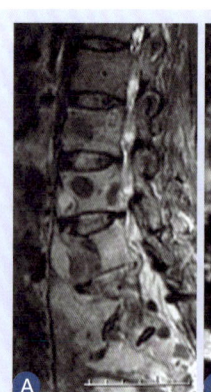
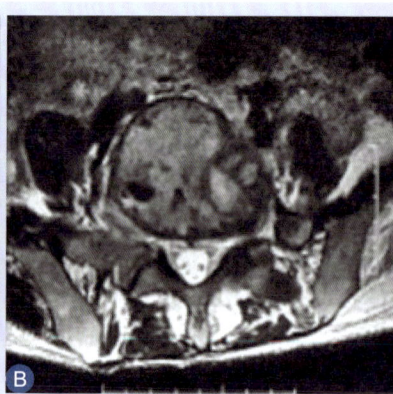
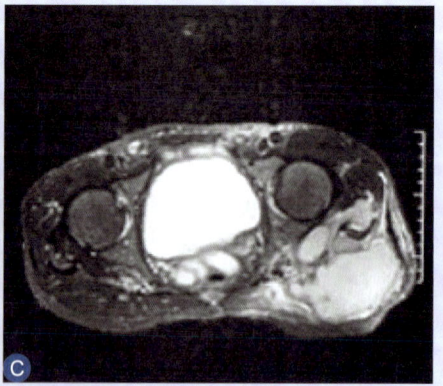

A.矢状位；B.轴位显示椎体破坏；C.轴位显示左侧臀部脓肿。

图1-4-50　MRI检查（2010年12月23日）

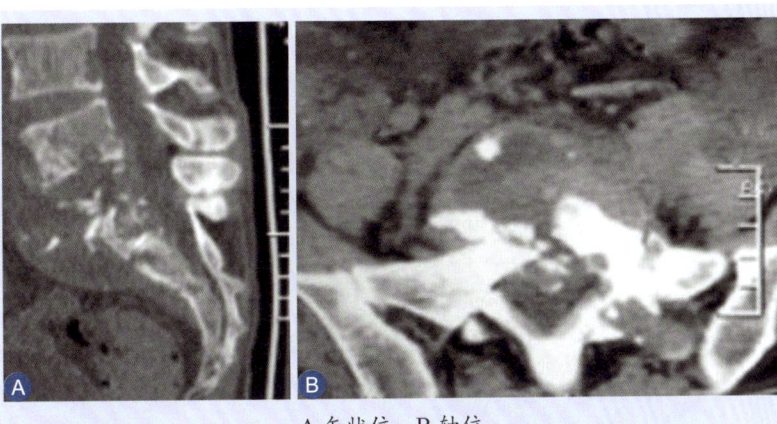

A.矢状位；B.轴位。

图1-4-51 腰骶部CT检查（2011年1月10日）

※【手术指征】

患者就诊时见腰椎病灶破坏，左侧臀大肌流注巨大脓肿，原引流管口窦道形成，有干酪样坏死物流出，经久不愈，严重影响患者的生活。

※【术前计划与手术技巧】

考虑患者脊柱结核，选取原发病灶椎间隙进行穿刺置管，同时在臀大肌脓肿最大部位留置灌注冲洗管。此方案旨在治疗原发病灶的同时积极行脓肿引流冲洗治疗。操作时，患者取俯卧位，通过CT扫描定位病灶后进行穿刺。

※【术后治疗及并发症】

给予腰椎病灶及左侧臀部穿刺置管，臀部留置冲洗引流管20天，引流液清亮后拔除引流管，出院后予患者全身抗结核联合腰背部推注抗结核药物治疗。5个月后复查MRI显示臀部流注脓肿消失，$L_5 \sim S_1$椎间隙及骶椎前方仍有脓肿（图1-4-52）。再次给予穿刺抽脓置管手术处理，留置3个月后拔除。2014年复查X线片显示腰椎生理曲度尚可，$L_5 \sim S_1$椎体破坏未见加重（图1-4-53）。2016年复查MRI显示$L_5 \sim S_1$椎间隙及椎旁脓肿消失，神经根及硬膜囊未见压迫（图1-4-54）。长期随访至今，患者预后良好，无特殊不适。

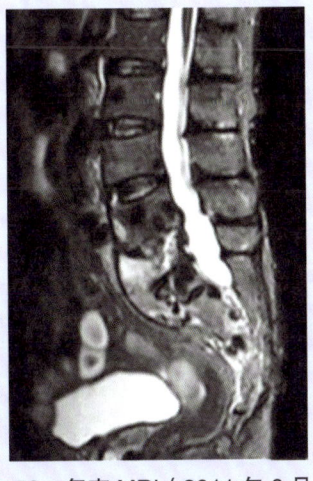

图1-4-52 复查MRI（2011年6月10日）

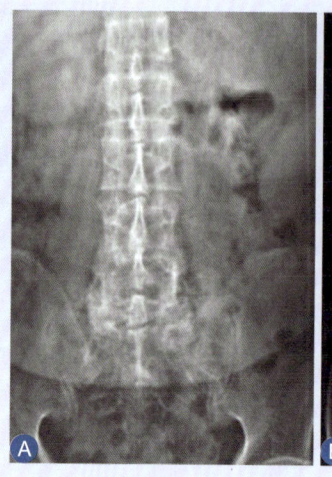
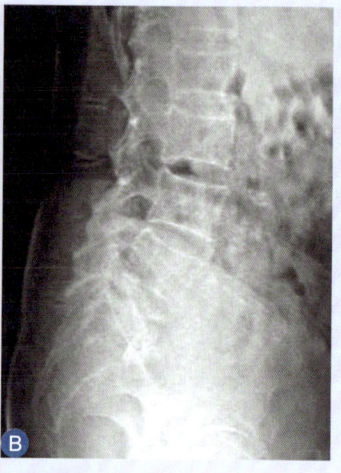

A.正位；B.侧位。

图1-4-53 复查X线片（2014年10月1日）

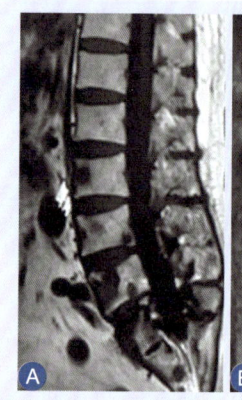
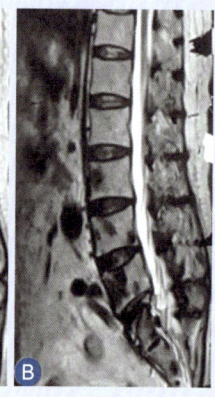
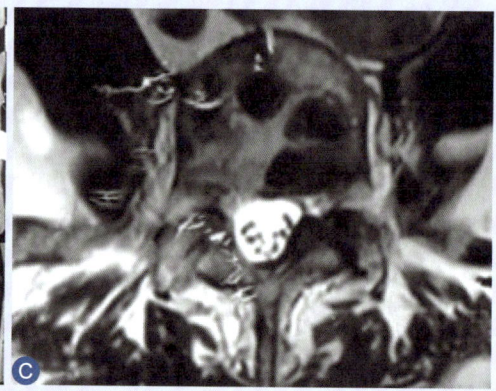

A.矢状位T1像；B.矢状位T2像；C.轴位。

图1-4-54 复查MRI（2016年12月）

※【讨论与思考】

该患者首次于外院就诊时诊断为脊柱结核，仅单纯行臀部肿物切除，并未处理原发病灶，术后原发病灶继续加重椎体破坏，肿物切口处经久不愈，不断有干酪样坏死物流出。该类患者即使再次采取开放手术行病灶彻底清创，一般效果也不理想，我们采取椎间隙穿刺置管，臀大肌脓肿最大部位留置灌注冲洗管引流的微创方法，最终取得了不错的疗效。

（术者：张西峰）

（整理：步荣强 张泽华）

病例30 腰椎结核伴大腿前侧窦道形成的微创治疗

※【病例简介】

基本信息：患者，女性，65岁。

主诉：腰背痛5个月，左下肢窦道形成1周。

病史:患者于2009年2月因腰背不适伴腹痛,行CT检查发现$L_{3~5}$椎体破坏伴脓肿,红细胞沉降率达125 mm/h,口服抗结核药物后症状加重,2009年7月出现左大腿前侧包块破溃。

查体:腰背压痛,左大腿可见破溃窦道,下肢活动尚可。

辅助检查:就诊时CT显示$L_{3~5}$椎体结核伴死骨形成(图1-4-55);MRI显示$L_{3~5}$椎体结核,周围脓肿,局部硬膜囊、神经根受压,椎管狭窄(图1-4-56);X线片显示$L_{3~5}$椎间隙略变窄,椎体呈破坏样改变(图1-4-57);外像可见左大腿根部窦道形成,挤压窦道可见大量干酪样坏死物流出(图1-4-58)。

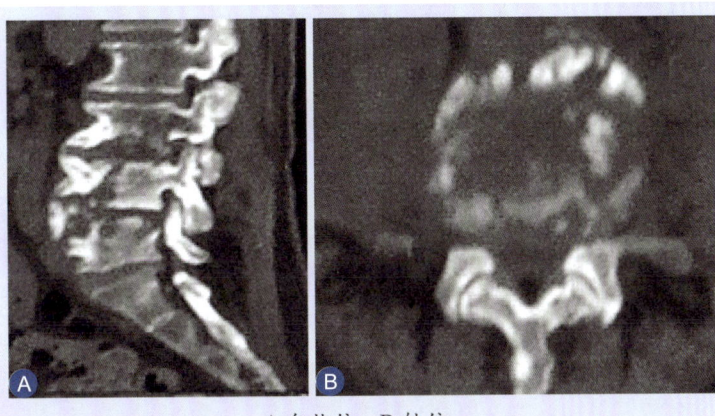

A.矢状位;B.轴位。

图1-4-55 腰椎CT检查(2009年7月26日)

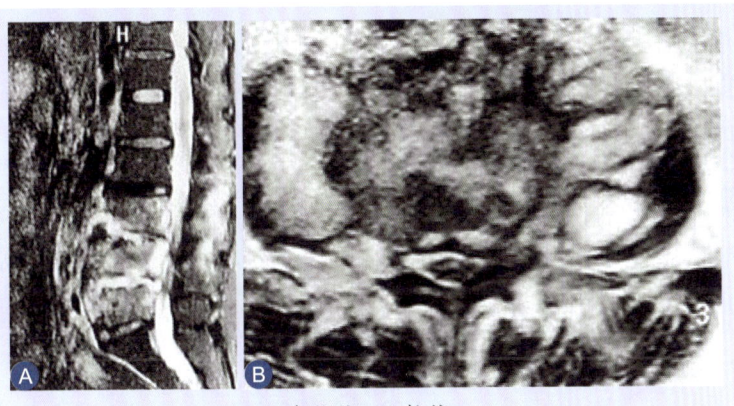

A.矢状位;B.轴位。

图1-4-56 腰椎MRI检查

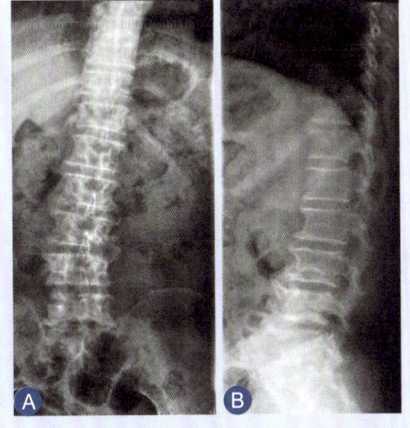

A.正位;B.侧位。

图1-4-57 X线片检查

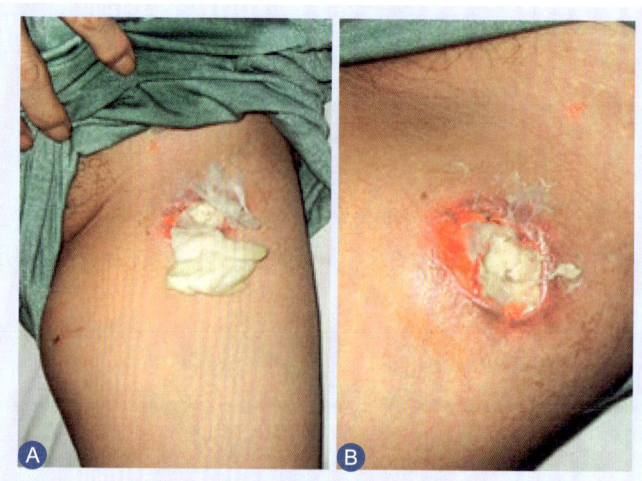

A.伤口挤出的坏死物；B.伤口外像。

图1-4-58　患者就诊时伤口外像

※【手术指征】

腰椎CT检查显示$L_{3~5}$椎体骨质破坏伴椎旁寒性脓肿形成。常规抗结核药物化疗效果不佳，经久不愈的窦道形成。

※【术前计划与手术技巧】

病灶椎体破坏，周围可见骨质增生退变，给予病灶间隙穿刺置管；腰大肌脓肿，给予置管冲洗治疗；伤口窦道形成，有大量分泌物，给予定期换药，经窦道口长期放置推药管，每日通过置管局部推入抗结核药物，并对伤口作换药处理，填塞纱布避免皮肤愈合。

※【术后治疗及并发症】

患者病情较重，脓肿较大，由腰大肌经盆腔向左大腿流注，冲洗并不通畅，伤口窦道持续不愈合，经腹腔挤压可排出脓肿，给予置管推药、伤口定期换药处理。第2次穿刺置管，窦道口定期换药后流出的脓液逐渐减少，患者症状逐渐好转（图1-4-59）。留管推药6个月后，患者病情得到控制。治疗过程中因背部导管留置时间较长，出现了断管情况。术后6个月复查CT显示病变部位稳定，背部留置的1根推药管皮下断裂，给予小切口取出（图1-4-60，根据临床经验，部分断管位置较深时可以不予取出，但本患者强烈要求取出断管）。随访至今病情平稳，伤口愈合良好，患者活动度良好（图1-4-61）。

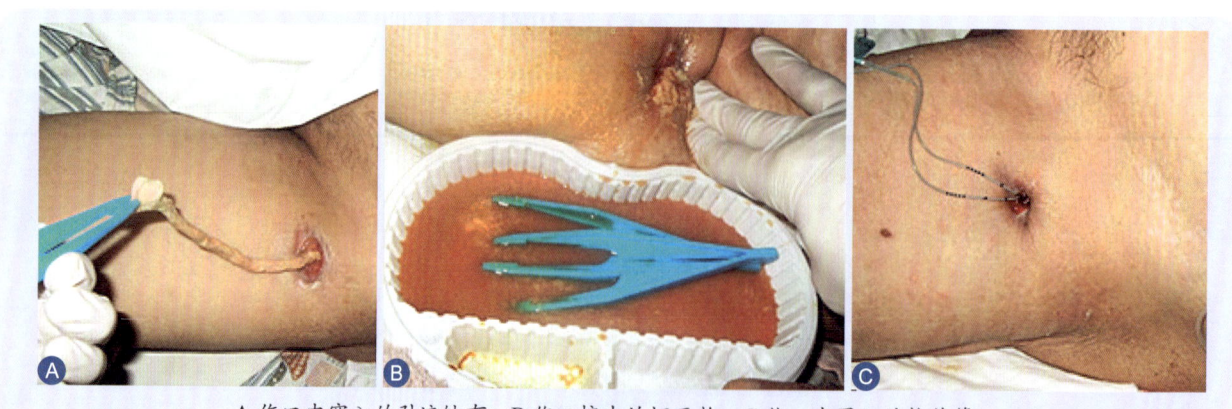

A.伤口内塞入的引流纱布；B.伤口挤出的坏死物；C.伤口内置入的推药管。

图1-4-59　第2次穿刺置管（2009年9月25日）

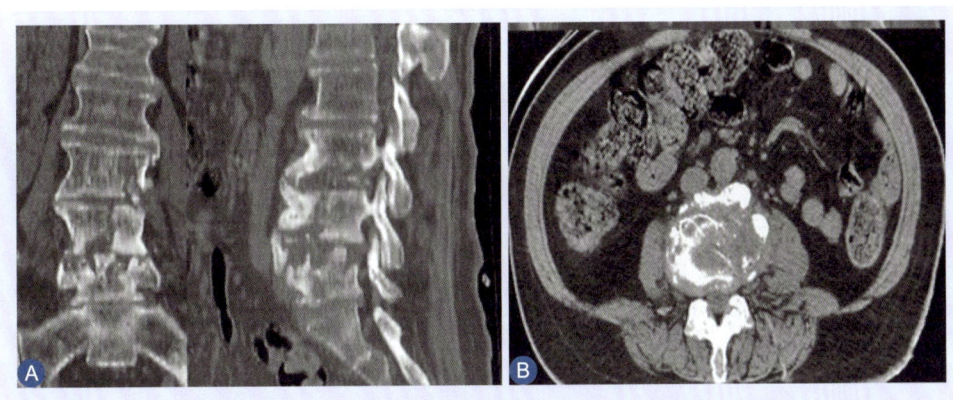

A.冠状位；B.矢状位。

图1-4-60　术后6个月复查CT（2010年3月18日）

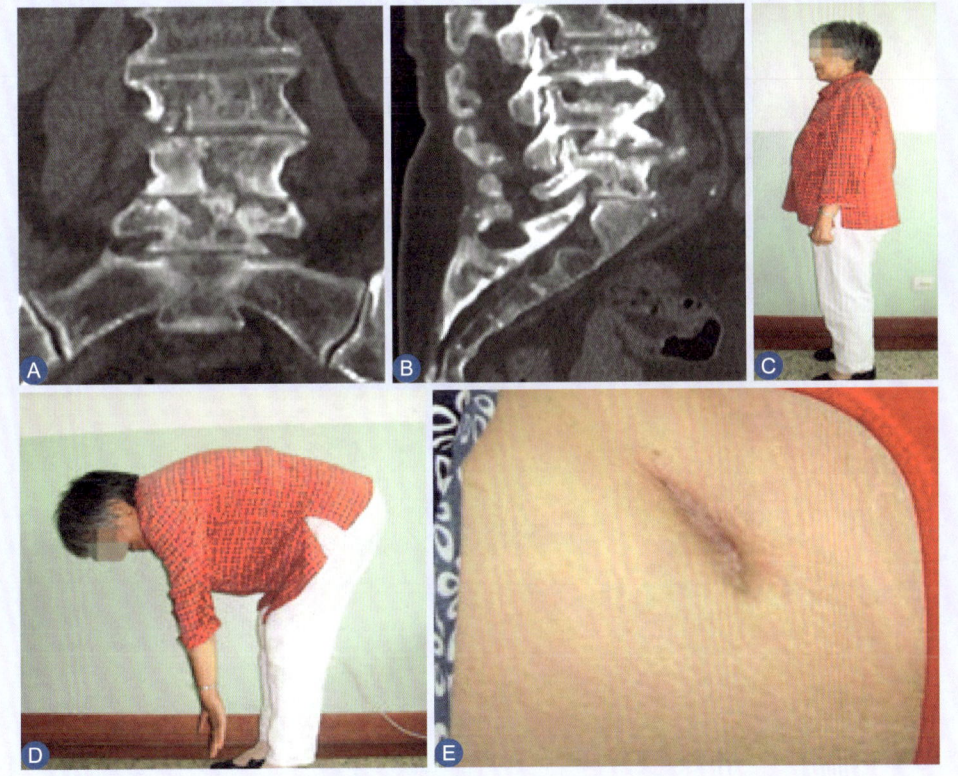

A.CT冠状位；B.CT矢状位；C.站立位外像；D.弯腰活动外像；E.伤口愈合外像。

图1-4-61　术后1年随访（2010年8月）

※【讨论与思考】

遇到这样的患者，很多医生治疗起来确实棘手，该怎样治疗，需要多长时间，效果怎么样？通过该病例的成功治疗，我们可喜地看到，结核是可以治愈的，微创治疗确实可以解决一些传统术式不能处理的问题。为我们在以后治疗类似疾病时提供了一种借鉴。该病例治疗周期较长，患者入院治疗100余天，定期换药、处理伤口耗费医生大量的精力和时间，需要医生的耐心和精心护理及长期随访。

（术者：张西峰）

（整理：步荣强　张　鹏）

病例31 微创手术治疗腰椎结核术后窦道迁延不愈

※【病例简介】

基本信息：患者，男性，33岁。

主诉：腰椎结核术后窦道形成不愈合16年。

病史：患者2003年出现腰背部疼痛不适，就诊于某医院，进一步检查后诊断为$L_{2~3}$椎体结核（图1-4-62），2004年2月给予病灶清创植骨内固定手术治疗，术后4个月右侧腰部窦道形成，给予再次清创手术治疗，术后窦道持续存在，此后窦道迁延不愈，就诊我院行内固定取出及多次微创置管冲洗治疗，疗效不佳。近一年窦道再次破溃，2020年11月25日再次就诊于我院，拟进一步治疗。

查体：腰背部压痛，右侧腰部伤口窦道结痂10天，无其他特殊不适。

辅助检查：术前检查C反应蛋白、红细胞沉降率均正常。

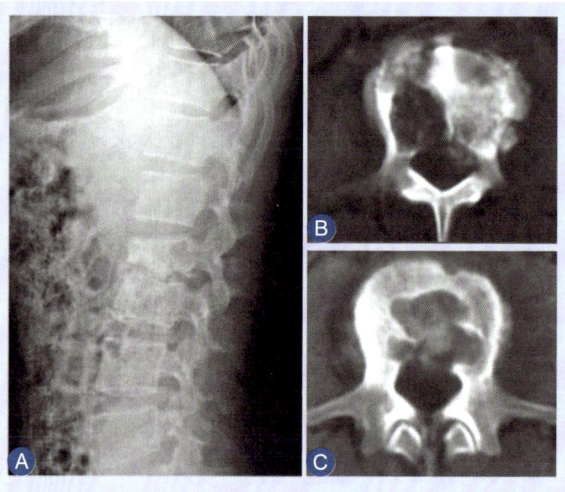

A.侧位X线片；B.CT显示L_2椎体破坏；C.CT显示L_3椎体破坏，椎间隙变窄。

图1-4-62 X线片及CT检查（2003年5月）

※【治疗经过】

第1次治疗：2004年2月，患者就诊于某医院，行腰椎结核病灶清除、取自身髂骨及异体腓骨植骨ZPLATE内固定术，复查X线片显示内固定位置良好（图1-4-63）。术后继续抗结核治疗。腰痛症状明显缓解。

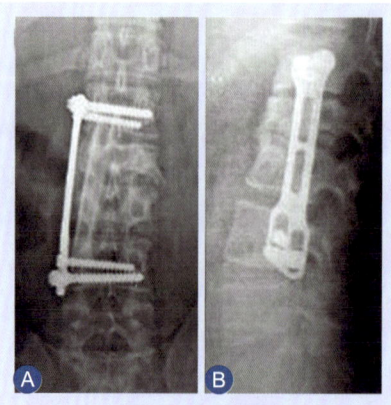

A.正位；B.侧位。

图1-4-63 第1次术后复查X线片

第2次治疗：2004年6月8日，患者腰部切口处破溃，流出黄色液体400 mL，形成窦道，进行外科手术清理。术后复查MRI显示椎旁仍有液性信号改变（图1-4-64）。

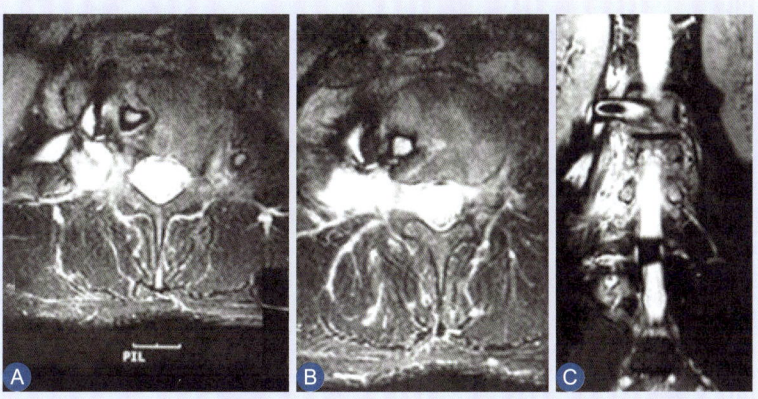

A. L_2轴位；B. L_3轴位；C. 冠状位。

图1-4-64　第2次术后复查MRI

第3次治疗：2005年9月19日，患者入我院接受治疗时局部窦道经久不愈，借助轮椅入病房（图1-4-65），行病灶穿刺置管术，术后局部化疗，患者症状缓解。

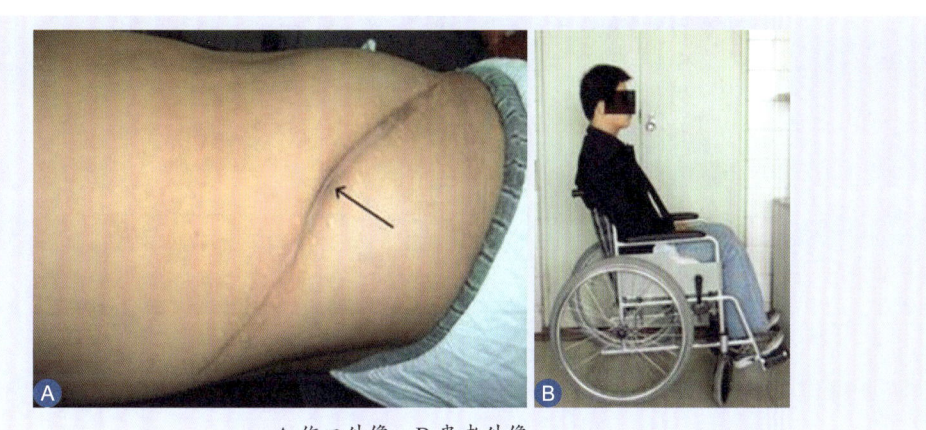

A.伤口外像；B.患者外像。

图1-4-65　第3次入院治疗时外像

第4次治疗：2006年9月，患者脓肿再次破溃，局部仍有脓液流出（图1-4-66），窦道形成，行内固定取出手术后再次置管。患者症状缓解，出院。

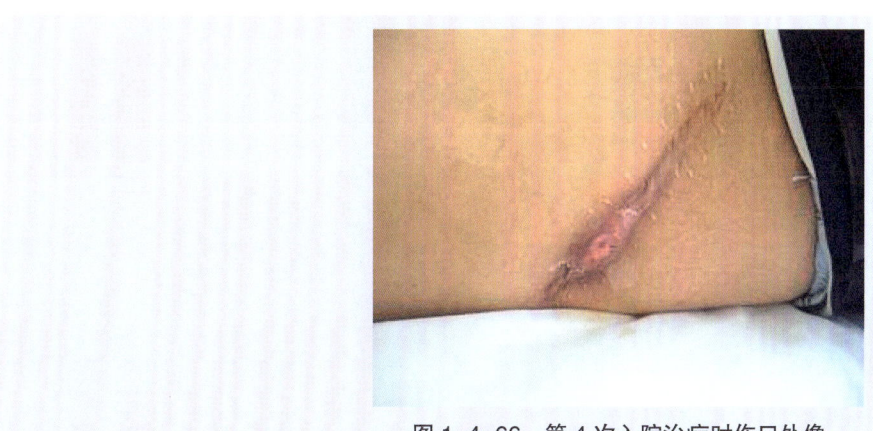

图1-4-66　第4次入院治疗时伤口外像

第5次治疗：2007年8月，患者皮肤再次破溃，有干酪样坏死物流出（图1-4-67），窦道形成，行经皮病灶清除、病灶置管灌注引流、局部注药治疗。

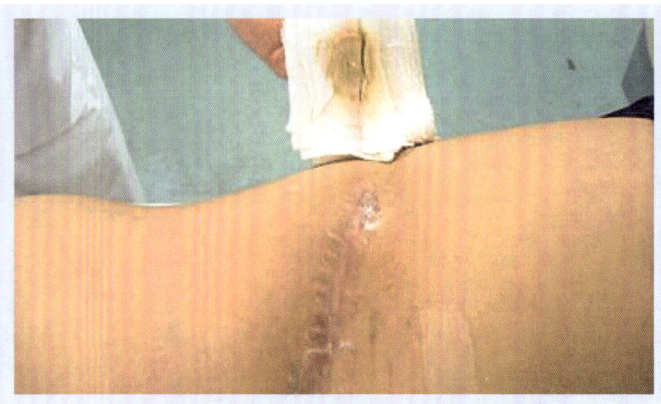

图1-4-67　第5次入院治疗时伤口外像

第6次治疗：2008年7月，患者突然出现视力下降，检查视力，双眼仅0.01。停用所有抗结核药物后，患者视力逐渐恢复，但伤口再次破溃，窦道形成。2008年10月，行病灶灌注冲洗术。术后2个月拔除灌注冲洗管后切口逐渐愈合。术后复查CT显示$L_{2\sim3}$间隙植入骨块仍未与周围组织完全融合（图1-4-68）。

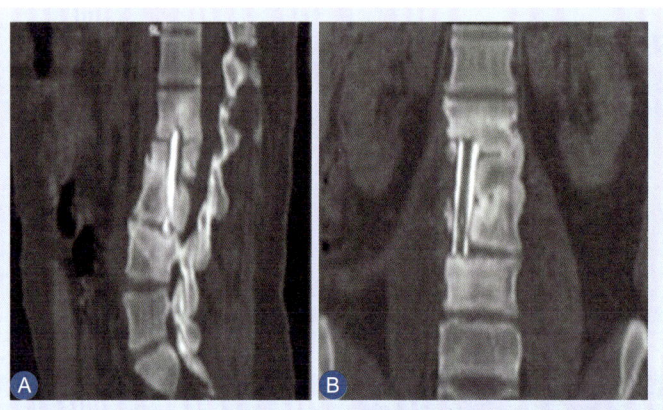

A.矢状位；B.冠状位。

图1-4-68　第6次治疗后复查CT

第7、第8次治疗：2015年10月，患者再次形成窦道，给予局部处理。2016年3月给予微创置管推药治疗。第8次治疗后复查X线片显示$L_{2\sim3}$椎间骨性融合，仍能明显分辨出植入的腓骨（图1-4-69）。

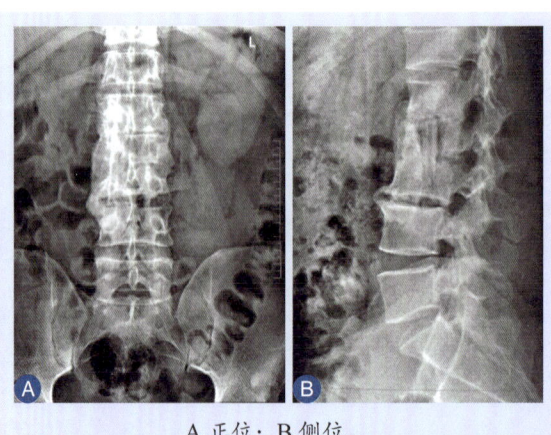

A.正位；B.侧位。

图1-4-69　第8次治疗后复查X线片

第9次治疗：2016年11月14日，患者再次行经皮病灶置管灌注冲洗治疗（图1-4-70）。患者未再口服抗结核药物。

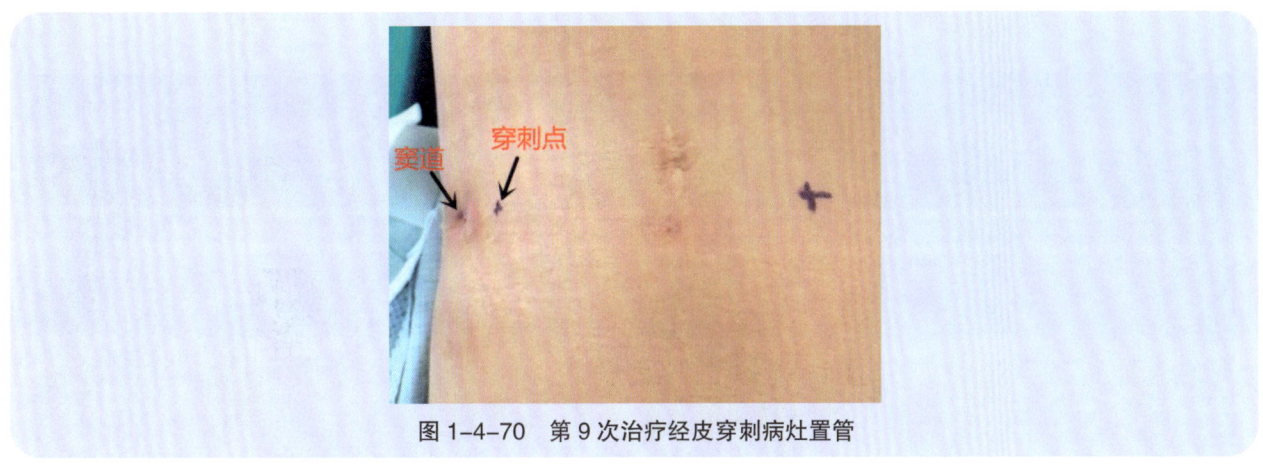

图 1-4-70　第 9 次治疗经皮穿刺病灶置管

第10次治疗：2017年6月，患者先行CT造影寻找原发病灶（图1-4-71），然后在脊柱内镜下置管，术中镜下用磨钻打磨外侧骨皮质，清理至异体腓骨周围，于腓骨周围放置灌注冲洗管持续冲洗。置管冲洗10余天，伤口窦道愈合，各项指标正常，恢复正常生活（图1-4-72）。

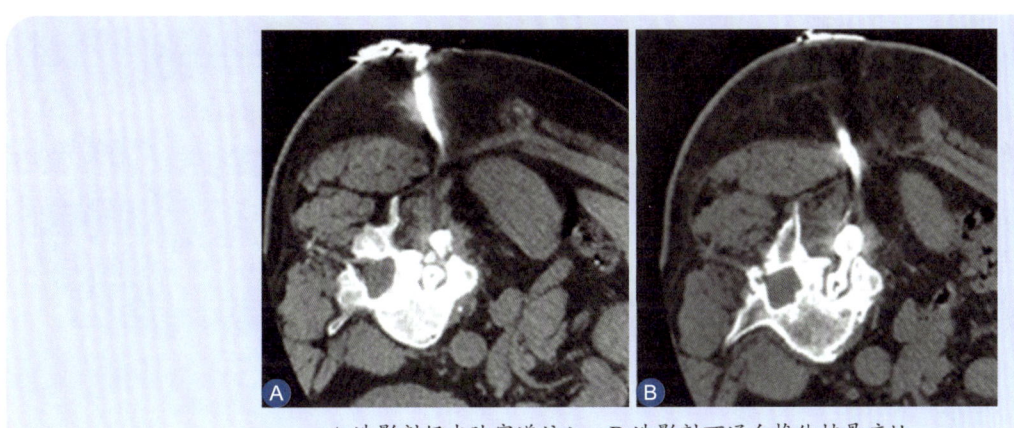

A.造影剂经皮肤窦道注入；B.造影剂可通向椎体植骨病灶。

图 1-4-71　第 10 次治疗中采取 CT 造影寻找原发病灶

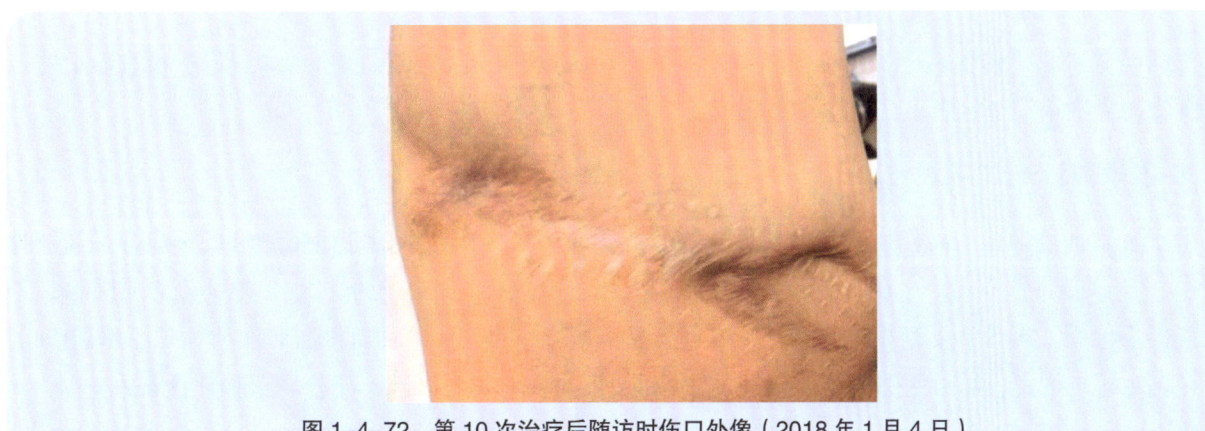

图 1-4-72　第 10 次治疗后随访时伤口外像（2018 年 1 月 4 日）

第11次治疗：患者病情恢复良好，近一年来再次出现窦道破溃。治疗前X线片及CT检查显示病变周围骨质增生明显，植骨腓骨仍然显影明显（图1-4-73），MRI检查显示腓骨管腔内及椎旁液性高信号（图1-4-74）。2020年11月25日再次就诊于我院，拟再次给予内镜下病灶清理置管冲洗手术治疗。

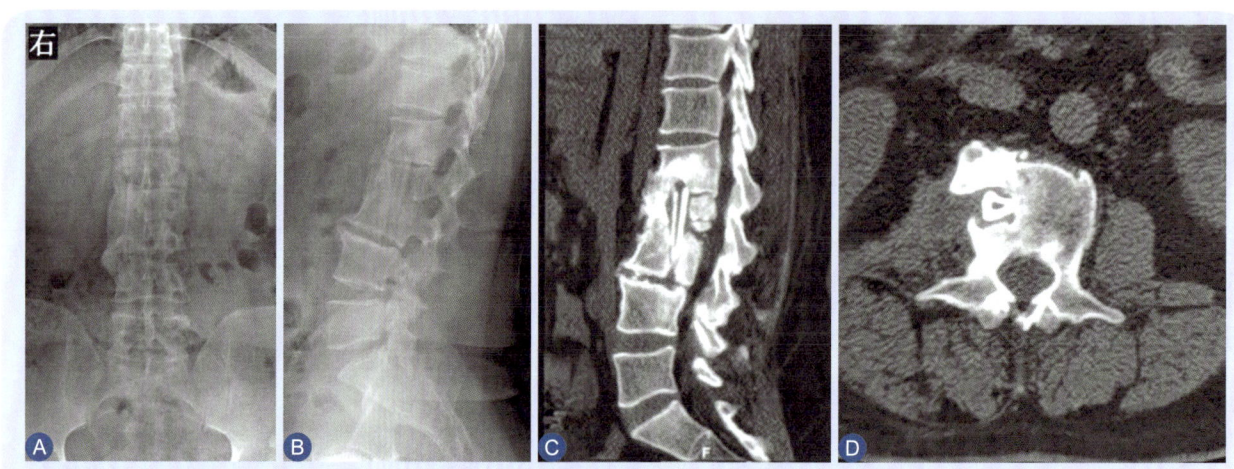

A.正位X线片；B.侧位X线片；C.CT矢状位；D.CT轴位。

图1-4-73　第11次治疗前X线片及CT检查

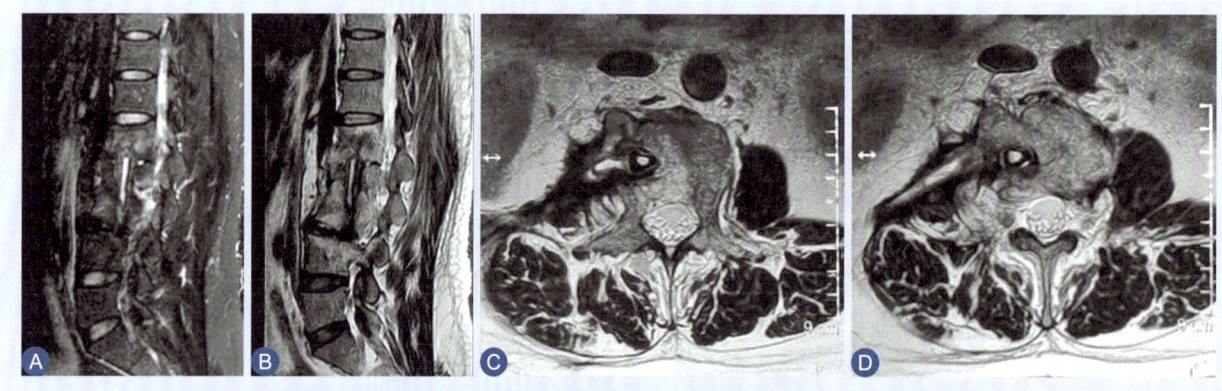

A.抑脂像；B.T2像；C.轴位显示植骨部位液性信号；D.轴位显示液性高信号向外直通窦道。

图1-4-74　第11次治疗前MRI检查

※【手术指征】

诊断明确，长期慢性病史，腰椎结核术后窦道迁延不愈，目前症状再次出现。影像学检查显示植入异体腓骨与周围组织分界明显，管腔及周围仍有脓液。

※【术前计划与手术技巧】

由于置管冲洗及推药需作用至病灶部位才能有效，而患者多次手术治疗后窦道形成不愈合，局部骨质增生，腓骨皮质骨坚硬，存在明显药物作用未起效的无效腔，既往内镜下将腓骨外部分骨质磨除，置管冲洗仍不理想，影像学复查见植骨腓骨腔内仍有高信号影，再次治疗需打破腓骨皮质，拟于术前CT定位下穿刺至腓骨周围，以确保手术定位确切。镜下部分腓骨皮质骨被打破，充分显露腓骨管腔。

※【手术过程】

术前CT定位下将定位针穿刺至腓骨管腔外（图1-4-75）。术中沿定位针将工作通道置入病灶周围，使用C形臂透视显示位置良好（图1-4-76）。在脊柱内镜下操作治疗，使用磨钻打磨掉腓骨内外侧两层部分皮质，见腓骨管腔内淡黄色脓液流出，对侧皮质与椎体之间仍有少量肉芽组织，内镜下置入腓骨腔内1根硬膜外管，退出内镜器械沿工作通道再置入1根引流管（图1-4-77）。

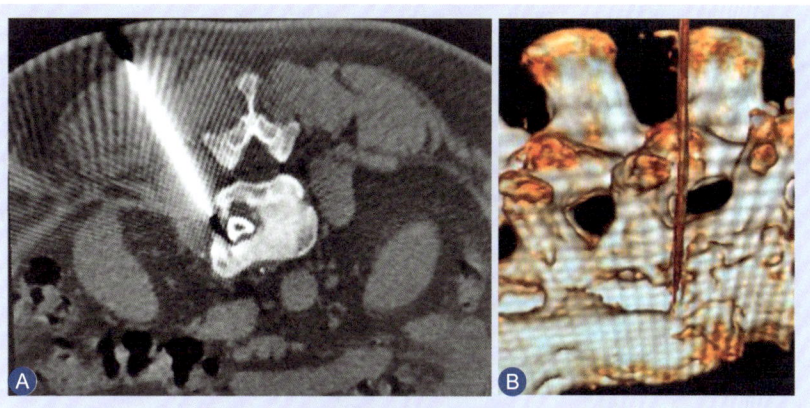

A.CT引导下穿刺至植骨部位；B.三维CT重建。

图1-4-75 术前CT定位

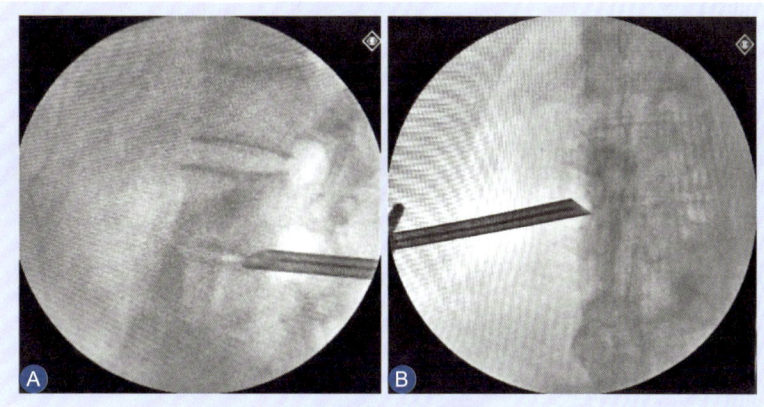

A.正位透视；B.侧位透视。

图1-4-76 术中沿定位针将工作通道置入病灶周围

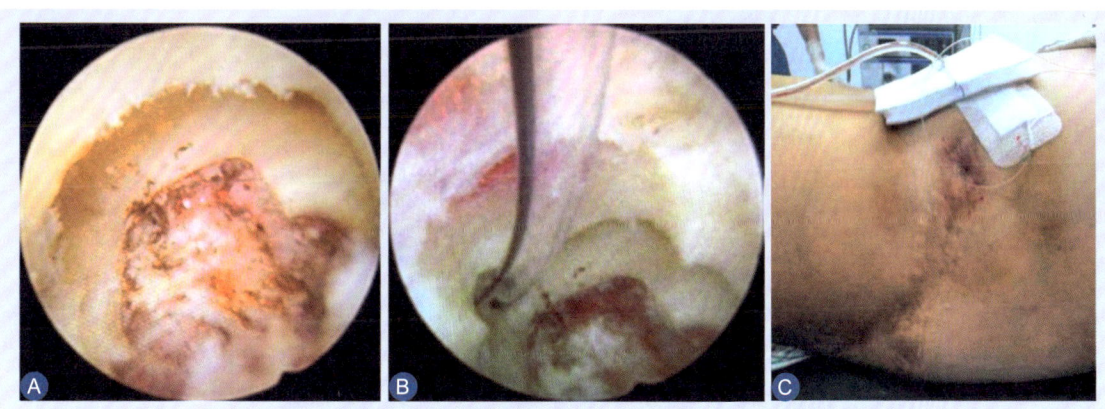

A.镜下打磨出腓骨管腔；B.向管腔内置入硬膜外管；C.固定冲洗管外像。

图1-4-77 在脊柱内镜下操作及治疗

※【术后治疗及并发症】

术后伤口愈合顺利。患者各项指标正常，恢复正常生活。

※【讨论与思考】

患者最早就诊时仅有单纯骨质破坏，无大量脓肿，给予切开清创植骨内固定手术治疗，巨大的创伤未带来良好的治疗效果，带来的却是一次又一次的痛苦，治疗不应是直接使用终极手段，如果该患者开始采取微创治疗，即使疗效不佳，还可以再次微创手术处理，这样带来的创伤应比现在小很多。

患者多次微创手术治疗后伤口窦道仍不能保证痊愈，结核分枝杆菌很难彻底消灭，植入异体腓骨始终没能吸收，反而形成了微创置管冲洗不到的无效腔，其间建议患者再次开放手术治疗，将异体腓骨取出，曾向其他手术医生推荐，但无医生表示愿意接诊，上次治疗造影可见窦道直通病灶内植骨部位，本次就诊时发现腓骨管腔内仍有脓液。该位置单纯穿刺已很难达到，磨除部分椎体骨质，置管至腓骨周围冲洗仍不能取得满意效果。本次治疗使用磨钻直接打磨腓骨管壁，充分显露管腔，使药物直接作用到无效腔病灶。当然该患者病史较长，病情复杂，能否完全治愈避免复发，还需要长时间的随访观察。

（术者：张西峰）

（整理：步荣强　李子超）

病例32　CT引导下经皮腰椎感染间隙穿刺置管局部药物注射治疗腰椎结核开放手术后结核复发

※【病例简介】

基本信息：患者，男性，60岁。

主诉：腰椎结核术后19个月，切口窦道形成4个月。

病史：患者于入院前19个月因腰部疼痛行腰椎MRI检查，考虑腰椎结核，口服抗结核药物治疗3周，症状无改善，外院给予侧前方入路病灶清除减压植骨融合内固定术，术后继续正规抗结核治疗，6个月前手术切口处出现皮肤瘙痒、肿胀；4个月前手术切口破溃，窦道形成；2个月前出现腰后部酸痛、无力。入院时ODI评分为50%（重度功能障碍）。

查体：腰部右侧原手术切口处有一窦道形成（图1-4-78），可见少量淡黄色渗出物，$L_{2\sim3}$椎间及椎旁伴有压痛及叩击痛。

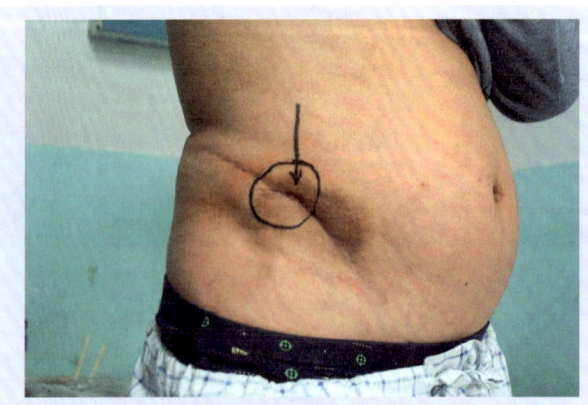

图1-4-78　腰椎结核开放手术后切口窦道形成

辅助检查：腰椎正侧位X线片显示$L_{2\sim4}$椎体部分切除、钛网植骨、侧方椎体钉板系统内固定术后表现（图1-4-79）；腰椎CT显示符合腰椎结核术后窦道形成；右侧腰大肌、髂腰肌、右侧腹壁软组织肿胀（图1-4-80）；腰椎MRI及增强扫描显示$L_{2\sim4}$椎体水平脊柱呈术后改变；L_3椎体后部、L_4左侧椎弓根及右侧腰大肌旁异常信号，考虑炎性病变，不排除右侧腰大肌旁脓肿形成可能（图1-4-81）。上述检查可见内固定位置尚可，右侧腰大肌内少量脓肿。

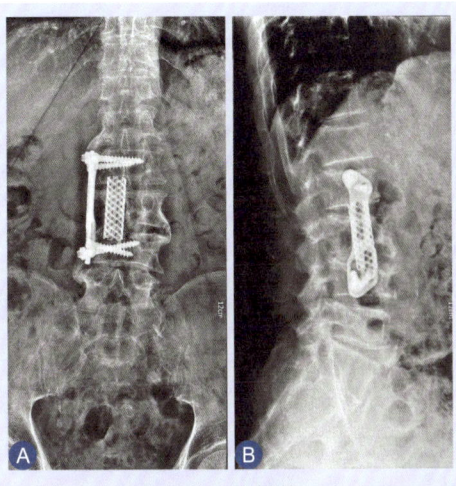

A.正位；B.侧位。
图1-4-79 腰椎X线片（2020年11月11日）

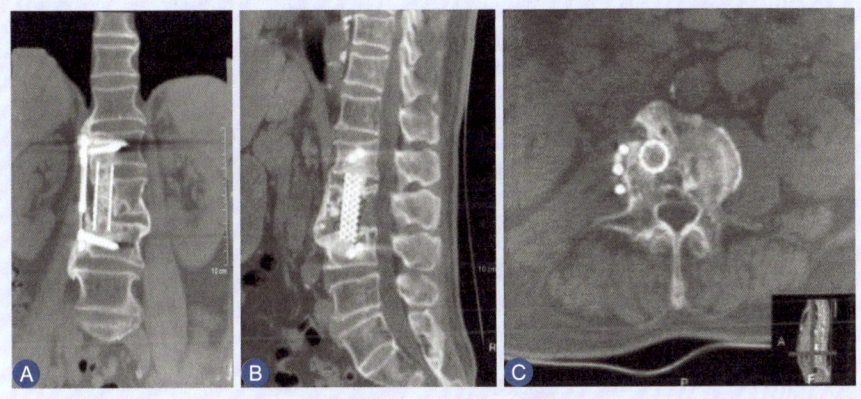

A.冠状位；B.矢状位；C.轴位。
图1-4-80 腰椎CT（2020年11月12日）

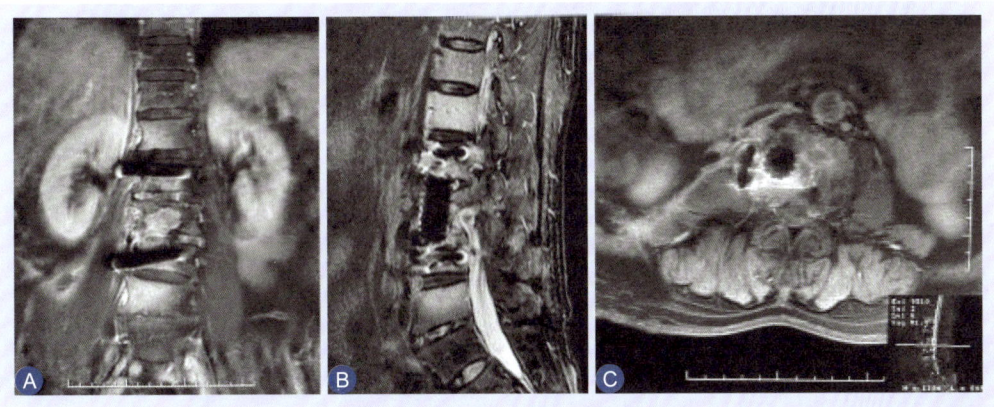

A.冠状位；B.矢状位；C.轴位。
图1-4-81 腰椎MRI及增强扫描（2020年11月12日）

右侧腰部手术切口窦道彩超（2021年11月17日）：右下髂腰肌内可见一低回声区，范围10.2 cm×2.56 cm，边界尚清，内可见无回声区，范围4.54 cm×1.15 cm，透声可。

结核分枝杆菌γ-干扰素释放试验（2020年11月20日）：7.25 pg/mL（阴性）。

※【手术指征】

患者存在腰背部疼痛，手术切口窦道形成，持续有渗液，严重影响生活质量。ODI评分为50%，提示重度功能障碍，影像学检查提示右侧腰大肌炎性病变，考虑局部炎性反应仍存在，保守治疗4个月窦道不愈合，考虑结核术后复发，需进一步手术治疗。

※【术前计划与手术技巧】

患者目前腰椎后压痛及叩击痛阳性，局部窦道形成，考虑结核术后复发，结合影像学资料提示植骨已融合，腰椎稳定性可，可给予微创穿刺置管提高局部药物浓度强化化疗。由于接受开放手术后植骨融合且瘢痕组织增生明显，局部应用异烟肼注射液抗结核治疗时影响药物弥散，削弱局部抗结核药物治疗效果，因此穿刺置管用药需更加精准，注意原发病灶的控制。

对患者进行体格检查提示$L_{2\sim3}$节段明显存在压痛及叩击痛；影像学资料提示$L_{4\sim5}$右侧腰大肌炎性改变，考虑脓肿形成，故选择$L_{2\sim3}$、$L_{4\sim5}$节段在CT透视下经皮腰椎感染间隙行穿刺置管术，穿刺置入的硬膜外管位置良好（图1-4-82），操作过程中先使用穿刺针穿刺定位，再置入注药管并固定，抽液送检、注药。

术前制定治疗方案：①口服抗结核药物联合应用，继续全身抗结核治疗；②彩超引导下行结核窦道穿刺、抽液送检、异烟肼注射液注入治疗；③CT引导下经皮腰椎感染间隙（$L_{2\sim3}$、$L_{4\sim5}$）穿刺置管、抽液送检、异烟肼注射液局部注射治疗。

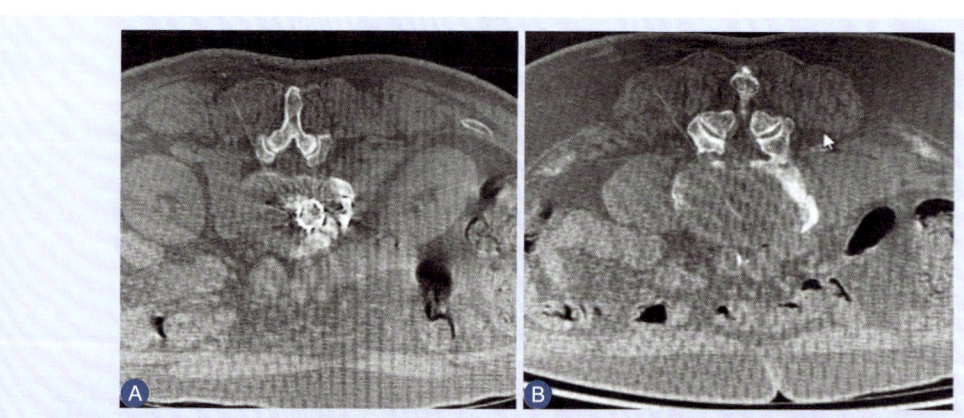

A.$L_{2\sim3}$间隙置管至钛网周围；B.$L_{4\sim5}$间隙置管。

图1-4-82　在CT透视下行穿刺置管术

※【术后治疗及并发症】

患者返回病房暂平卧、轴线翻身，适当在床上进行双下肢功能锻炼，注药管内注入异烟肼注射液2~4 mL，每日2次，持续6周。术后6周拔除注药管，复查腰椎CT显示右侧腰大肌、髂腰肌、右侧腹壁软组织肿胀较前稍显减轻（图1-4-83）。

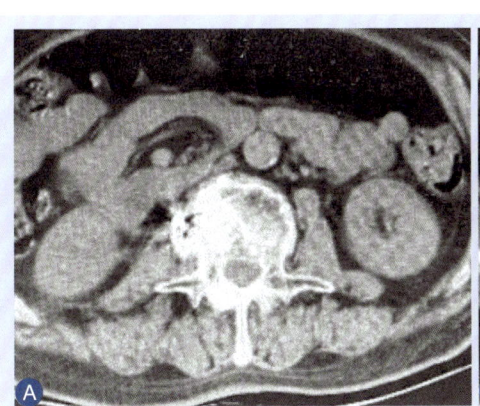
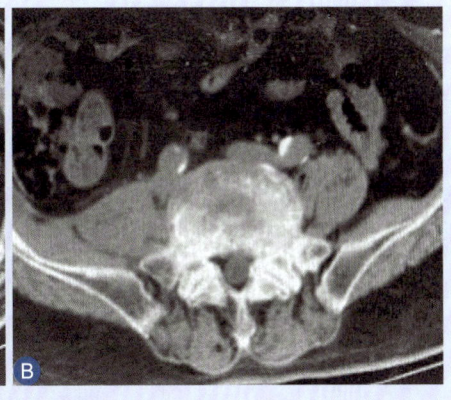

A. L_2椎体；B. $L_{4\sim 5}$间隙。

图 1-4-83　置管术后6周复查腰椎CT（2020年12月23日）

术后第2天患者手术切口窦道不再有渗液；术后第5天患者手术切口窦道完全愈合；术后第7天患者逐渐感腰后部酸痛、无力感明显减轻；术后6周拔除注药管，患者腰背部酸痛、无力明显缓解，查体显示腰部右侧手术切口窦道已完全闭合，无任何渗液，$L_{2\sim 3}$椎间及椎旁压痛、叩击痛明显缓解，腰椎活动程度有所改善。置管术后3个月复查右侧腰部手术切口，彩超显示局部未见异常回声；6个月随访ODI评分为0（未见功能障碍）；12个月随访患者手术切口窦道愈合良好，未再复发（图1-4-84）。

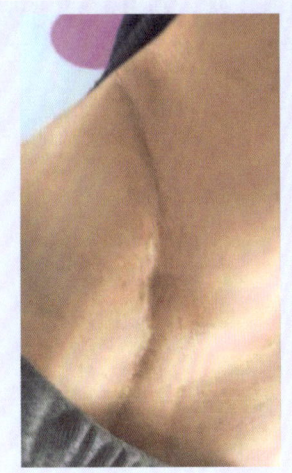

图 1-4-84　置管术后12个月患者手术切口

※【讨论与思考】

（1）开放手术治疗脊柱结核术后结核复发的危险因素。

查阅相关文献及资料显示：脊柱结核为慢性感染病灶，结核分枝杆菌的生物学特性使该病原菌难以彻底清除，该病本身就具有难治性及易复发性的特点。胸椎或腰椎结核开放手术（即切开病灶清除植骨融合内固定术）后结核复发的高危时间段通常为术后12~24个月，常以胸壁或腰大肌肿块、轻微胸腰背部疼痛、背部形成冷脓肿有波动感、局部伤口破溃迁延不愈、影像学检查显示骨质破坏、脓肿形成为主要表现。病灶清除不彻底、耐药性结核菌株出现、非活性异物过多放置、内固定松动失效、不正规药物治疗、长期营养不良是复发的主要原因，且病灶清除不彻底占比最高。多位学者研究认为术前抗结核治疗时间短、营养状况差、手术清除病灶程度轻、术后未规范治疗、术后制动时间不严格、合并系统性疾病均是影响脊柱结核患者开放手术后复发的独立危险因素。因此当我们选择开放手术治疗脊柱结核时应在术前充分行抗结核治疗,并了解耐药性情况,以便术中彻底清除病灶,术后严格按照规定制动时间进行活动,并行规范抗结核治疗,降低复发率。

(2) CT引导下经皮腰椎感染间隙穿刺置管局部药物注射治疗腰椎结核开放手术后结核复发指征的选择。

目前众多学者逐渐认识到CT引导下经皮腰椎感染间隙穿刺置管局部药物注射治疗脊柱结核是一种安全、有效、经济、简便的方式。对于仅有椎旁、内固定周围脓肿及流注性脓肿,内固定无松动、断裂、移位,无明显神经损害,无明显骨质破坏及后凸畸形的脊柱结核复发患者,可采用该治疗方式。此方式能始终保持病灶部位有足够杀灭结核分枝杆菌的药物浓度,这是治愈结核的关键。部分有神经功能障碍的患者,是脓肿压迫脊髓所致,一旦引流通畅,将脓液清除,脊髓的功能即可逐渐恢复。对于全身情况较差、不能耐受开放手术的患者,不需要术前行充分的抗结核治疗,即可早期行穿刺引流+局部抗结核药物注射治疗。引流可使脓肿快速减小、结核中毒症状缓解或脓肿引起的神经功能障碍缓解。但是我们在临床工作中不能随意扩大CT引导下经皮腰椎感染间隙穿刺置管局部药物注射治疗的适应证,对于骨质破坏严重、脓肿较多、后凸畸形严重的患者,应当优先选择手术治疗。

(术者:侯晓华)

(整理:田 浩 步荣强)

病例33 腰椎结核内固定术后伴脓肿的微创手术治疗

※【病例简介】

基本信息:患者,男性,37岁。

主诉:腰椎结核内固定术后局部脓肿增大1个月。

病史:患者右下肢麻木酸胀疼痛不适3个月,2011年6月就诊于当地医院,诊断为腰椎结核,当地医院给予腰椎内固定,同时行右髋部切开清创排脓手术,术后规律口服抗结核药物对症治疗,术后1个月复查发现腰背部脓肿增大,向右大腿内侧流注。

查体:腰骶部压痛,右大腿较对侧略肿胀,双下肢肌力大致正常。双侧跟腱反射未引出,病理征阴性。

辅助检查:入院时CT显示腰椎内固定良好,椎间隙破坏,右侧腰大肌髂窝向右大腿内侧流注脓肿巨大(图1-4-85)。

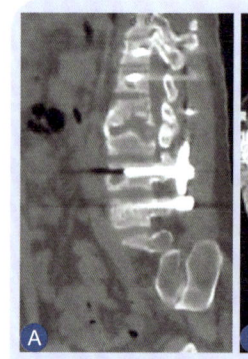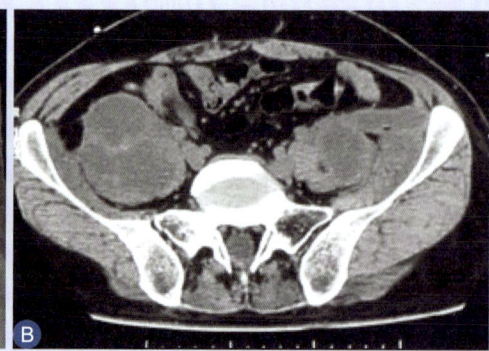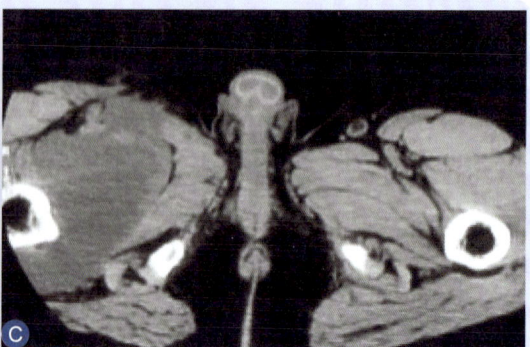

A.腰椎CT矢状位;B.盆腔CT显示髂窝脓肿;C.右大腿CT显示流注脓肿。

图1-4-85 入院时CT检查(2011年8月30日)

※【手术指征】

患者因腰椎内固定术后症状控制不佳入院，椎体间破坏，右侧腰大肌向下流注形成巨大脓肿。

※【术前计划与手术技巧】

病变椎体未见内固定螺钉，椎体间可见骨质破坏，右侧椎旁脓肿向髂窝、大腿内侧流注脓肿，给予原发灶放置推药管、右大腿脓肿最大部位放置持续冲洗引流管治疗。

※【术后治疗及并发症】

术后给予抗结核治疗，引流液清亮后保留推药管继续推药治疗；复查CT显示椎体间稳定，椎旁脓肿消失（图1-4-86）。术后复查腰椎正侧位X线片显示内固定位置良好（图1-4-87），腰椎CT显示椎体间愈合良好，脓肿消失，内固定无松动（图1-4-88）。末次随访时患者恢复良好，未见脊柱结核复发的迹象。

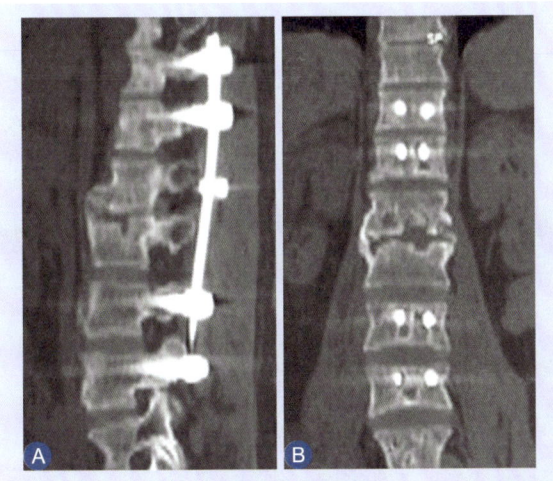

A.矢状位；B.冠状位。

图1-4-86　术后复查CT（2012年1月5日）

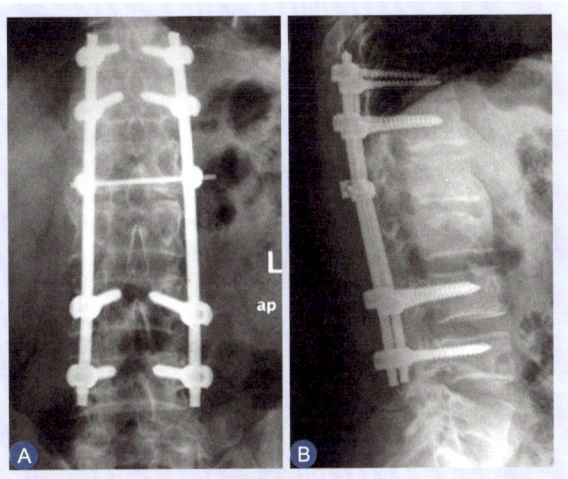

A.正位；B.侧位。

图1-4-87　术后复查腰椎X线片（2013年1月17日）

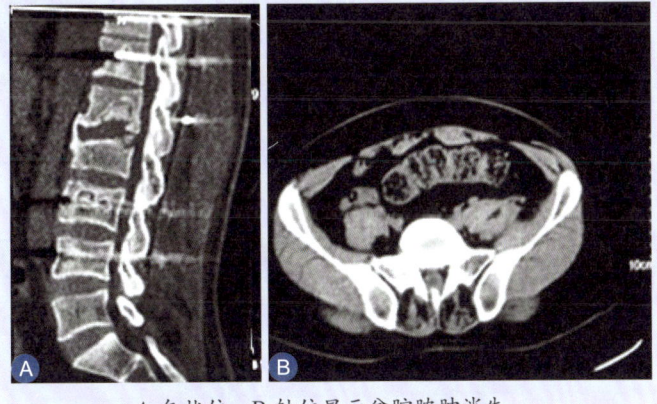

A.矢状位；B.轴位显示盆腔脓肿消失。

图1-4-88　术后复查腰椎CT（2013年1月17日）

※【讨论与思考】

该患者结核诊断明确后行清创内固定手术治疗，治疗不彻底，患者术后1个月症状明显加重，再次手术治疗相对棘手。我们采取微创穿刺治疗，3个月后症状消失，口服药物治疗1年后痊愈，随访至今症状无反复。

脊柱结核的手术治疗仅是手段，开放内固定手术并不能彻底解决问题。脊柱结核的本质是炎症性疾病，是良性病损，并不是原发性或转移性肿瘤，也不是畸形、退行性疾病或骨折。对于脊柱结核，在以治愈病灶为目的的情况下，外科手术要遵循创伤最小和方法最简单的原则，这样可以显著提高患者术后的生活质量。

（术者：张西峰）

（整理：步荣强　虞攀峰）

病例34　腰椎结核内固定术后切口窦道形成的微创治疗

※【病例简介】

基本信息：患者，男性，28岁。

主诉：腰椎结核内固定术后切口窦道形成4年。

病史：2006年1月患者出现腰背疼痛不适，当地医院CT、MRI检查显示椎体破坏，椎旁脓肿形成（图1-4-89），诊断为$L_{2\sim4}$椎体结核伴椎旁腰大肌脓肿，给予抗结核治疗半个月后，2006年6月15日行前路病灶清除+钛网内固定+后路椎弓根螺钉内固定+植骨融合术，患者术后复查CT、X线片显示内植物位置良好（图1-4-90，图1-4-91），同年12月脓肿破溃；口服抗结核药物4年，曾多次行病灶清除，切口一直未愈合，间断破溃，并形成切口窦道（图1-4-92）。

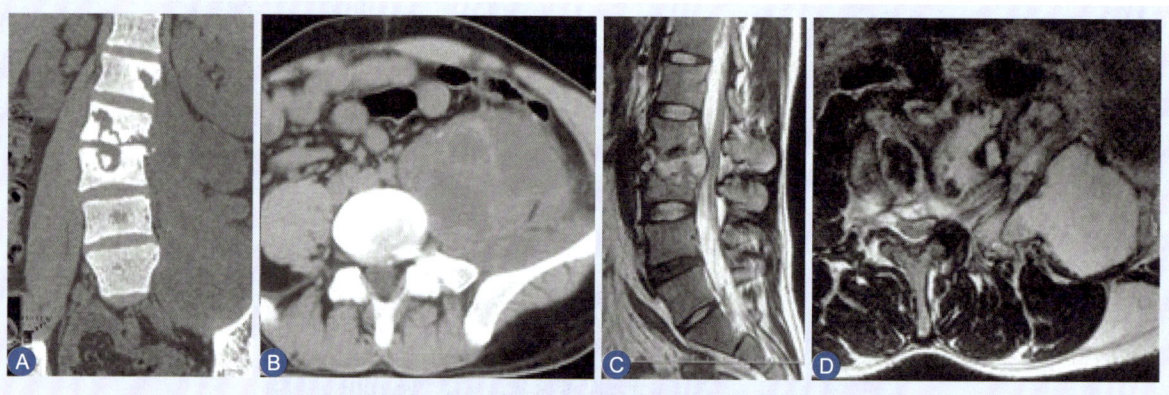

A.CT冠状位；B.CT轴位；C.MRI矢状位；D.MRI轴位。

图1-4-89　CT及MRI检查（2006年1月）

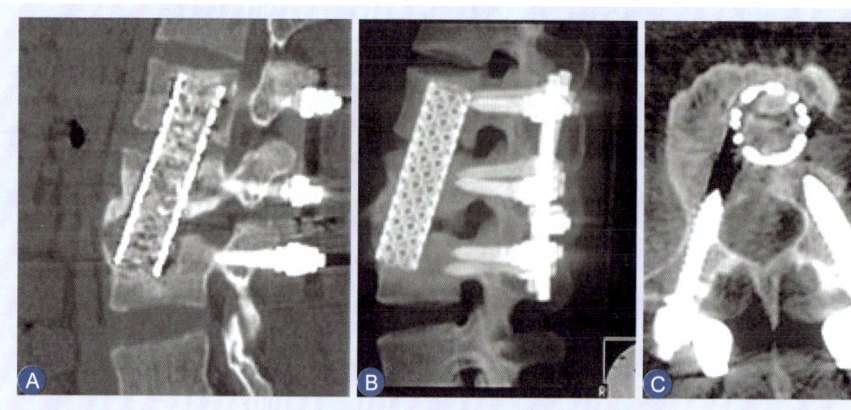

A.矢状位；B.三维CT内固定；C.轴位。

图1-4-90　术后复查CT

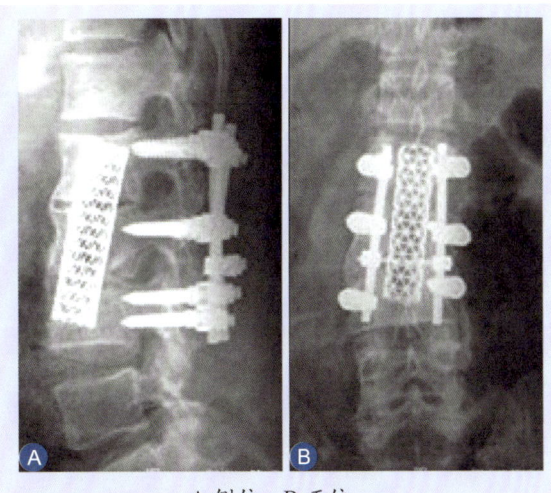

A.侧位;B.正位。

图1-4-91 术后复查X线片

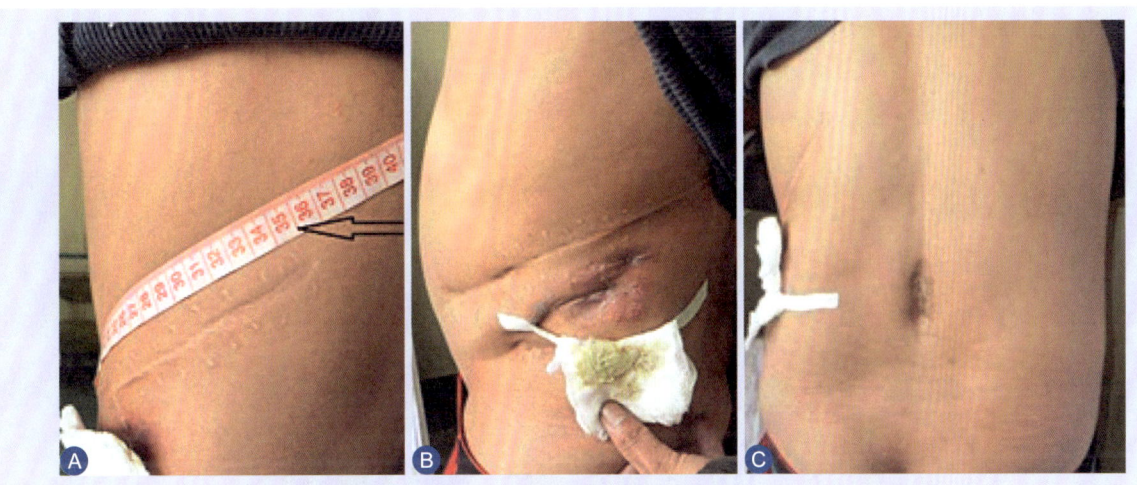

A.原手术切口;B.伤口窦道渗出;C.后正中伤口。

图1-4-92 术后4年半复查外像

查体:$L_{2\sim4}$水平椎体棘突间隙压痛阳性,叩击痛阴性。伤口局部可见干酪样坏死物。双下肢活动正常,病理征阴性。

辅助检查:CT造影显示切口窦道深达内植物内(图1-4-93)。

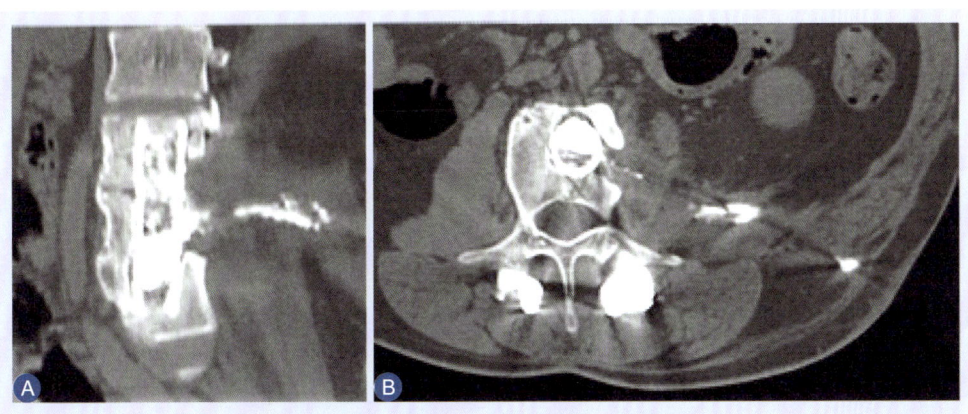

A.CT造影内固定;B.CT造影窦道皮肤。

图1-4-93 就诊时CT造影检查(我院)

※【手术指征】

患者开放内固定术后伤口窦道持续不愈合，症状越来越重，严重影响工作和生活。

※【术前计划与手术技巧】

伤口窦道形成，持续渗出，病灶造影见椎体间钛网与窦道相通。处理间隙应以固定物周围的病灶为主。

※【术后治疗及并发症】

病灶冲洗应以窦道连续内固定周围为中心，持续灌注冲洗，尽量清除死角。远期窦道若仍不愈合，可考虑取出内固定。

※【讨论与思考】

患者病灶窦道迁延不愈，影像学检查见窦道与内固定周围相连，根据经验，结核治疗本身较困难，保留内固定治疗就更困难。微创治疗应以清除内固定周围死角为主，消灭菌群生存空间，如保留内固定治疗无效可行内固定取出治疗。该患者微创治疗术后3年随访，复查X线片显示椎体周围已经呈现融合表现，结核病灶治愈，内植物成功保留，伤口愈合良好（图1-4-94）。

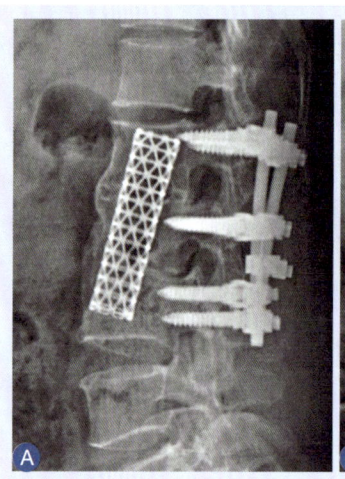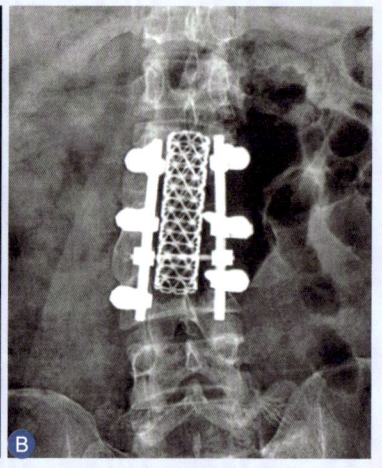

A.侧位；B.正位。

图1-4-94 微创治疗术后3年复查X线片

（术者：张西峰）

（整理：步荣强 虞攀峰）

病例35 腰椎结核合并肠瘘14年不愈合的微创治疗

※【病例简介】

基本信息：患者，女性，51岁。

主诉：腰部及腹部疼痛1年，肠瘘10天。

病史：患者1年前无明显诱因出现腰部及腹部疼痛，于当地医院就诊，进行针灸、按摩等保守治疗，效果不佳。1个月前腹痛加重，10天前出现肠瘘。为求进一步治疗就诊于我院，门诊以腰椎结核收入院。自发病14年来患者进行了4次手术治疗，复发4次，患者腹部有4条手术瘢痕，左下腹形成窦道合并肠瘘，右侧臀部形成4个窦道合并肠瘘（图1-4-95，图1-4-96）。

查体：腰椎主动活动受限，$L_{4~5}$椎体棘突间隙压痛阳性，叩击痛阴性，左下腹有窦道形成并合并肠瘘。窦道口可见干酪样坏死物。双下肢活动正常，病理征阴性。

辅助检查：腰椎X线片显示腰骶椎病变椎体间部分融合，腰椎CT下窦道造影显示腹部多处发生肠瘘（图1-4-97）。

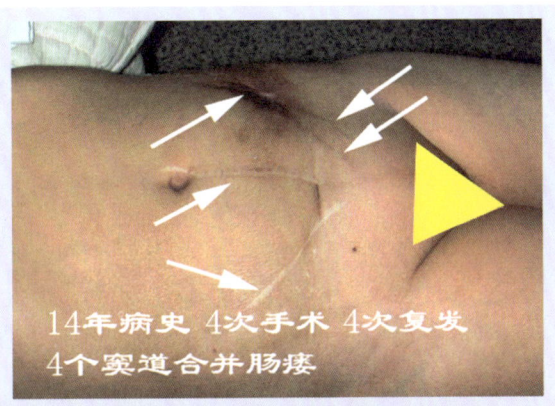

图1-4-95 左下腹形成窦道合并肠瘘

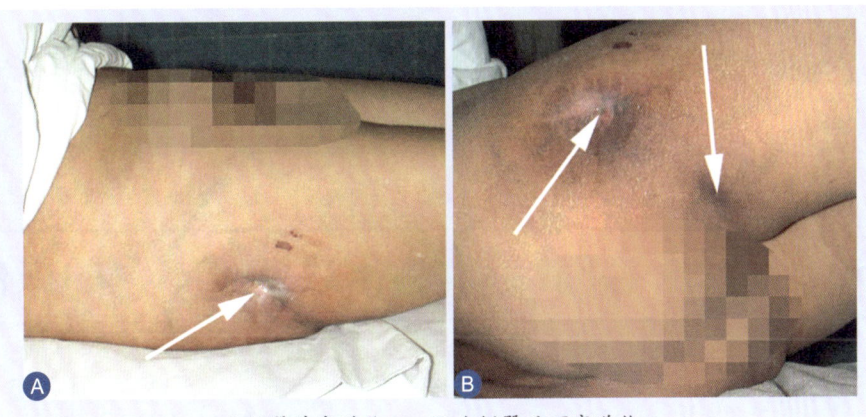

A.右侧臀外窦道伤口；B.右侧臀后下窦道伤口。

图1-4-96 右侧臀部形成窦道合并肠瘘

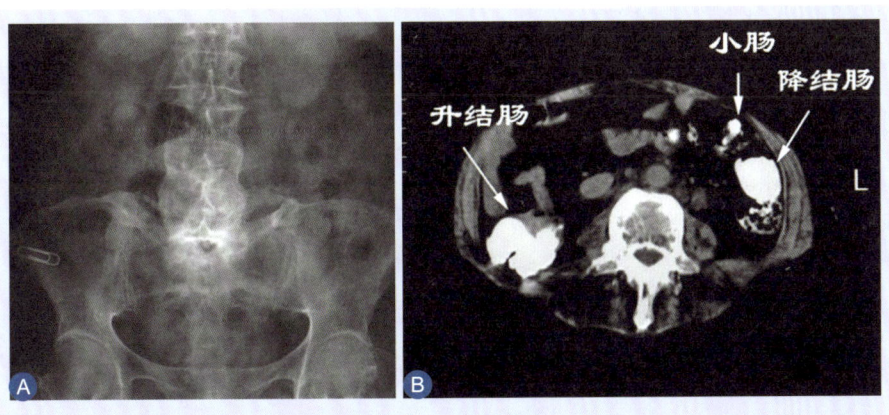

A.X线片；B.CT造影。

图1-4-97 腰椎X线片及CT检查

※【手术指征】

影像学检查显示椎体有破坏现象，患者有明显的腰部及腹部疼痛，左下腹形成窦道合并肠瘘，符合手术指征。

※【术前计划与手术技巧】

传统开放手术治疗难度较大，疗效亦不能保证。患者无神经受损及脊柱畸形加重症状，拟对原发病灶采取穿刺置管手术治疗，同时对左下腹肠瘘行肠修补手术治疗。

※【讨论与思考】

该患者自发病以来，14年间接受了4次手术治疗，复发4次，形成了4个窦道合并肠瘘，严重影响了生活质量，对患者造成了心理和生理上的双重打击，同时带来了沉重的经济负担。医学的服务对象是人，人不是简单的生物个体，脊柱结核患者是一群相对特殊的人，需要给予比普通人更多的关爱。

该患者原发病灶不严重，椎体破坏不明显，但是并发症很严重，形成4次肠瘘，10多年迁延不愈。所以对于脊柱结核，我们要坚持早发现、早治疗、早康复的原则。对于小范围局限性脊柱结核病灶，早期给予抗结核药物治疗，可防止疾病扩散，达到早日康复的目的；而对于病灶寒性脓肿扩散患者，可选用相应方式的微创治疗，或进行有限手术，这样可以使患者缩短住院时间，早日恢复功能。对于脊柱结核引起的广泛脓肿和窦道应该持续治疗，不应追求一次根治。手术过程中不建议过分清晰显露直视下操作以彻底清除病灶，因为事实证明这样的手术方式不仅不能有效避免疾病复发或再次手术，反而增加了结核复发的概率。

（术者：张西峰）

（整理：步荣强　虞攀峰）

病例36　脊柱结核开放手术后伤口迁延不愈的微创治疗

※【病例简介】

基本信息：患者，男性，18岁。

主诉：腰椎结核术后9个月，窦道形成2月余。

病史：2007年1月患者因腰骶椎结核在当地医院行腰骶椎结核病灶清创术，术后6个月出现背部肿块，考虑局限性脓肿，给予切开排脓、静脉滴注抗生素治疗，术后伤口不愈合，2个月前手术切口破溃，窦道形成，遂就诊于我院。

查体：左下肢肌力4级，右下肢肌力正常，双下肢腱反射正常，病理征阴性。

辅助检查：MRI显示$L_5 \sim S_1$椎体异常信号（图1-4-98）。X线片检查显示$L_5 \sim S_1$椎体虫蚀样破坏，椎间隙塌陷（图1-4-99）。腰椎CT检查显示$L_5 \sim S_1$椎体破坏（图1-4-100）。

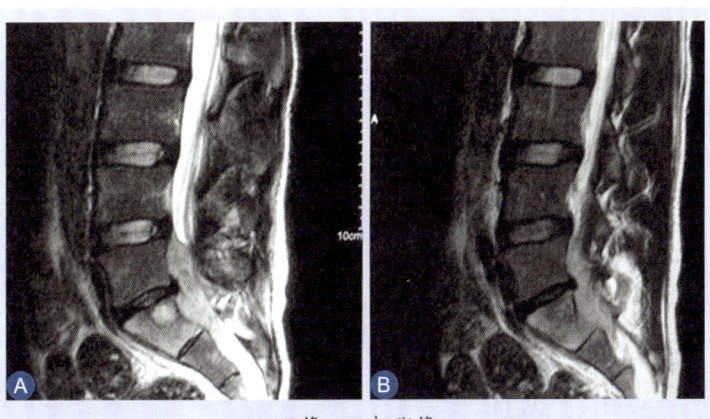

A.T2像;B.抑脂像。

图1-4-98 MRI检查(2007年2月1日)

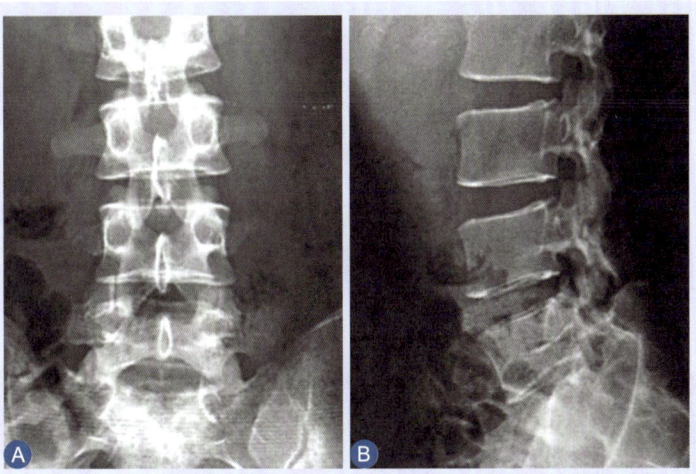

A.正位;B.侧位。

图1-4-99 X线片检查(2007年2月6日)

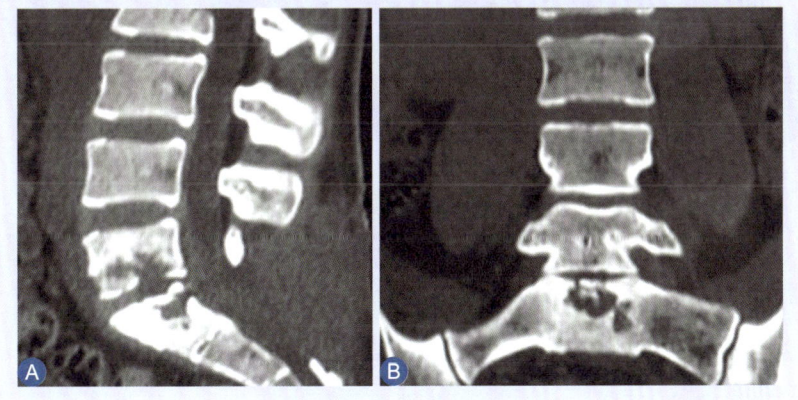

A.矢状位;B.冠状位。

图1-4-100 腰椎CT检查(2007年9月18日)

※【手术指征】

患者在外院行开放手术(结核病灶清创术),术后伤口不愈合,复查MRI显示$L_5 \sim S_1$椎体破坏加重,周围脓肿形成,切口破溃,窦道形成(图1-4-101),症状逐渐加重,严重影响生活。

※【术前计划与手术技巧】

窦道与病灶椎体间隙相通，给予椎间隙穿刺置管处理；窦道伤口术后渗出较多，给予定期换药处理。

※【术后治疗及并发症】

给予持续推药，以及窦道伤口定期换药处理；嘱患者卧床，避免活动引起椎体后凸畸形加重。穿刺置管术6个月后窦道仍未完全愈合。微创穿刺置管术后，复查腰椎CT显示椎体内死骨形成，伤口窦道明显缩小，给予再次死骨周围置管治疗，病情控制良好（图1-4-102）。

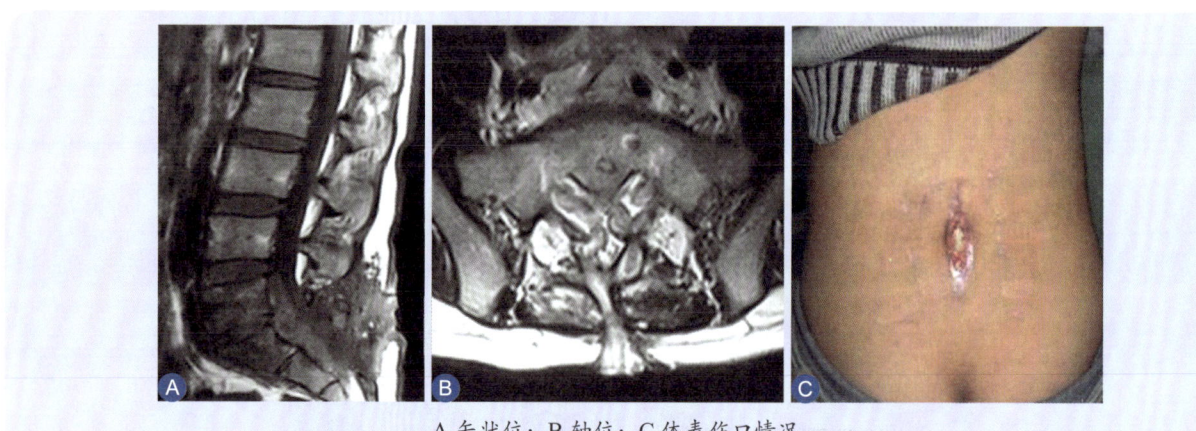

A.矢状位；B.轴位；C.体表伤口情况。
图1-4-101　复查MRI（2007年10月8日）

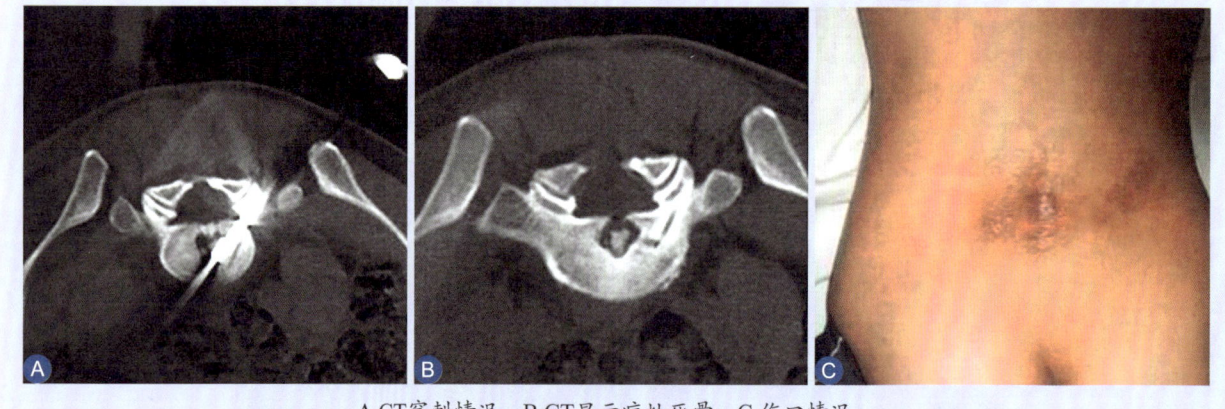

A.CT穿刺情况；B.CT显示病灶死骨；C.伤口情况。
图1-4-102　微创穿刺置管术后复查腰椎CT（2008年4月29日）

※【讨论与思考】

患者椎体破坏较轻，给予开放手术处理后伤口不愈合，一次微创手术处理后病灶明显得到控制，但窦道仍未完全愈合，影像学检查提示S_1椎体内可见死骨形成。既往观点认为结核病灶内死骨是必须切除的，死骨是脊柱结核复发的主要因素，也是造成脊柱结核病灶清除术和内固定术范围扩大的部分原因。微创理念认为死骨是脊柱结核的一种病理改变，没有彻底杀死的脊柱结核分枝杆菌才是脊柱结核复发的根源。在持续局部化疗杀死结核分枝杆菌后，死骨会被纤维组织包裹，进一步瘢痕化或钙化，成为稳定病灶的一部分。该患者给予死骨周围置管治疗，伤口愈合良好。

（术者：张西峰）

（整理：步荣强　虞攀峰）

病例37　$L_{2\sim3}$椎体结核开放手术后迁延不愈的微创治疗

※【病例简介】

基本信息：患者，男性，66岁。

主诉：腰椎结核术后3年余，腰背疼痛加重，左腰部皮下包块形成6个月。

病史：2007年2月患者出现腰背部疼痛伴双下肢感觉异常，检查发现L_2椎体结核伴右侧腰大肌寒性脓肿形成，于2007年3月行病灶清除、椎体椎弓根螺钉内固定自体骨植骨术，术后持续口服抗结核药物治疗。2008年1月行前路松解后路固定术，2010年1月取出后路内固定术，2010年8月因局部出现脓肿再次就诊。患者从2007年3月发病以来3年无法下床，肢体纤细，髂腰部显示包块（图1-4-103）。

既往史：糖尿病病史8年，胰岛素治疗，血糖控制良好。

查体：双侧臀部不对称，左侧臀部略有肿大。$L_{2\sim3}$椎体棘突间隙压痛阳性，叩击痛阴性，左髂嵴处可触及一包块直径约5 cm。双下肢活动正常，病理征阴性。

辅助检查：X线片显示既往腰椎进行了前路和后路的内固定（图1-4-104）。

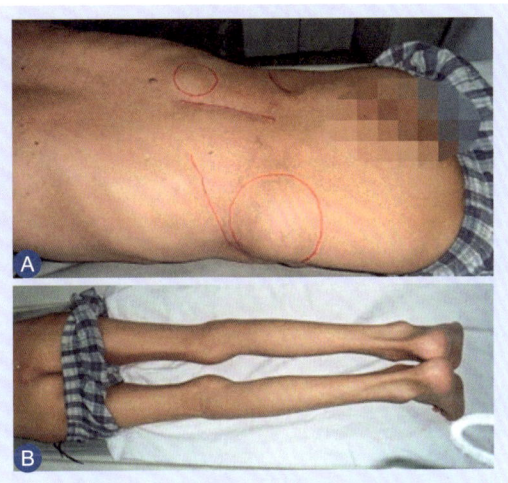

A.体表见凸起包块；B.下肢肌肉萎缩。

图1-4-103　患者就诊时外像

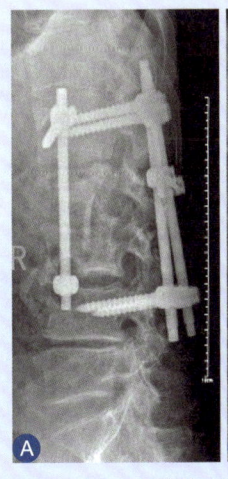 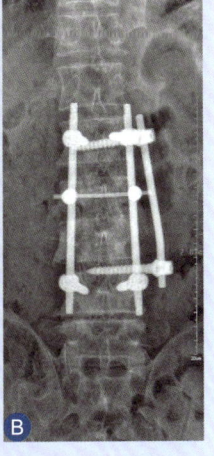

A.侧位；B.正位。

图1-4-104　入院前X线片检查

※【手术指征】

影像学检查显示$L_{2\sim3}$椎体破坏明显并伴有椎旁脓肿形成,患者有明显的腰部疼痛及左髂嵴处包块形成。影像学表现、症状、体征一致,符合手术指征。

※【治疗过程】

患者就诊后给予微创穿刺置管冲洗控制病情,2010年9月取出前路内固定,复查X线片显示椎体破坏存在,治疗回到了原点(图1-4-105),复查CT显示椎体周围死骨形成,椎旁脓肿仍存在(图1-4-106)。再次置管冲洗后病情逐步得到控制。2013年复查,患者日常生活可自理,X线片显示椎体破坏未再加重,椎体间骨桥增生,病变部位稳定,恢复良好(图1-4-107)。2015年复查MRI显示$L_{2\sim3}$椎旁脓肿形成(图1-4-108),局部出现脓肿,再次进行了置管引流治疗(图1-4-109)。2017年随访,患者因癌症去世。

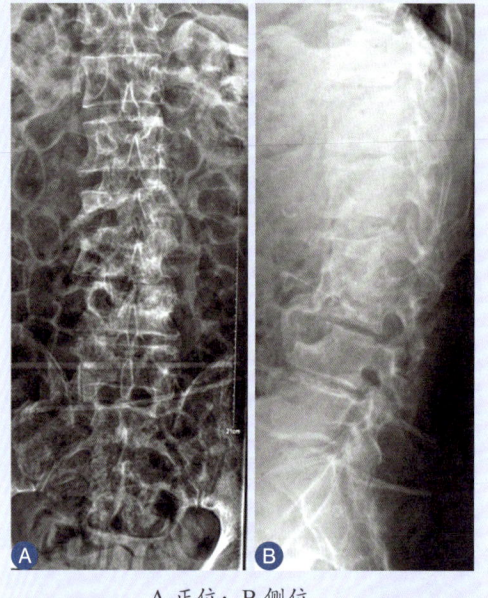

A.正位;B.侧位。

图1-4-105 复查X线片(2010年)

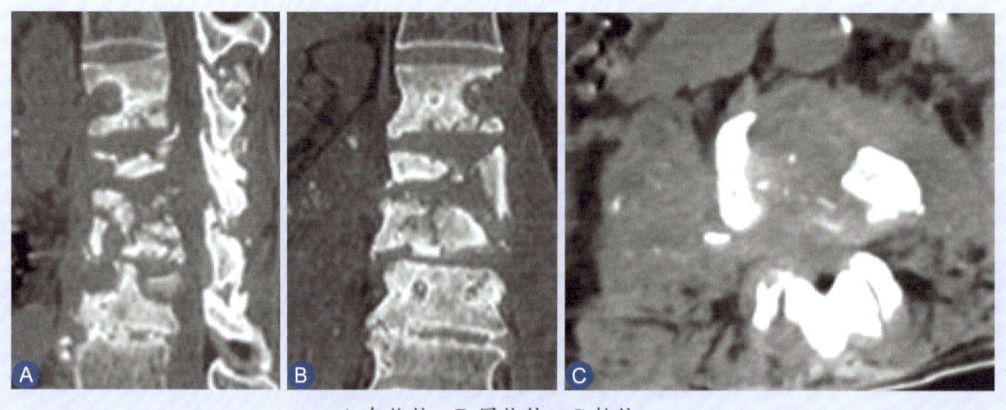

A.矢状位;B.冠状位;C.轴位。

图1-4-106 复查CT(2010年)

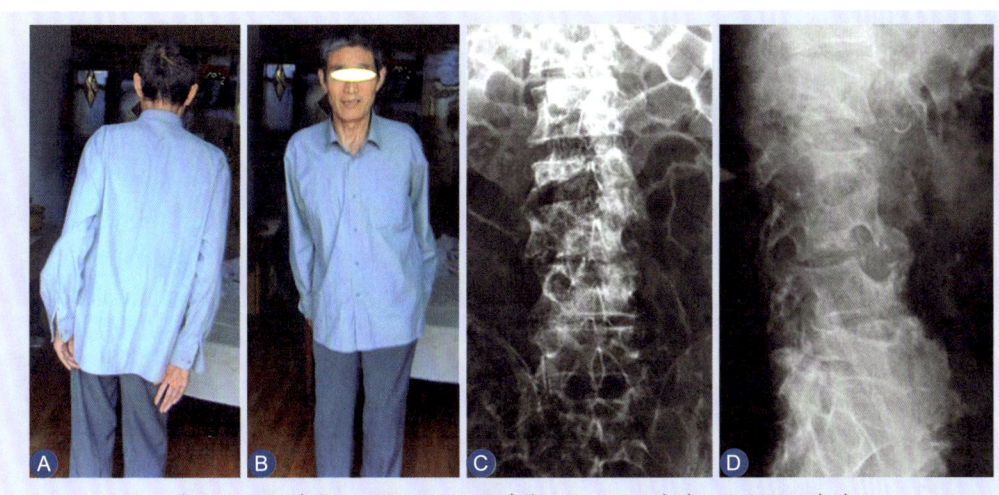

A.背面站立位外像；B.正面站立位外像；C.正位X线片；D.侧位X线片。

图 1-4-107　复查时外像及X线片（2013年6月15日）

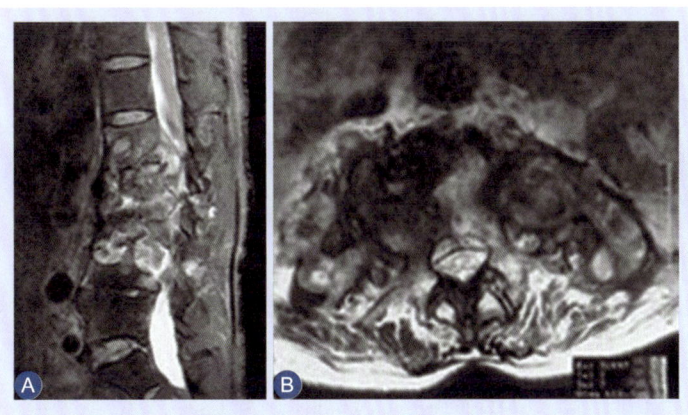

A.矢状位；B.轴位。

图 1-4-108　复查MRI（2015年11月）

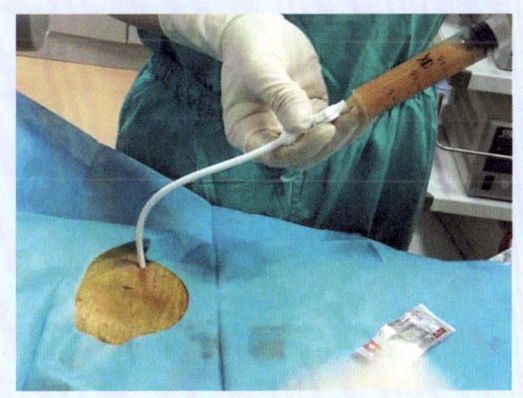

图 1-4-109　行置管引流治疗（2015年）

※【讨论与思考】

该病例初治时是$L_{2\sim3}$椎体结核，无后凸畸形。2007—2010年，一共接受了4次开放手术，治疗的结果是患者自2007年发病以来3年无法下床活动，症状改善不明显，并且4次开放手术对患者造成了很大的创伤，术后还出现了局部脓肿。该病例提示：我们治疗的最终目的是缓解症状，提高患者的生活质量，在这一基础上，应尽量选择创伤小的手术，降低手术风险，这样可以减小手术的创伤，同时降低术后复发的概率。该患者无明显的腰椎不稳及后凸畸形，仅是椎体局限性病变就使用开放病灶清除内固定手术的方法，不仅手术过程长，而且创伤过大，还可能导致内固定相关感染，手术失败。是否可以先行椎板小开窗治疗？如果椎板小开窗术后症状改善不明显，再行开放融合手术。

该患者虽无早期的影像资料，但单纯的L_2椎体结核经历数次开放手术，追求脓肿清除，最后又回到原点，脓肿未能完全清除，带来的是椎体满目疮痍和疾病的更难治愈，脓肿往往无法彻底清除，在感染病灶未得到有效控制的情况下，放置内植物需谨慎。

（术者：张西峰）

（整理：步荣强　虞攀峰）

病例38　腰椎结核内固定术后钉棒松动

※【病例简介】

基本信息：患者，男性，39岁。

主诉：L_3椎体结核术后半个月伤口破溃，窦道形成。

病史：患者于2014年因L_3椎体结核在外院行腰椎病灶清理内固定手术治疗，术后半个月伤口破溃且形成窦道，为求进一步治疗就诊于我院。

查体：腰背部可见一皮肤破溃口，窦道形成，伤口内可见椎体棘突骨组织外露（图1-4-110）；翻身活动尚可；拾物试验阳性。

辅助检查：术前腰椎MRI显示L_3椎体破坏严重（图1-4-111）；外院行腰椎病灶清理内固定手术后复查X线片（图1-4-112）；术后复查CT、MRI显示椎体仍有破坏及脓肿（图1-4-113）。

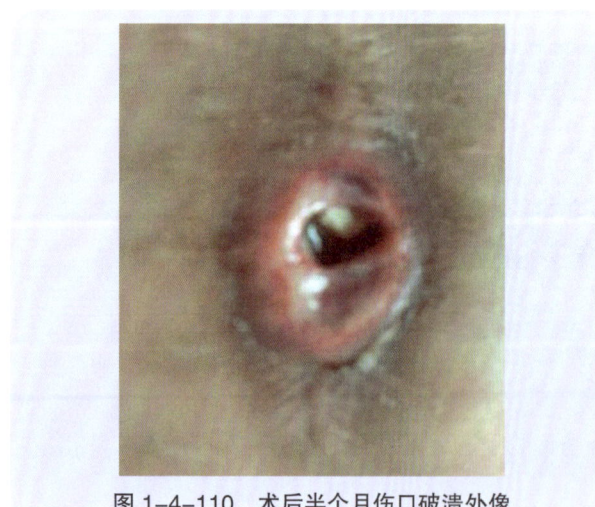

图1-4-110　术后半个月伤口破溃外像

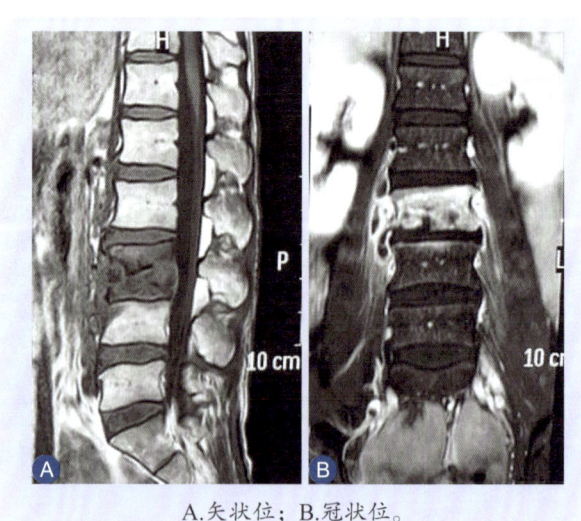

A.矢状位；B.冠状位。

图1-4-111　术前腰椎MRI检查

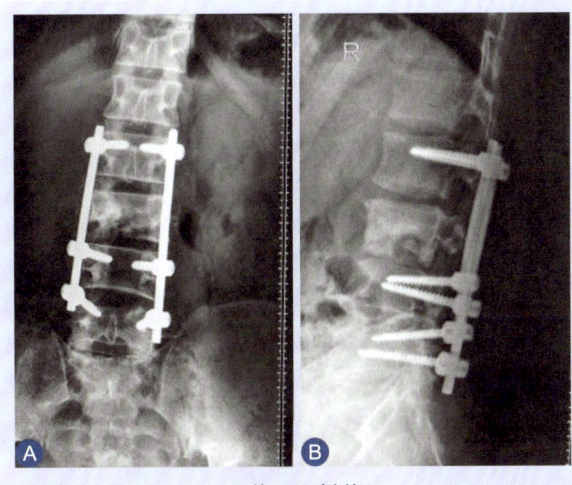

A.正位；B.侧位。

图1-4-112　术后复查X线片（2014年7月）

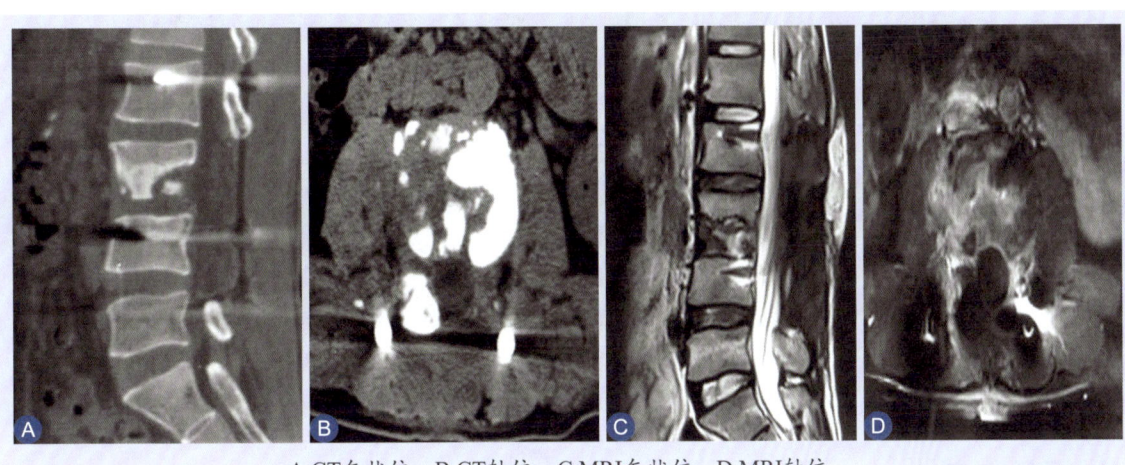

A.CT矢状位；B.CT轴位；C.MRI矢状位；D.MRI轴位。

图1-4-113　术后复查CT、MRI（2014年8月）

※【手术指征】

手术病史明确，诊断明确，术后局部窦道形成，可见明显分泌物，内可探及骨皮质，影像学检查显示椎体破坏及椎旁脓肿仍存在，再次外科治疗指征明确。

※【术前计划与手术技巧】

患者术后时间较短，内固定位置尚可，病变部位可见死骨，周围脓肿不多，且局部窦道形成，可给予病变部位穿刺置管推药治疗，置管位置为病变椎间隙周围，置管后伤口定期换药，保持引流通畅，同时注意病情变化，必要时需切开手术治疗。

※【术后治疗及并发症】

给予病变部位穿刺置管微创治疗，治疗后3个月伤口愈合，病情得到控制，此后继续抗结核治疗1年，自行停药。术后3年再次出现疼痛不适，复查腰椎X线片显示内固定松动明显、红细胞沉降率升高（图1-4-114）；腰椎MRI显示L_1、L_2、L_5椎体异常高信号，$L_{1\sim2}$椎间隙异常，右侧腰大肌脓肿形成（图1-4-115）。

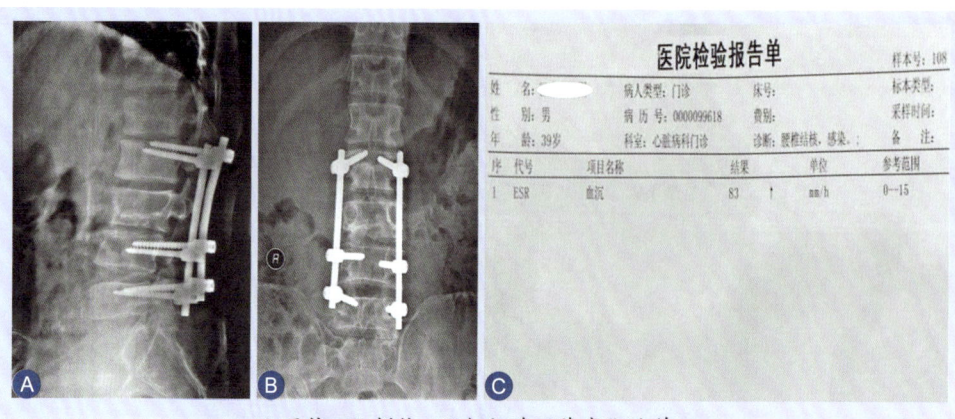

A.正位；B.侧位；C.红细胞沉降率化验单。

图 1-4-114　术后 3 年复查腰椎 X 线片

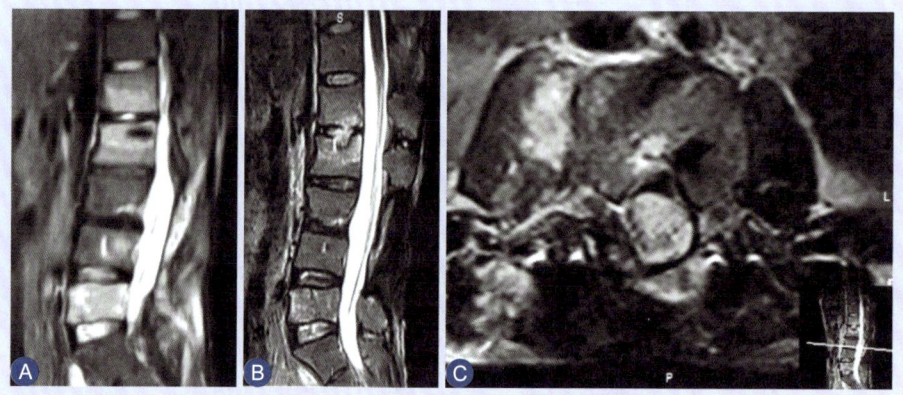

A.L_1、L_2、L_5 椎体异常高信号；B.$L_{1\sim2}$ 椎间隙异常；C.轴位见右侧腰大肌脓肿。

图 1-4-115　术后 3 年复查 MRI

※【后续治疗】

由于内固定失效，建议患者行去除内固定手术治疗，但患者明确拒绝。由于患者目前以腰痛为主，再次给予病灶穿刺置管用药治疗，同时建议继续口服抗结核药物，微创治疗术后 3 年复查腰椎 X 线片显示内固定松动未进一步加重（图 1-4-116）；复查 MRI 显示病灶稳定，皮肤伤口愈合良好（图 1-4-117），

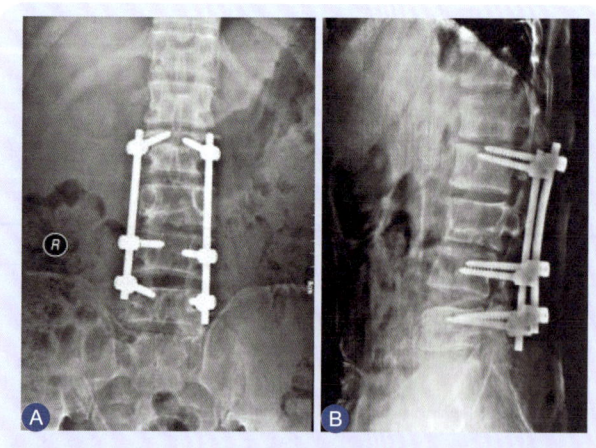

A.正位；B.侧位。

图 1-4-116　微创治疗术后 3 年复查腰椎 X 线片（2019 年 1 月）

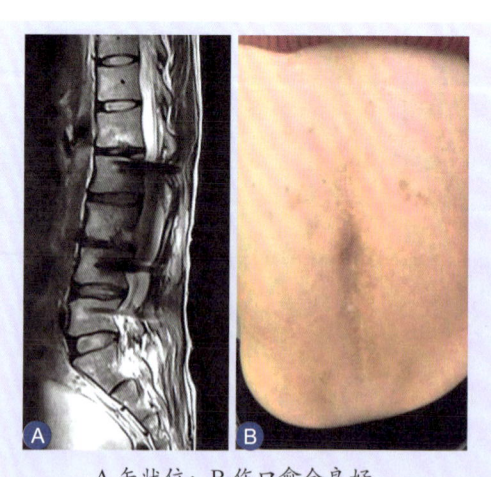

A.矢状位；B.伤口愈合良好。

图 1-4-117　微创治疗术后 3 年复查腰椎 MRI

定期随访观察病情变化。此后症状逐步得到控制，末次随访身体功能恢复良好（图1-4-118），至今一直未行进一步治疗。

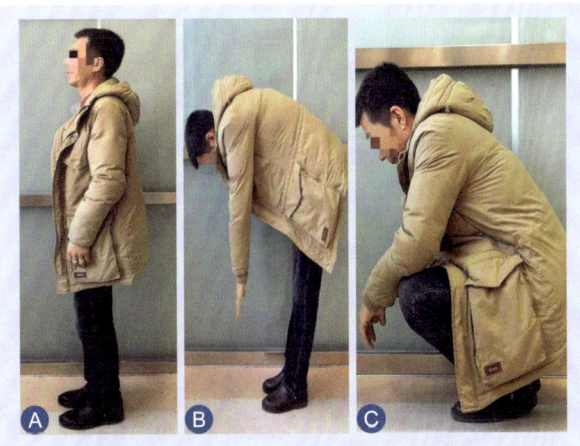

A.站立位；B.弯腰活动；C.下蹲。
图1-4-118　末次随访时外像

※【讨论与思考】

该患者无疑是幸运的，脊柱结核术后复发治疗是相对比较困难的，况且患者伤口窦道形成明显。微创手术治疗脊柱结核过程中，核心理念为原发病灶的强化化疗，以提高局部药物浓度。局部的死骨不是必须手术清除的指征。第1次采取微创方法治疗后基本控制了病情，但患者中途自停口服抗结核药物，造成病情反复。我们采取微创方法治疗脊柱结核，推荐标准化疗方案，确保足够的疗程。对于初次手术治疗不理想的患者，其抗结核周期往往需要更长。

患者第2次症状复发后，影像学检查见内固定螺钉已经松动，特别是头侧的螺钉已经穿透椎体上位终板，病变部位原死骨已经基本被吸收，椎体表现为高信号改变，周围无明显脓肿。对于原发病灶可再行微创置管手术控制，但失效的内固定还是建议患者去除，患者及其家属拒绝开放手术治疗，因此只给其进行了再次微创置管及口服药物治疗，此次病情很快得到控制，口服抗结核药物1年半以上。远期随访患者病情控制良好，但内固定对椎体及椎间盘造成的影响我们一直在持续关注。

（术者：张西峰）

（整理：步荣强　李子超　刘彦康）

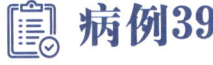 病例39　脊柱内镜下病灶清理+异体骨植骨+经皮固定治疗胸椎结核并椎管内骨水泥渗漏

※【病例简介】

基本信息：患者，女性，68岁。

主诉：腰背部疼痛6个月，再发加重伴活动受限1周。

病史：6个月前患者无外伤出现腰背部疼痛、活动受限，在外院诊断为骨质疏松症伴T_{11}、T_{12}病理性骨折。行经皮穿刺椎体成形术，术后疼痛减轻。1周前弯腰时突感腰痛加重，伴左大腿麻木，行走活动受限，遂就诊于我院。VAS评分为8分。JOA评分为7分。40年前曾患肺结核，经治疗后痊愈。

查体：胸腰段轻度后凸畸形，背部压痛阳性，腰椎屈伸活动严重受限。双下肢肌力3级，左大腿前侧皮肤感觉减弱。病理征阴性。

辅助检查：外院检查腰椎正侧位X线片显示T_{11}、T_{12}椎体变扁，骨皮质不连续，椎体透光度增高（图1-4-119）；腰椎矢状位CT显示T_{11}上终板塌陷，未见骨质破坏征象及感染脓肿形成（图1-4-120）；胸椎矢状位、轴位MRI显示T_{12}椎体骨髓水肿（图1-4-121）。我院复查腰椎正侧位X线片显示T_{11}、T_{12}椎体成形术后，骨水泥渗漏至椎管内，脊髓受压（图1-4-122）；轴位CT显示T_{11}、T_{12}椎管内存在骨水泥，压迫脊髓神经（图1-4-123）；胸椎MRI显示T_{11}、T_{12}椎体信号异常，椎体周围出现脓肿，压迫脊髓（图1-4-124）；结核感染T细胞（+）；红细胞沉降率83 mm/h；超敏C反应蛋白0.75 mg/dL；肿瘤标志物（–）。

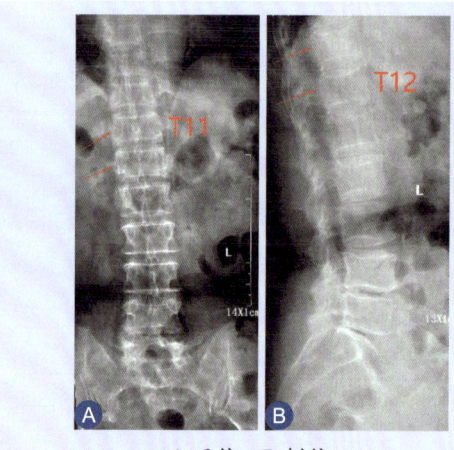

A.正位；B.侧位。

图1-4-119 腰椎X线片检查（2017年9月24日，外院首诊）

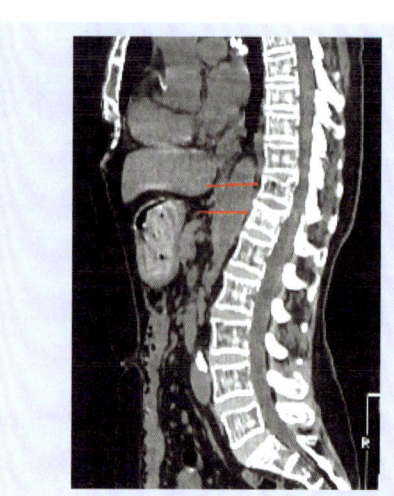

图1-4-120 腰椎矢状位CT检查（2017年9月24日，外院首诊）

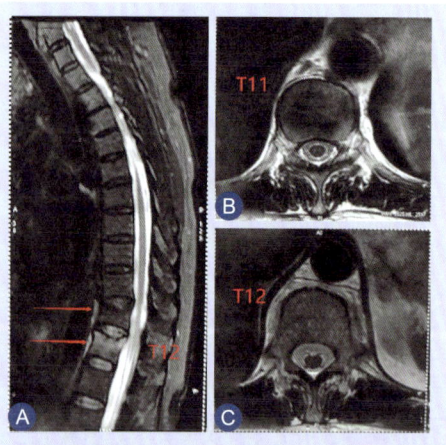

A.矢状位；B.T_{11}轴位；C.T_{12}轴位。

图1-4-121 胸椎矢状位、轴位MRI检查（2017年9月24日，外院首诊）

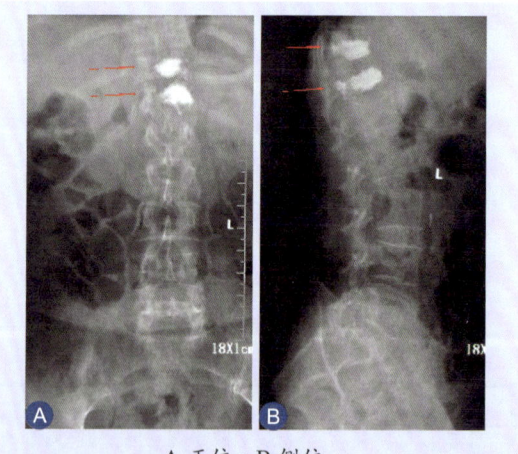

A.正位；B.侧位。

图1-4-122 复查腰椎X线片（2018年3月17日，本院）

※【手术指征】

患者T_{11}、T_{12}脓肿形成，胸腰段后凸畸形，同时存在椎体成形术后骨水泥渗漏入椎管，出现下肢感觉减退、肌力减弱、神经损伤症状，红细胞沉降率83 mm/h，BMI 17.6 kg/m^2，中度贫血，无法耐受开放手术。诊断：胸椎结核伴脓肿、胸椎管内占位、胸椎椎体成形术后。应行手术取出骨水泥、清理病灶、重建脊柱稳定性。

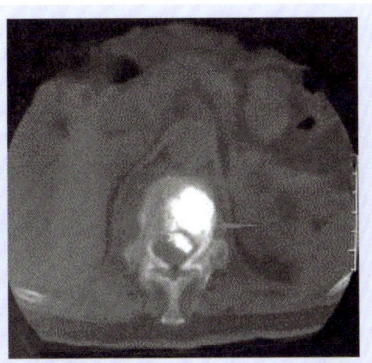

图 1-4-123　复查轴位 CT（2018 年 3 月 17 日，本院）

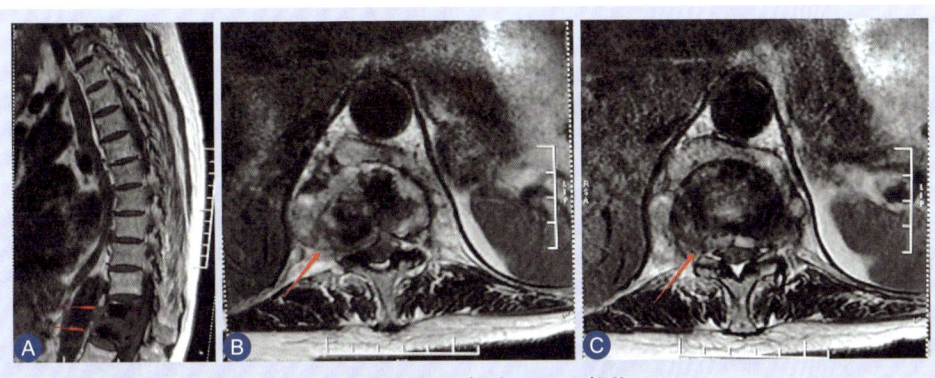

A.矢状位；B.T_{11}轴位；C.T_{12}轴位。

图 1-4-124　复查胸椎 MRI（2018 年 3 月 17 日，本院）

※【术前计划与手术技巧】

术前制定治疗方案：①四联抗结核治疗2周。②一期行脊柱内镜下病灶清理+椎管内骨水泥取出+置管灌注+经皮椎弓根螺钉内固定术。③术后通过置管局部注射链霉素以提高病灶区血药浓度。④术后6周行脊柱内镜下病灶清理+椎间植骨融合术。

首先，内镜通过工作通道直达病灶，应用特殊的钳子、环锯、磨钻将渗漏至椎管内的骨水泥团块完全取出，再对结核病灶内的坏死椎间盘、脓肿及死骨进行彻底清理，从一侧入路完全可以完成双侧病灶的清理，并且持续的水压冲洗使得病灶清理更加干净。最后，经皮置入椎弓根螺钉以重建脊柱稳定性。

一期手术将打开椎管，硬膜裸露，不宜进行椎间植骨融合，二期手术可在局部麻醉下再次清理病灶，向T_{11}、T_{12}椎间隙内填入同种异体骨，完成植骨融合，手术安全、创伤小。一、二期手术依计划完成，图1-4-125至图1-4-130为术中影像及术后复查资料。

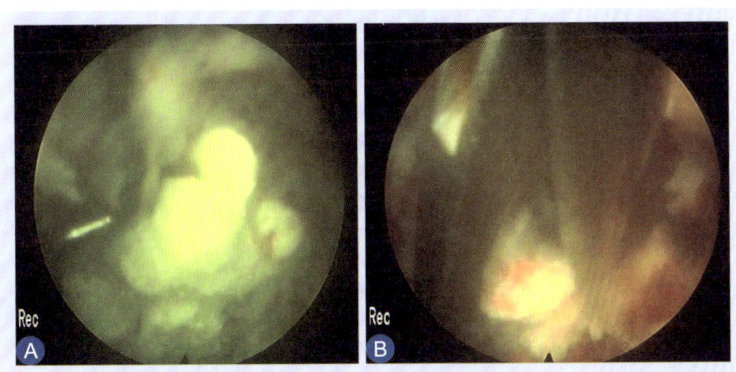

A.内镜下显示渗漏至椎管内骨水泥；B.髓核钳旋切并分块取出骨水泥。

图 1-4-125　内镜下操作

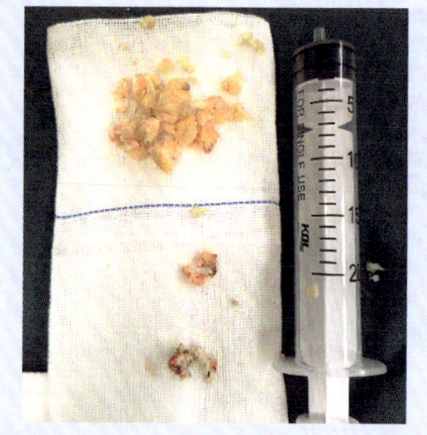 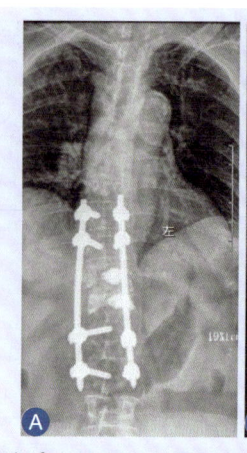 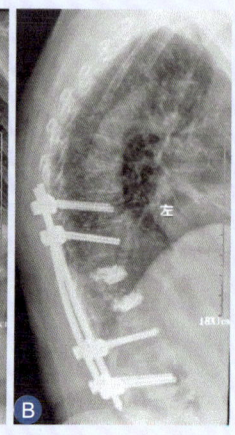

注射器左上角为清理出的骨水泥团块，左下角为结核坏死组织。

图 1-4-126　注射器及清理内容物

椎管内骨水泥团块完整取出，椎弓根螺钉钉棒系统为责任节段提供强有力支撑；A.正位；B.侧位。

图 1-4-127　一期术后复查腰椎 X 线片检查（2018 年 4 月 9 日，本院）

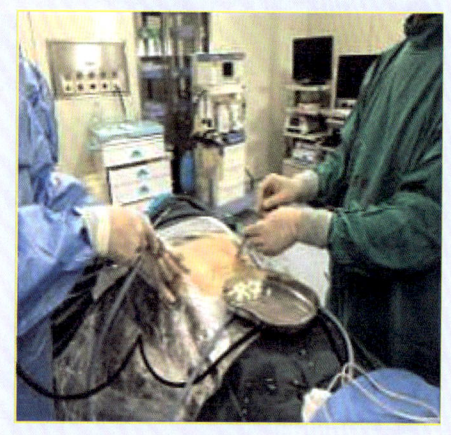 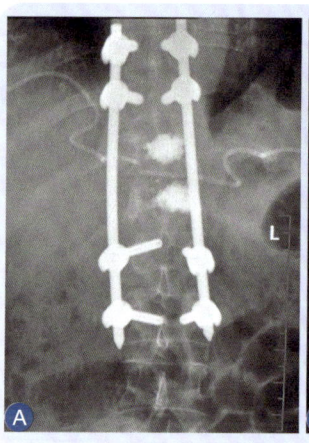 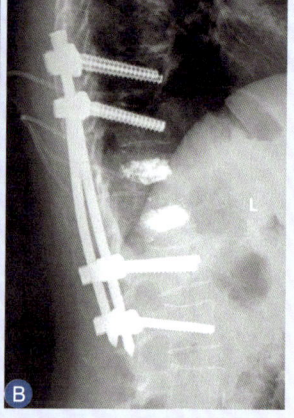

在局部麻醉下，沿原有手术切口切开，通过工作套管向 T_{11}、T_{12} 椎间隙植入同种异体骨，同时两侧各置入 1 根深静脉导管，1 根灌注链霉素，另一根做引流。

图 1-4-128　局部麻醉下再次清理

A.正位；B.侧位。

图 1-4-129　二期术后复查胸腰段 X 线片（2018 年 5 月 27 日，本院）

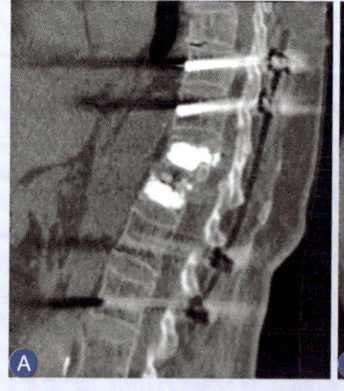 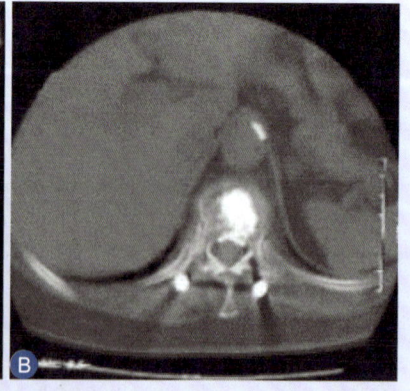

T_{11}、T_{12} 骨窗椎管内骨水泥彻底清除；A.矢状位；B.轴位。

图 1-4-130　二期术后 1 周复查骨窗 CT（2018 年 5 月 27 日，本院）

※【术后治疗及并发症】

术后继续抗结核药物治疗，佩戴支具。

术后当天患者自觉腰背部疼痛及左下肢麻木症状明显改善，下肢肌力5级，术后无并发症。术后6个月、12个月时随访患者一切情况良好，结核未复发，无腰痛及下肢麻木、无力感。术后9个月复查骨窗CT提示T_{11}、T_{12}椎间隙内植骨充分，钉棒位置良好（图1-4-131）。

※【讨论与思考】

（1）在微创脊柱内镜可视情况下不仅可行结核病灶彻底清创，而且可减少邻近骨组织、肌肉、血管损伤，较传统治疗方式的创伤小。

（2）经皮内镜技术有利于快速控制结核，减轻病原菌对椎体的深度破坏，同时可以进行二期椎间植骨，达到病灶清理、骨性融合的目的。

（3）引流管摆放于感染病灶中心，以确保灌洗时药物可覆盖整个病灶区域，后续辅以局部高效灌注抗结核药物，以提高病灶内药物浓度，杀灭残存致病菌，防止感染复发。

（4）经皮脊柱椎弓根内固定可以为病灶提供强有力的支撑，避免椎体塌陷，有利于重建脊柱稳定性。

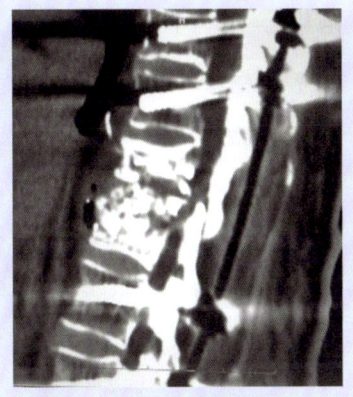

图1-4-131　术后9个月复查骨窗CT（2019年1月6日）

（术者：卫建民）

（整理：王新刚　杨　波　刘彦康）

病例40　椎体成形术后短期出现腰椎结核的治疗

※【病例简介】

基本信息：患者，女性，77岁。

主诉：椎体成形术后40天，腰疼伴下肢无力20天。

病史：患者入院前3个月因从高处取物不慎扭伤致腰部疼痛，未特殊处理，因疼痛持续存在，遂到当地医院住院治疗。第1次入院MRI检查显示腰椎压缩骨折（L_1），考虑Kummell病，左侧腰大肌血肿。胸部X线片显示双肺间质性改变。入院诊断：椎体压缩骨折。医生积极进行术前准备后在局部麻醉下行椎体成形术，术后患者腰痛明显缓解并出院。术后20天患者腰部疼痛再次出现并伴双下肢无力，上述症状进行性加重，于术后1个月在当地另一家医院住院治疗。第2次住院后相关检查：结核菌素试验5 mm；痰检结核菌阴性；胸部CT显示双肺弥漫性病灶，建议结合临床进一步检查排除转移。由于病因诊断不清，患者住院1周后转至首诊医院（行椎体成形术的医院）。入院诊断：双下肢无力原因待诊，椎体成形术后。患者自伤后无明显发热、消瘦，大小便正常，第3次住院后自觉午后潮热。

查体：患者被动仰卧位，腰部活动受限，腰椎生理曲度变直，L_1棘突压痛及叩击痛阳性，椎旁压痛可疑；双下肢膝关节以下皮肤感觉减退，大小便正常。右下肢：股四头肌肌力3+级，胫骨前肌肌力3+级，拇伸长肌肌力4级，屈趾肌力4级；左下肢：股四头肌肌力4-级，胫骨前肌肌力4-级，拇伸长肌肌力4级，屈趾肌力4级；双侧直腿抬高试验阴性；双侧膝腱反射、跟腱反射减弱，双侧巴宾斯基征阳性。

实验室检查：①血常规：白细胞（4.5~8.1）×10^9/L，红细胞（3.6~3.9）×10^{12}/L，血红蛋白101~104 g/L，红细胞比容32%~33%，中性粒细胞百分比65%~82%；②红细胞沉降率50~60 mm/h，C反应蛋白30~40 mg/L；③结核感染T细胞γ干扰素释放试验强阳性；④痰检抗酸杆菌阴性；⑤腰大肌脓肿穿刺液普通细菌培养阴性；⑥术后4周、6周结核菌素试验5 mm，术后9周结核菌素试验20 mm。

影像学检查：①椎体成形术前腰椎正侧位X线片（图1-4-132）：腰椎（L_1）楔形变，骨质疏松症，腰椎退行性改变；腰椎MRI（图1-4-133）：矢状位T1、T2像及轴位T2像，T2像显示高信号。②椎体成形术后即刻腰椎正侧位X线片（图1-4-134）：腰椎（L_1）椎体高度基本恢复，骨水泥在位。③椎体成形术后40天腰椎正侧位X线片（图1-4-135）：腰椎（L_1）椎体高度基本恢复，部分骨水泥移位至L_{1-2}椎间隙。腰椎CT（图1-4-136）：矢状位、冠状位及轴位片显示部分骨水泥移位至L_{1-2}椎间隙，椎体后壁尚完整。腰椎MRI（图1-4-137）：腰椎矢状位T1、T2像及轴位T2像显示椎体内组织结构紊乱，椎管内有占位，硬膜囊受压，左侧腰大肌寒性脓肿。

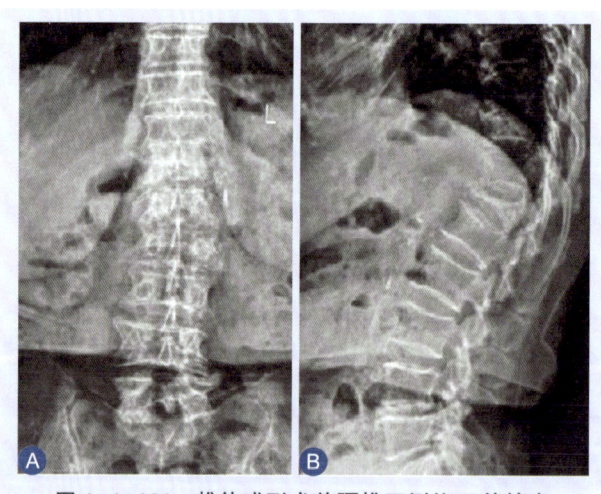

图1-4-132 椎体成形术前腰椎正侧位X片检查

※【手术指征】

住院后进一步收集患者资料，修正诊断为腰椎结核伴不完全截瘫（L_1），椎体成形术后。影像学检查显示L_1椎体后方异常组织生长突入椎管内压迫硬膜囊，椎体内组织结构混乱，部分骨水泥移位至L_{1-2}椎间隙。结合患者临床症状、体征、实验室检查结果等，患者有手术指征。

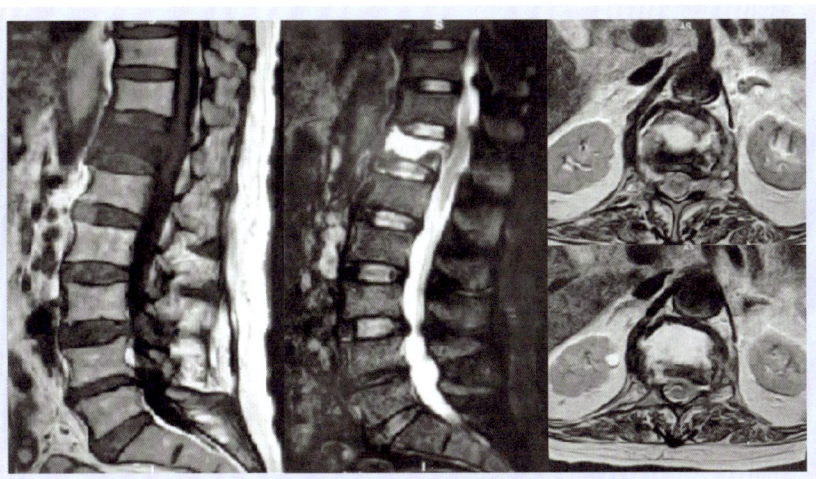
图 1-4-133 椎体成形术前腰椎 MRI 检查

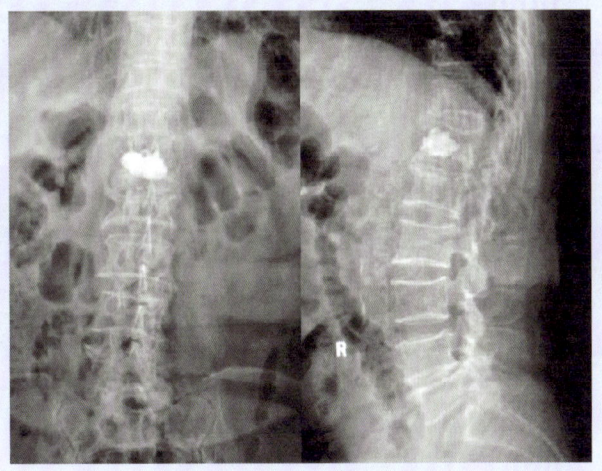
图 1-4-134 椎体成形术后即刻腰椎正侧位 X 线片检查

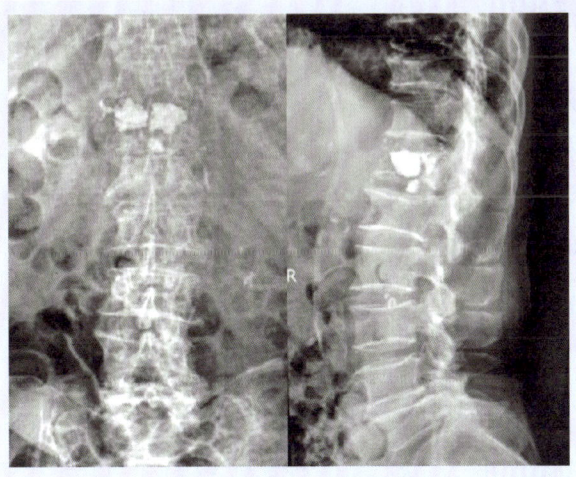
图 1-4-135 椎体成形术后 40 天腰椎正侧位 X 线片检查

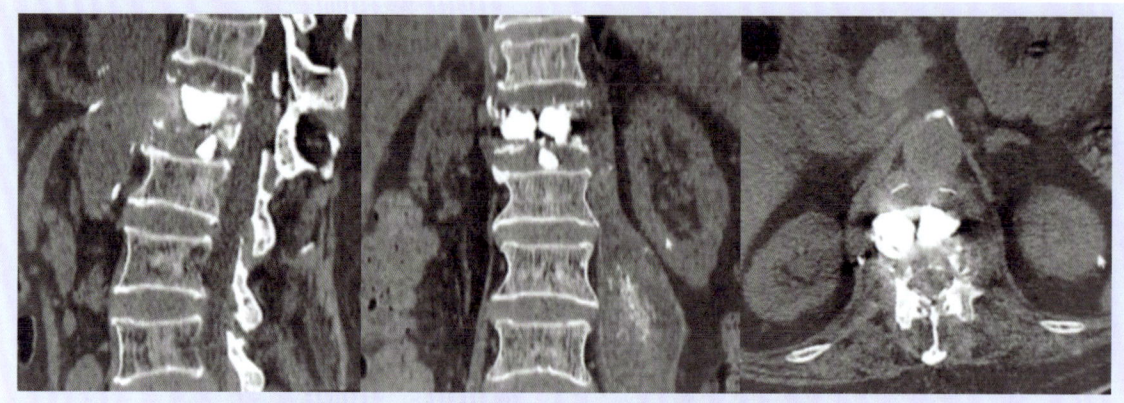

图 1-4-136　椎体成形术后 40 天腰椎 CT 检查

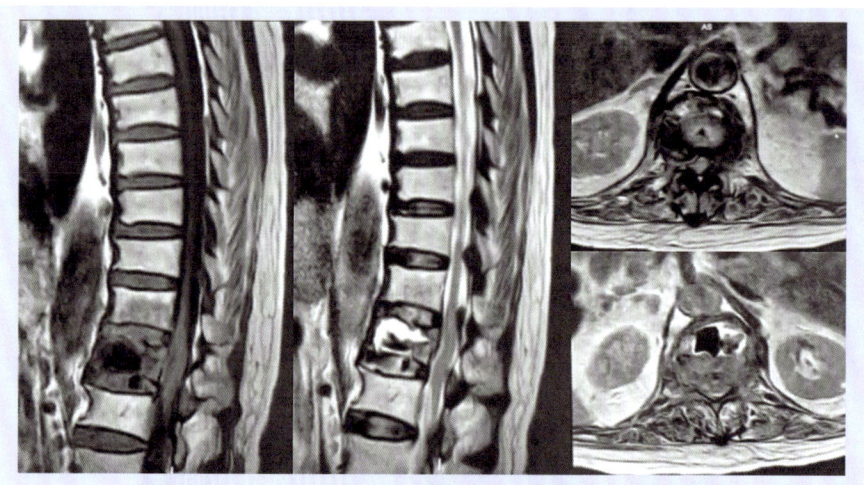

图 1-4-137　椎体成形术后 40 天腰椎 MRI 检查

※【术前计划与手术技巧】

①患者当前主要诊断为腰椎结核伴不完全截瘫（L_1），因此需手术减压解除病灶对脊髓/神经的压迫并重建脊柱结构的稳定性。对于病灶内骨水泥则应尽可能取出，如取出困难则应尽可能清除骨水泥周围病理组织。根据当前情况行开放减压、固定、融合手术更为恰当。术中未发现椎管内有脓液及结核干酪样组织，仅T_{12}、L_1左侧神经根粘连，给予双侧神经根管扩大、减压处理。②对腰大肌脓肿应尽早进行穿刺引流。对穿刺液进行细菌培养+药敏试验及基因检测，根据细菌培养结果调整用药。③常规四联抗结核治疗4周以上手术（利福平0.6 g/d、晨起空腹口服，吡嗪酰胺1.5 g/d、早餐后口服，乙胺丁醇1.0 g/d、午餐后口服，异烟肼0.3 g/d、晚餐后口服）。腰大肌脓肿腔穿刺3日引流出淡黄色浑浊液约20 mL，局部给予药物灌洗（异烟肼2～3支/日）。为预防耐药性，加用左氧氟沙星0.5 g/d、每日1次，静脉滴注。

※【术后治疗】

①继续抗结核治疗，间断复查并听取结核病专科意见（图1-4-138）；②佩戴腰围辅助下床功能康复（图1-4-139）；③抗骨质疏松治疗；④加强营养。

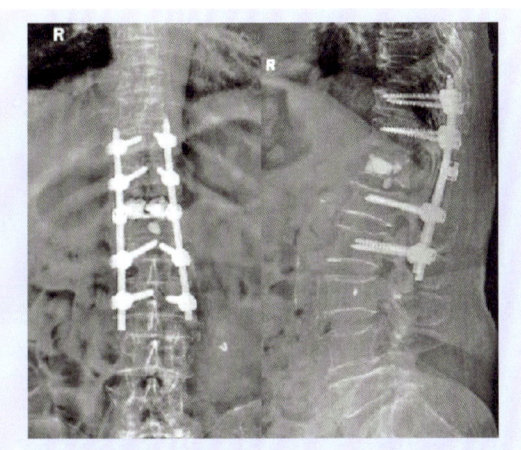

图1-4-138 第2次术后15天腰椎正侧位X线片检查

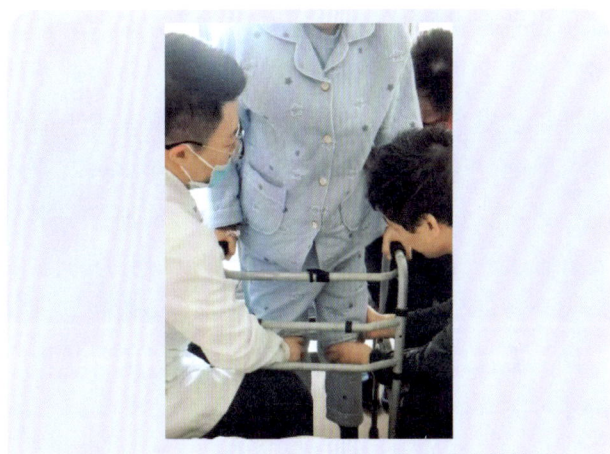

图1-4-139 第2次术后早期开始下地功能锻炼

※【讨论与思考】

首先，需要讨论的是本病例是否存在误诊，即是否早期存在腰椎结核（临床感染）而误诊误治。首诊考虑Kummell病并行椎体成形术治疗。Kummell病指轻微脊柱创伤后迟发的椎体塌陷及进行性脊柱后凸，发病机制目前仍不明确，比较公认的假说是创伤后椎体骨缺血坏死。多数学者认为椎体内真空裂隙征（intravertebral vacuum cleft，IVC）或MRI显示的积液征是Kummell病典型的影像学表现。一般将Kummell病的自然病程由轻到重分为3期，并强调分期论治。Ⅰ期：X线片显示椎体前柱完整或轻度压缩，即椎体高度丢失≤20%，无IVC表现，MRI显示较小的IVC，并在T2像上呈非均匀的液体信号；临床症状可表现为背痛、胸壁痛或无症状。Ⅱ期：X线片显示椎体高度丢失＞20%，椎体动态不稳定，但后壁完整，MRI显示IVC为均匀或不均匀的液体信号；临床症状可表现为背痛、胸壁痛、神经根病和后凸畸形。Ⅲ期：X线片显示椎体不稳定及椎体严重塌陷伴椎体后壁破裂，MRI显示后移的骨块压迫脊髓，IVC为均匀或不均匀的液体信号；临床症状可表现为背痛、胸壁痛、神经根病和后凸畸形，神经损伤由轻到重可存在肋间神经痛、腰神经根疼痛、脊髓压迫症状及截瘫。Ⅰ、Ⅱ期Kummell病建议行经皮椎体成形术，而Ⅲ期是椎体成形术的相对禁忌证，因为椎体后壁破裂，骨水泥有漏入椎管的风险，故建议行内固定术，若伴有明显神经损伤，可行减压内固定术。该病例病史、体征及影像表现均符合Ⅱ期Kummell病特点。由于Kummell病实质上是椎体骨折不愈合，传统的保守治疗如卧床休息、支具固定、服用止疼药物仅能缓解疼痛症状，一般不会使骨折自然愈合，因此保守治疗常效果不佳。目前手术仍是治疗Kummell病的常规治疗方法，根据患者当时条件本病例首诊具备椎体成形术指征。

考虑患者行椎体成形术时即有结核潜伏感染，椎体骨折和手术操作可能激发临床感染并且难以避免。潜伏感染指影像学和病理学无证据表明有结核病存在。全世界范围内约有1/3、我国约1/4的人为潜伏感染者，但仅有约5%进展到临床感染阶段。本病例伤后椎体存在"活页"样椎体不稳、磁共振T2像显示均匀高信号间接表明病椎不存在实体病灶；结核菌素试验术后4、6周均为5 mm，术后9周转为20 mm符合感染发病7周的科赫现象，说明潜伏感染存在；骨水泥注入后局部抵抗力下降激活潜伏的结核菌，局部发病引起强烈的结核菌素反应。患者多次痰找结核菌阴性、术前胸部X线片显示双肺间质性改变而术后四周肺部CT发现双肺弥漫性病灶符合潜伏感染特点。但本病例缺乏椎体病灶病理学阴性证据。

其次，讨论椎体成形术后椎体结核感染伴不完全截瘫的处理。如果无脊柱不稳及神经压迫，脊柱结核大部分可经保守治疗取得很好的效果。当前不完全截瘫的出现是由于结核肉芽组织侵入椎管压迫脊髓或神经根，如果短期内想取得比较好的效果应采取减压手术去除致压物。结合骨水泥移位至$L_{1\sim2}$椎间隙，如果患者全身情况较好，开放手术治疗是较好的选择，本病例也直接证明其拥有的优势。Kummell病患者多见于老年人，患者心肺功能较差，常合并基础疾病，而微创手术具有创伤小、疗效显著的特点；因此如果患者全身情况比较差，不能承受大手术的打击，也可根据情况采取脊柱内镜等微创技术减压、置管、灌洗。其前提条件是诊断明确，病灶局限。

再次，讨论本例患者如果不行脊柱外科手术干预是否有机会痊愈，其前提条件是左侧腰大肌脓肿需要置管引流。Kummell病经PKP治疗已相对稳定，如果抗结核治疗效果很好，侵入椎管内的肉芽组织可能会完全或部分消退，患者神经功能会缓慢恢复。本病例经过抗结核治疗术中未发现椎管内有较大占位，但确实有炎性粘连。考虑到患者高龄，需要长期卧床，这会很危险。此外保守治疗需要病原学的强力支持才可能有很好的效果。

最后，我们讨论如何预防脊柱手术操作后结核感染情况出现或类似情况出现。当然这种情况很难预防，所有这样的结果只能考虑患者体内有结核感染存在，或者患者以前有过结核感染，有结核分枝杆菌存在但未发病。当一个部位外伤后局部淤血等造成局部抵抗力下降，形成有利于结核分枝杆菌生长的环境，进而并发脊柱结核。如果患者骨折的时候并发其他部位结核，或者说骨折前其他部位处于结核治疗期内，那就得考虑是不是骨折部位存在结核感染的可能性。

（术者：秦世炳）

（整理：李永刚　刘彦康）

病例41　腰椎结核引流术后脊柱内镜下返修

※【病例简介】

基本信息：患者，女性，21岁。

主诉：腰背部疼痛不适2年，加重半年。

病史：2017年患者出现腰背部疼痛，症状逐渐加重，发现左侧腰背部包块逐渐增大，2018年8月当地县医院CT显示左侧腰大肌脓肿流注（图1-4-140）；腰椎复查CT显示$L_5 \sim S_1$椎体骨质破坏明显，左侧腰大肌脓肿向下流注至盆腔内及盆腔外的臀肌内（图1-4-141）；腰椎MRI显示$L_4 \sim S_1$椎体异常信号改变，$L_5 \sim S_1$椎体内及椎旁脓肿，左侧腰大肌内巨大流注脓肿（图1-4-142）。诊断为脊柱结核，给予脓肿穿刺引流术处理，引流3000 mL淡黄色脓液，留置引流管持续引流，引流量10 mL/d，同时给予口服抗结核药物治疗，目前已抗结核治疗2月余，腰部疼痛无改善。于2019年2月18日就诊于我院。

查体：患者入院时腰背部留置引流管（图1-4-143），弯腰活动受限，双下肢肌肉轻度萎缩。腰背部轻压痛，双下肢感觉肌力正常；拾物试验阳性；病理征阴性。

辅助检查：外院脓肿穿刺术后复查腰椎CT显示左侧腰大肌脓肿较前明显缩小（图1-4-144）；腰椎MRI显示$L_5 \sim S_1$椎体不同程度破坏，相应椎间隙变窄明显，双侧腰大肌内可见少量脓肿信号（图1-4-145）。

※【手术指征】

患者症状明显，既往手术后症状改善不理想，仍严重影响日常生活，影像学检查仍见明显脓肿，有手术治疗的指征。

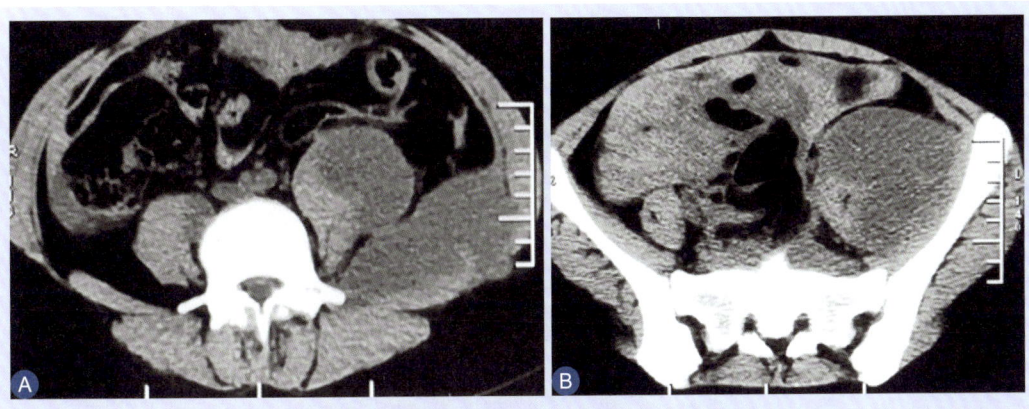

A.左侧腰大肌内流注脓肿；B.脓肿流注至髂窝内。
图 1-4-140　腰椎 CT 检查（2018 年 7 月 25 日）

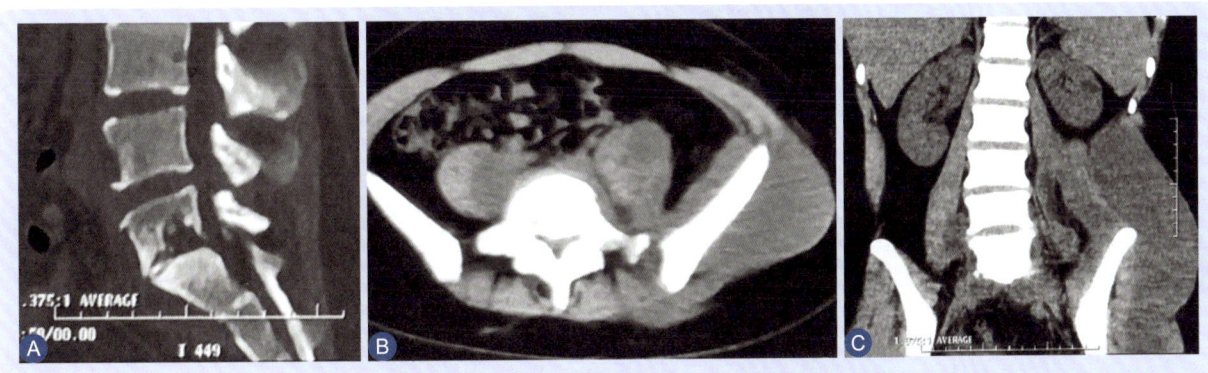

A.椎体骨质破坏；B.双侧流注脓肿；C.左侧流注巨大脓肿。
图 1-4-141　腰椎 CT 检查（2018 年 12 月 23 日）

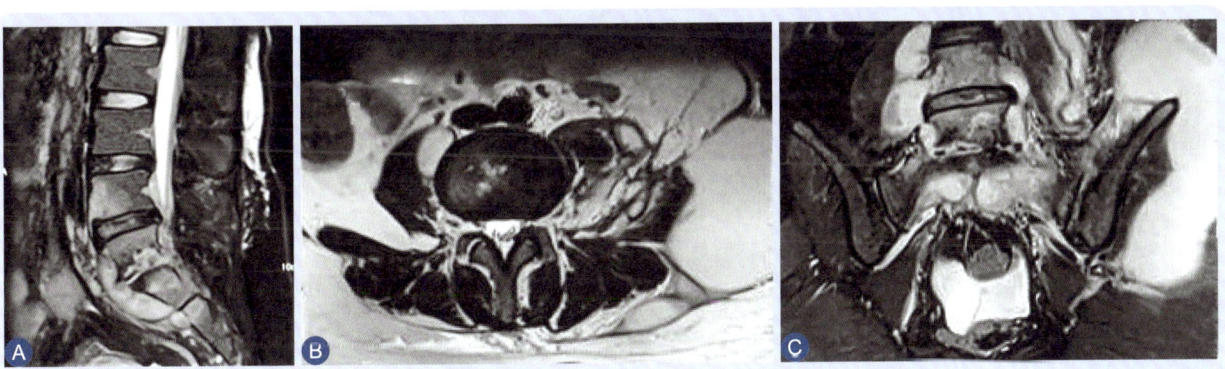

A.矢状位；B.轴位；C.冠状位。
图 1-4-142　腰椎 MRI 检查（2018 年 12 月 30 日）

※【术前计划与手术技巧】

患者目前病变部位脓肿引流并不满意，症状明显，需要进一步外科治疗干预。考虑患者年轻，且总体椎体稳定性良好，可给予微创手术治疗，既往单纯外科穿刺引流效果并不理想，主要原因是未处理原发椎间隙病灶，因此我们再治疗的重点应是病变间隙，拟给予内镜下病变清理，同时置管冲洗处理。不同于椎间盘突出的治疗，其处理的方向应是椎间隙中央，同时应避免过度干扰后方椎管内解剖结构。

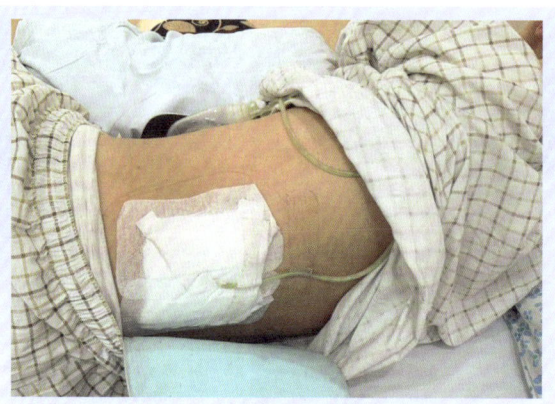

图 1-4-143　患者入院时腰背部留置引流管

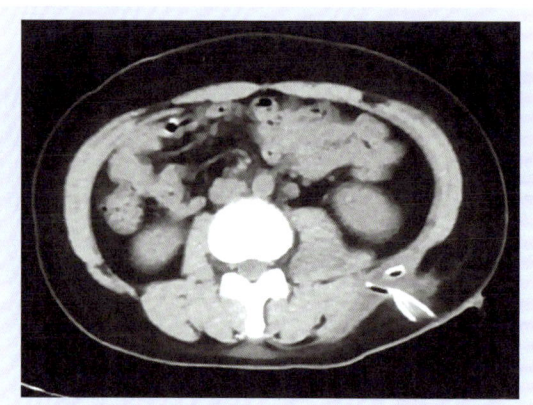

图 1-4-144　外院术后复查腰椎 CT（2019 年 1 月 16 日）

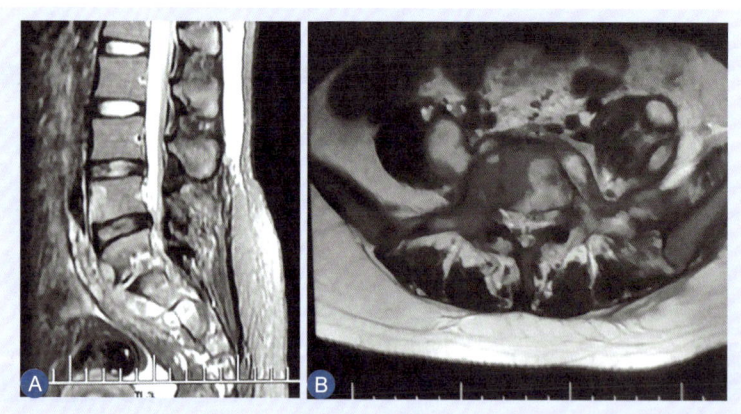

A.矢状位；B.轴位。
图 1-4-145　腰椎 MRI 检查（2019 年 1 月 22 日）

※【手术过程】

患者于2019年2月20日在局部麻醉下行电视透视下脊柱内镜脊柱病灶廓清置管术。使用C形臂定位 $L_5 \sim S_1$ 椎间隙，并做好体表标记。常规消毒铺单局部浸润麻醉后，选后正中左侧约6 cm平椎间隙为进针点，C形臂正侧位透视见穿刺至椎间隙无误（图1-4-146），依次置入导丝，建立工作通道至椎间隙。内镜下探查见椎间隙破坏严重，周围脓性肉芽肿，少量死骨，大量淡黄色脓性分泌物。经磨钻打磨后，需在镜下尽量清理坏死组织，留取部分标本送病理检查，坏死组织清理满意后，留置双腔灌注冲洗管1根。

※【术后治疗及并发症】

患者腰部脓腔基本消失，术后3个月复查MRI显示椎体部位愈合良好，双侧腰大肌无明显脓肿（图1-4-147）；术后1年余复查MRI、CT显示椎体部位愈合良好（图1-4-148，图1-4-149）；术后2年复查腰椎MRI显示愈合良好（图1-4-150）；患者各项指标正常，已恢复正常生活（图1-4-151）。

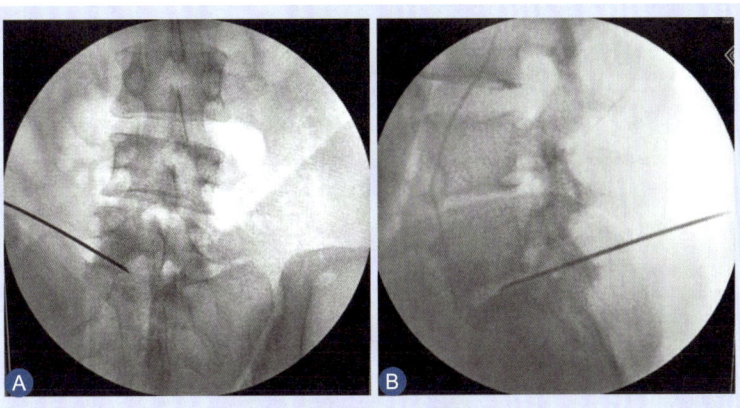

A.正位透视；B.侧位透视。

图1-4-146　术中C形臂正侧位透视

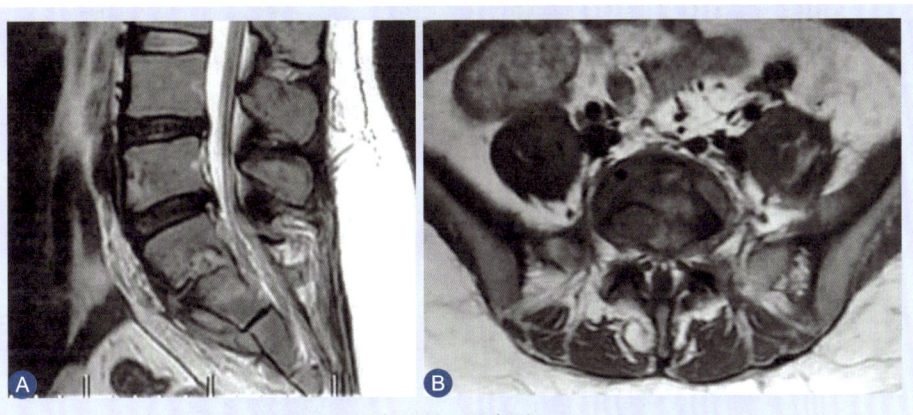

A.矢状位；B.轴位。

图1-4-147　术后3个月复查腰椎MRI（2019年5月）

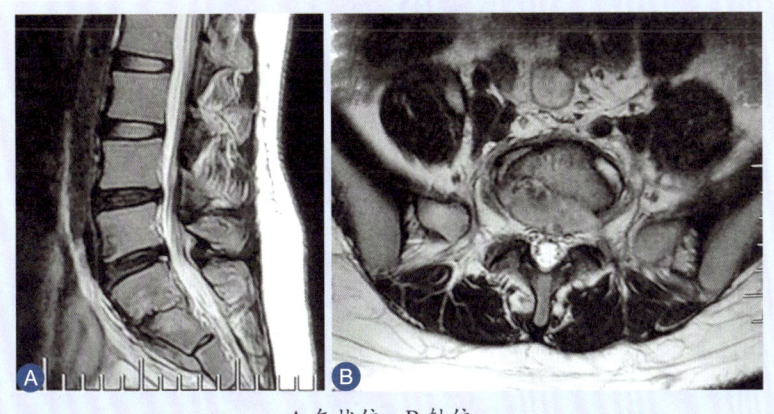

A.矢状位；B.轴位。

图1-4-148　术后复查腰椎MRI（2020年6月16日）

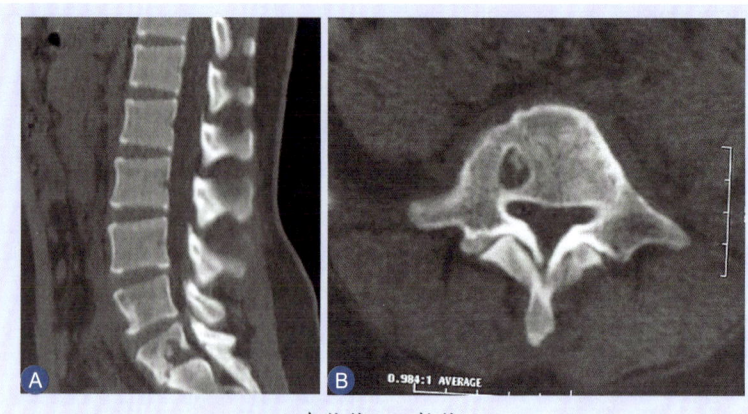

A.矢状位；B.轴位。

图1-4-149　术后复查腰椎CT（2020年6月16日）

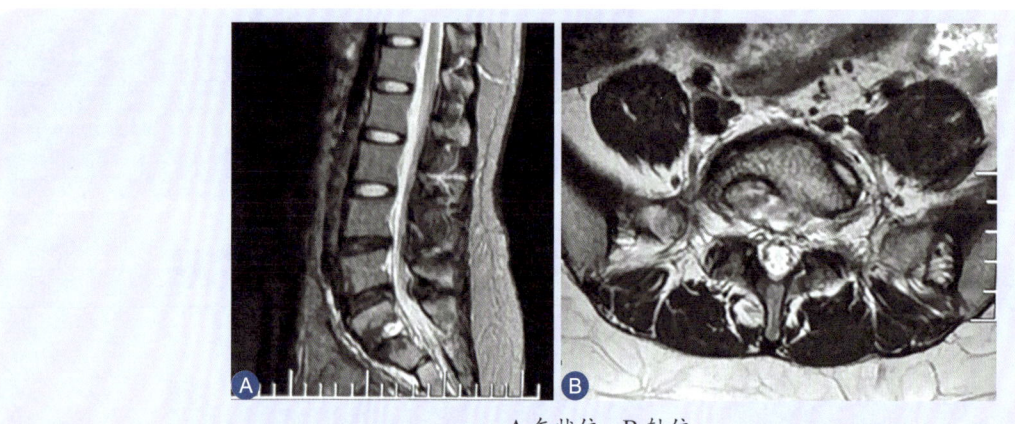

A.矢状位；B.轴位。

图1-4-150　术后复查腰椎MRI（2021年3月9日）

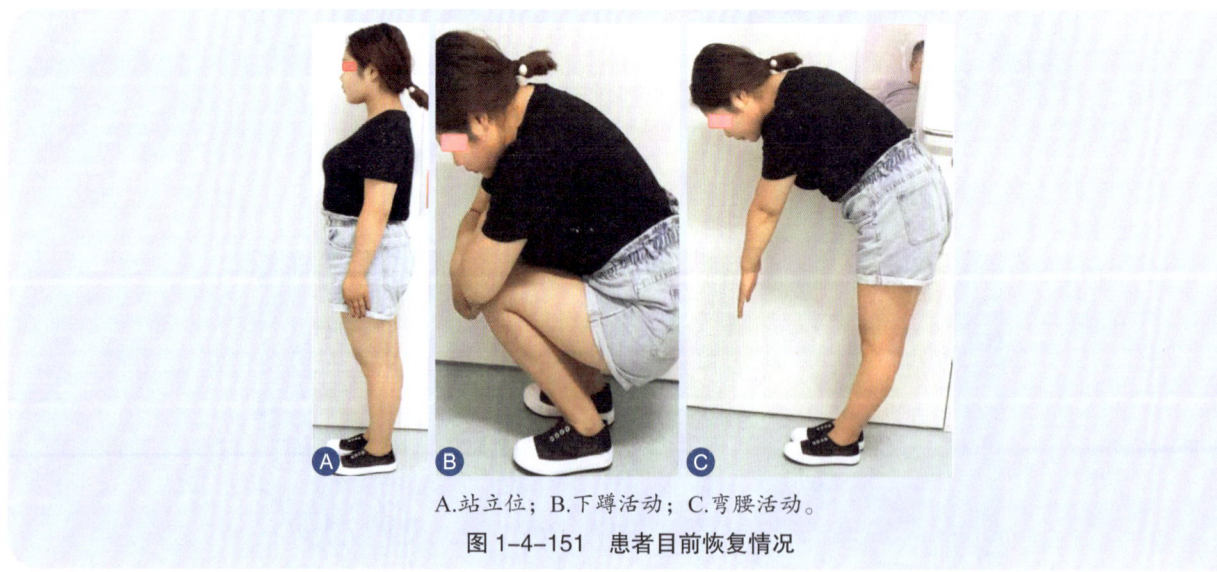

A.站立位；B.下蹲活动；C.弯腰活动。

图1-4-151　患者目前恢复情况

※【讨论与思考】

该患者的诊断明确，发病时即出现明显的流注脓肿，对于脊柱结核我们比较提倡积极治疗、阶梯治疗。

微创置管处理，不等同于开放病灶清除手术，其创伤较小，操作治疗过程中对患者几乎不造成副损伤，对于病情相对较严重、预期保守治疗效果不佳者可以及早开展微创治疗，这样可以更有效地缩短患者病程，防止局部病灶进一步破坏加重从而引起畸形及神经损伤。

脓肿穿刺引流是外科常用治疗手段，在治疗有较大脓肿的脊柱结核时也常常进行类似操作，但目前多数作为开放手术的先期治疗方法，单纯的脓肿引流不能等同于我们所提倡的微创治疗，我们强调在处理脓肿的同时，原发病灶间隙的处理才是重点，提高局部药物化疗浓度是微创治疗的核心理念。未处理原发病灶而单纯处理流注脓肿的治疗效果多数是不确切的，该患者在外院单纯置管引流后病情控制不佳，又在我院进行了内镜下病灶清理置管冲洗引流手术治疗，术后疗效满意。

随着内镜技术的发展，我们逐步采用内镜下病灶清理联合局部置管冲洗用药的方式治疗脊柱结核病例，我们发现单纯微创置管治疗，不能即刻改善患者局部炎性疼痛症状，如患者局部脓肿为黏稠干酪样或局部坏死组织较多时，容易出现冲洗管堵塞现象，而内镜下给予病灶清理后可有效改善上述问题。我们使用内镜并不是追求彻底的病灶清除，而是在椎间隙可视范围内给予尽量清除，实际操作中发现病变椎间隙的处理多以减压为主，其病灶内坏死组织相对不多，但有效的减压处理仍能明显改善患者局部炎性疼痛症状。内镜治疗是微创治疗脊柱结核的重要补充。

（术者：张西峰）

（整理：步荣强　李子超　刘彦康）

病例42　脊柱内镜下治疗活动期腰椎结核

※【病例简介】

基本信息：患者，女性，25岁。

主诉：腰背部疼痛不适2个月。

病史：患者2个月前出现腰背部疼痛，症状逐渐加重。起立活动、体位变化时症状明显，弯腰活动受限。1个月前进一步MRI检查诊断为腰椎结核，进行口服抗结核药物治疗，疗效不佳，就诊于我院。

查体：弯腰活动轻度受限，腰背部轻压痛，双下肢肌力、肌张力正常，拾物试验阳性，下肢病理征阴性。

辅助检查：腰椎CT显示双侧椎旁脓肿向腰大肌流注，其中左侧腰大肌脓肿流注至盆腔内，L_4椎体前缘轻度骨质破坏（图1-4-152）；MRI显示$L_{3\sim4}$椎体信号改变，椎间隙塌陷变窄，椎体破坏相对较轻，椎旁流注脓肿巨大，左侧较明显，脓肿向盆腔内流注（图1-4-153）。

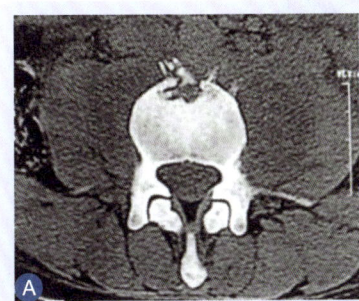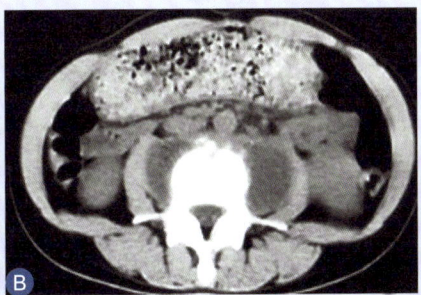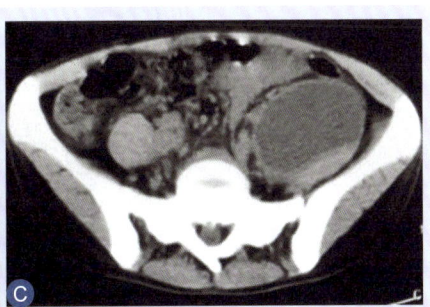

A.椎体轻度破坏；B.双侧腰大肌脓肿；C.左侧腰大肌脓肿流注。

图1-4-152　术前腰椎CT检查（2019年6月20日）

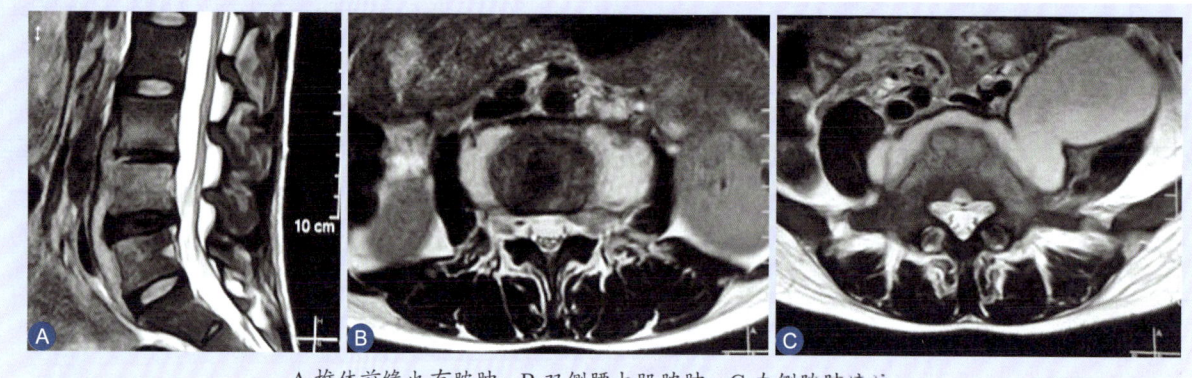

A.椎体前缘也有脓肿；B.双侧腰大肌脓肿；C.左侧脓肿流注。

图1-4-153　术前MRI检查（2019年6月20日）

※【手术指征】

患者症状进行性加重，腰背部疼痛不适，影像学检查可见巨大的腰大肌脓肿，椎体异常信号改变，单纯的保守治疗效果预计不佳，患者手术意愿强烈。

※【术前计划与手术技巧】

患者原发病变为$L_{3\sim4}$椎间隙，双侧腰大肌流注巨大脓肿，给予内镜下腰椎间隙病灶清理+留置灌注冲洗管灌注冲洗治疗，同时便于术后局部推药，对侧穿刺留置引流管1根，双侧腰大肌脓肿可给予CT引导下穿刺灌注冲洗治疗。

※【治疗经过】

患者于2019年7月18日在局部麻醉下行$L_{3\sim4}$椎管减压松解、病灶廓清置管术。使用C形臂定位$L_{3\sim4}$椎间隙，并做好体表标记。消毒铺单后，选取后正中两侧约5 cm椎间隙处为进针点，局部麻醉浸润后，于$L_{3\sim4}$椎间隙双侧进针点穿刺，沿右侧穿刺针置入硬膜外管1根，拔出穿刺针（图1-4-154）；沿左侧穿刺针置入导丝，拔出穿刺针后在皮肤上做切口，置入套管通道至椎间隙。脊柱内镜下探查见椎间隙破坏严重，周围肉芽肿增生。内镜下清理炎性椎间盘组织，留取部分标本送病理活检（图1-4-155）。选取髂窝脓肿最大部位，CT引导下前方穿刺至脓肿，留置双腔灌注冲洗管持续冲洗引流，穿刺后肠管复位，脓肿变小（图1-4-156）。探查见椎间隙组织清理满意后，退出脊柱内镜器械，沿通道置入硬膜外管1根。冲洗10天后出院，背部持续推药2个月，术后3个月复查MRI显示穿刺置管痕迹，椎旁脓肿消失，椎体破坏未明显加重（图1-4-157）。末次随访时，患者病情控制良好，身体功能恢复良好（图1-4-158，图1-4-159）。

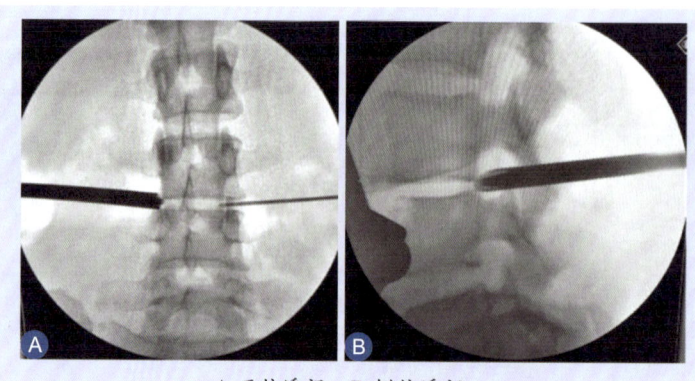

A.正位透视；B.侧位透视。

图1-4-154　术中穿刺定位，留置硬膜外管

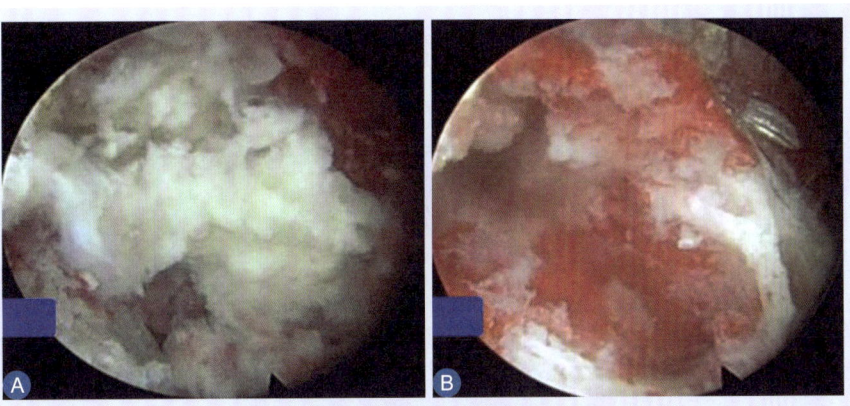

A.椎间隙内坏死组织；B.清理后的椎间隙。

图 1-4-155　内镜下见椎间隙内坏死组织及清理后情况

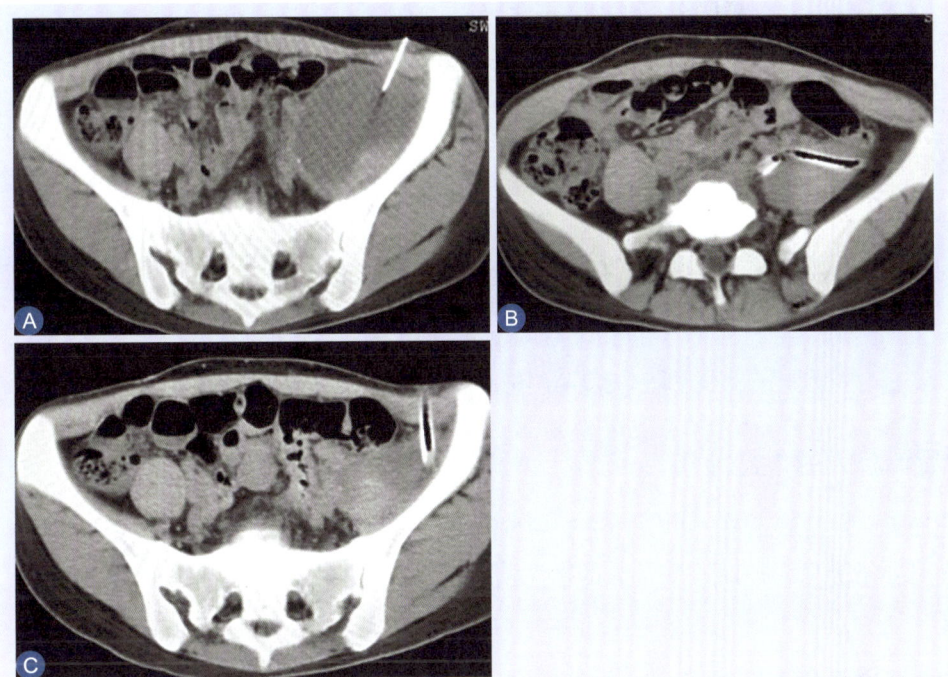

A.穿刺至脓腔；B.脓腔内放置引流管；C.脓肿缩小后，肠管复位。

图 1-4-156　CT 引导下前方穿刺

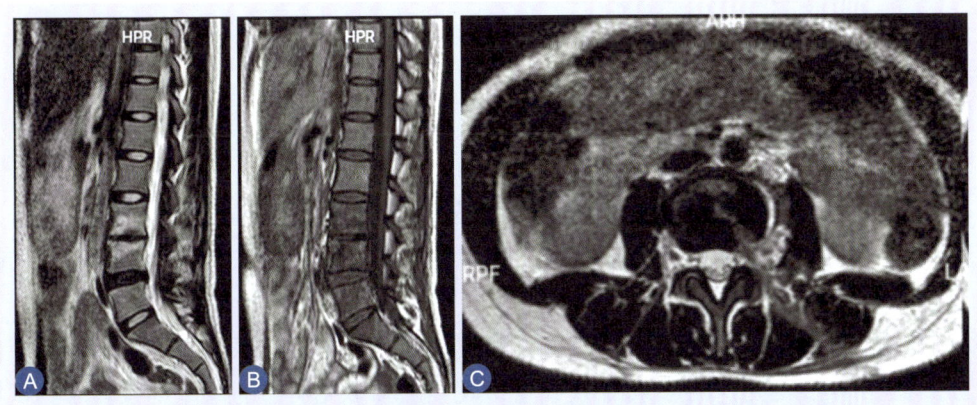

A.T2像；B.T1像；C.轴位。

图 1-4-157　术后 3 个月复查 MRI

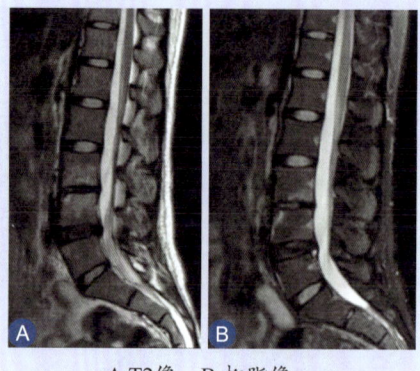

A.T2像；B.抑脂像。

图1-4-158 末次随访

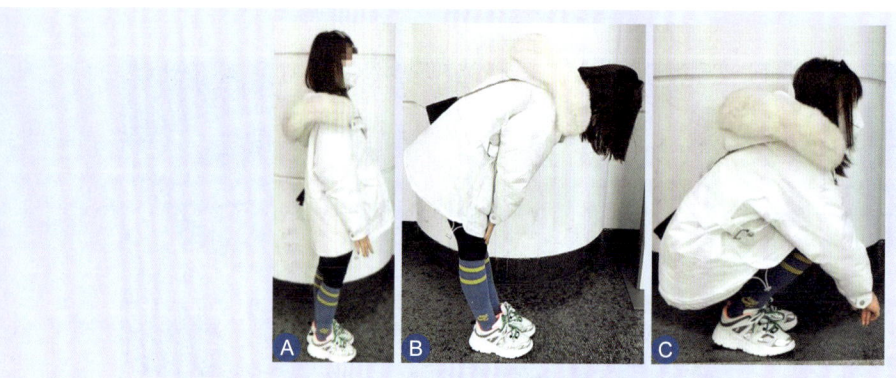

A.站立位；B.弯腰活动；C.下蹲活动。

图1-4-159 末次随访外像

※【术后治疗及并发症】

患者冲洗10天后冲洗液清亮，拔除冲洗管后出院，背部持续推药2个月，随访病情痊愈。术后由于治疗周期较长，需要指导患者按时口服及局部推注药物治疗，定期复查椎体破坏情况的变化，远期随访需要观察有无复发。

※【讨论与思考】

脊柱结核本质是炎症性疾病，区别于肿瘤病变、畸形、退行性疾病、骨折。之前的任何外科治疗都需在药物化疗的基础上进行。近年来，治疗脊柱结核的微创方法不断发展，新的原则和理念也不断呈现，脊柱内镜手术随着设备的不断更新和医生的不断探索已经应用到脊柱疾病的各个领域，对于脊柱结核、脊柱感染类疾病，微创治疗也是一个很好的补充。

脊柱内镜下治疗脊柱感染类疾病的报道相对较少，内镜下病灶清理、术后病灶内置管用药治疗是对单纯介入穿刺置管治疗的补充，其手术创伤小，相对开放手术仍优势明显，所有操作在局部麻醉下进行，麻醉限制放宽，不能耐受全身麻醉和巨大创伤的患者仍然可以通过该方法治疗。内镜下清理椎间隙，通过直视放大的视野可以更好地保留正常骨组织，彻底清理坏死炎性物及死骨。有效的椎间隙减压可以快速减轻局部炎性疼痛症状。

对于椎体破坏较轻、椎旁脓肿较大、局部炎性反应疼痛症状明显的患者更适用内镜下减压清理置管冲洗治疗，该手术创伤较开放手术小，且疗效确切，此类患者多无明显的椎体不稳表现。术后需定期观察，如出现椎体不稳症状，必要时可给予经皮椎弓根螺钉固定治疗。

（术者：张西峰）

（整理：步荣强 李子超）

第五节 其他部位结核的微创治疗

病例43 左肘关节结核的微创治疗

※【病例简介】

基本信息：患儿，女性，1岁4个月。

主诉：左肘关节疼痛肿胀3个月。

病史：3个月前患儿出现左肘关节疼痛哭闹，无明显发热及其他不适，症状逐渐加重，出现左肘关节肿胀，局部轻度红肿，关节活动疼痛明显，不敢正常活动，遂于我院就诊。

既往史：患者有结核接触史。

查体：左肘较对侧明显肿胀，肘后皮肤轻度发红，皮温略高；关节周围压痛，拒按；关节活动疼痛明显，活动度大致正常（图1-5-1）。

辅助检查：红细胞沉降率81 mm/h。

治疗：左肘关节穿刺抽出淡黄色脓液，每日给予关节内注射抗结核药物治疗，7年后复诊左肘关节伸直较对侧略差，活动度大致正常，恢复满意（图1-5-2），复查X线片显示肘关节未造成明显骨质破坏，畸形不明显（图1-5-3），恢复良好。

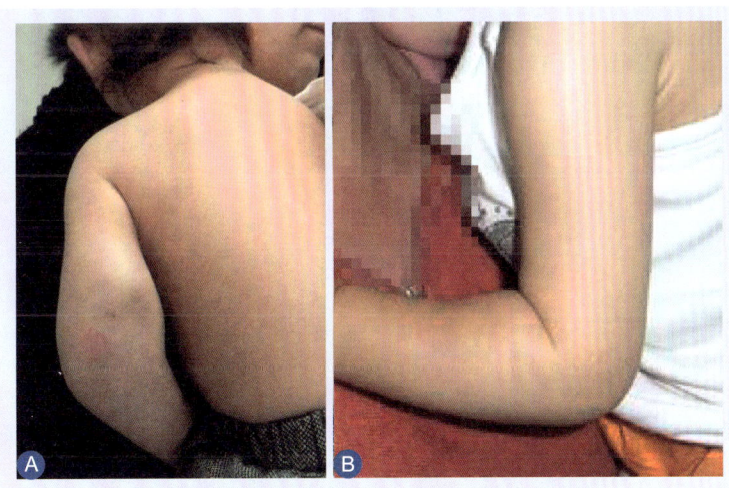

A.肘关节后面观局部红肿；B.肘关节侧位外像。
图1-5-1 就诊时患儿外像（2008年1月14日）

※【治疗方法】

单纯关节结核，患者年龄较小，给予局部注射药物治疗。

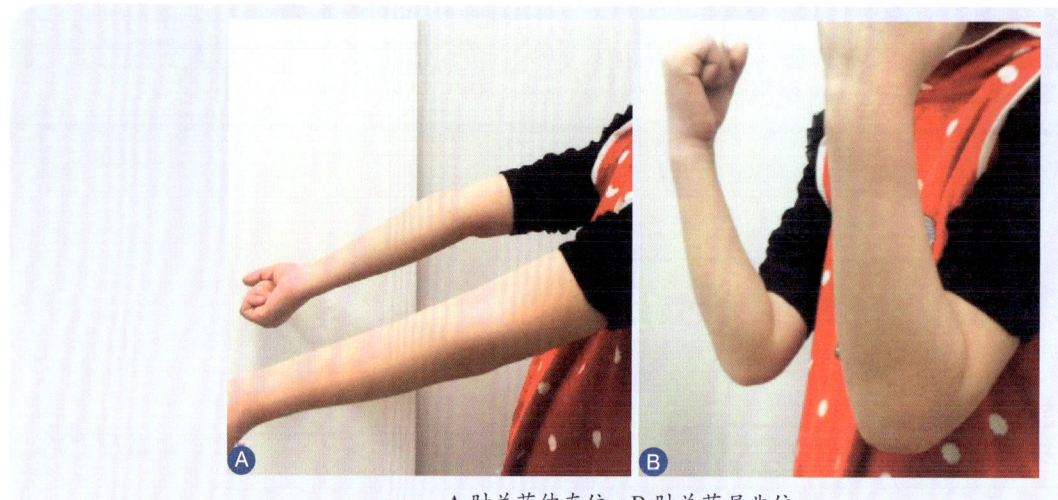

A.肘关节伸直位；B.肘关节屈曲位。

图1-5-2　术后7年复诊患者外像（2015年1月14日）

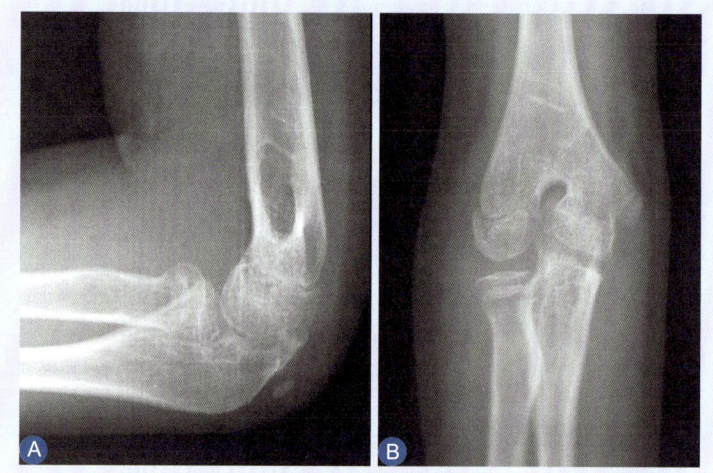

A.侧位；B.正位。

图1-5-3　术后7年复查X线片（2015年1月14日）

※【讨论与思考】

肘关节损伤后出现异位骨化及关节功能障碍的发生率较高，儿童由于关节处于生长阶段，远期出现关节畸形的概率更高。本患者发病时1岁4个月，治疗后7年复诊，关节功能良好，未造成明显畸形，可以说是非常幸运。

幼儿关节结核发病率较低，由于年龄较小，治疗较困难；儿童肘关节结核报道很少，一般治疗经验相对不足。治疗应遵循儿童结核的治疗方案，原则上需全身应用抗结核药物。这一治疗方案同样需遵循早期、适量、联合、规律等原则。本患儿年龄太小，单纯遵医嘱口服药物治疗肯定是较困难的；由于结核预后关节功能多不理想，应积极治疗，可给予局部病灶注射药物治疗；注射药物时应严格注意无菌操作，避免造成医源性感染，进一步加重关节感染，加大治疗难度。

（术者：张西峰）

（整理：步荣强　虞攀峰）

病例44　右髋关节结核的微创治疗

※【病例简介】

基本信息：患者，男性，18岁。

主诉：右髋部疼痛1年半。

病史：2003年2月初患者出现右髋部疼痛，给予抗感染治疗后，疼痛有所减轻，3个月后疼痛突然加重，按风湿治疗1月余效果不佳；2003年11月27日行双髋关节CT检查提示右髋关节囊积液，右髋臼、股骨头骨质破坏，关节间隙变窄，考虑髋关节结核，给予异烟肼、利福平、肌苷等药物治疗3个月，效果不明显。2004年6月6日于当地医院行右髋关节穿刺引流手术，排出脓液约200 mL，并进行抗感染治疗5天，疼痛有所减轻，以后未行任何治疗。2004年10月因疼痛加重来我院就诊。

查体：右腹股沟中点压痛，髋关节活动疼痛明显，"4"字试验阳性。

辅助检查：X线片及CT显示右髋关节内股骨头骨质有明显的破坏性改变（图1-5-4）。

治疗：CT引导下给予右髋关节病灶穿刺置管推药治疗（图1-5-5）。

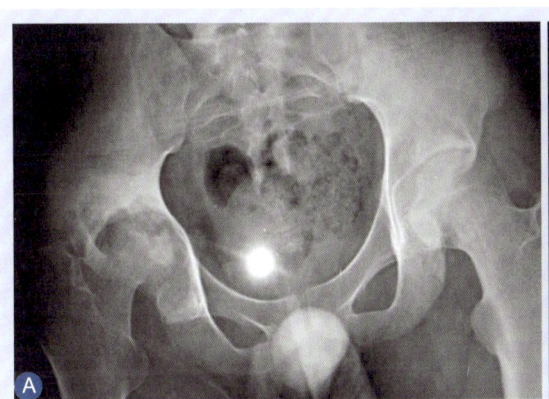 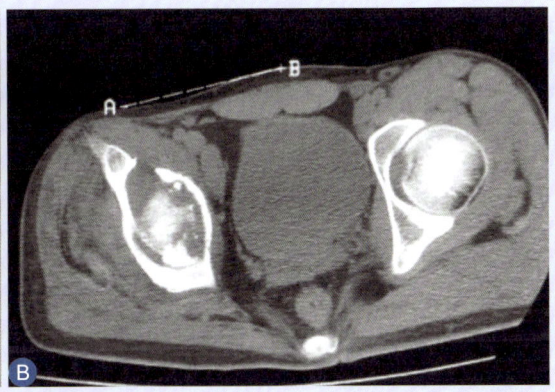

A.X线片；B.CT。

图1-5-4　X线片及CT检查

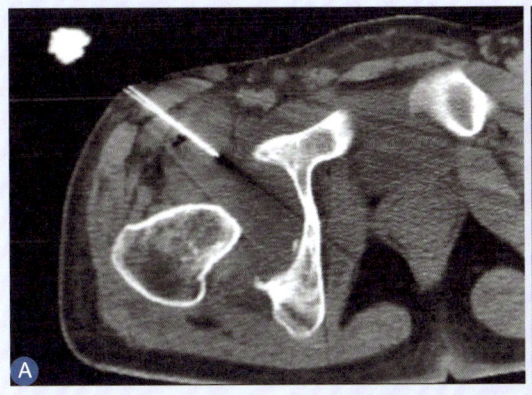 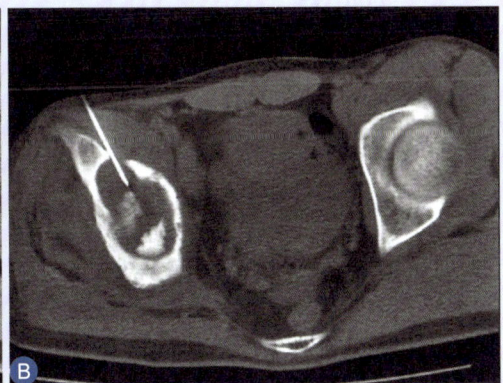

A.体表穿刺；B.穿刺至髋关节内。

图1-5-5　CT引导下右髋关节病灶穿刺置管过程

※【手术指征】

右髋关节疼痛较重，关节不能正常活动，影像学检查见关节内骨质破坏。

※【术前计划与手术技巧】

患者关节骨质破坏，考虑结核改变，给予早期保髋治疗；周围脓肿较小，给予单纯病变穿刺置管推药处理，穿刺部位选取前外侧关节，注意避开前方血管及神经。

※【讨论与思考】

关节结核的预后一般均不是很理想，髋关节镜下清创由于操作难度大，视野显露不全面，很难做到彻底清创，切开清创几乎意味着保髋治疗失败，而微创治疗可以减少手术创伤，不以彻底清创为目的，控制病灶后可以保留髋关节的部分活动度，保留部分关节功能，达到保留关节、延缓关节置换的目的，即使关节破坏较重，术后关节功能丢失，条件允许需行关节置换手术治疗时仍能减少前期的手术创伤，减轻二次手术时的难度。

（术者：张西峰）

（整理：步荣强　虞攀峰　刘彦康）

病例45　左髋部软组织结核窦道形成不愈合

※【病例简介】

基本信息：患者，男性，18岁。

主诉：左侧臀部窦道形成4年。

病史：患者于2003年3月出现左臀部肿胀、疼痛，无发热等其他不适；2003年7月左臀部逐渐出现红肿破溃，形成窦道，给予抗感染治疗后效果不佳，窦道迁延不愈；2005年11月当地医院给予窦道切开引流、抗感染治疗后愈合；2006年6月左臀部手术切口处再次破溃，北京某医院按"结核性窦道形成"给予抗结核治疗，窦道仍未愈合。2007年3月就诊于我院。

查体：左臀部可见3个窦道，最深可达10 cm，窦道口处可见脓性分泌物（图1-5-6）。

辅助检查：CT显示左髋关节无异常，左侧臀部较对侧饱满，显示液性暗区，未累及关节（图1-5-7），CT造影显示窦道病灶部位局限于左臀部软组织内，并未累及髋关节（图1-5-8）。后给予局部用药治疗，症状逐渐得到控制。

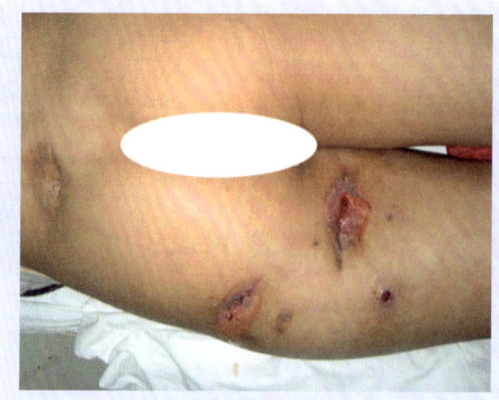

图1-5-6　患者就诊时窦道伤口外像（2007年3月）

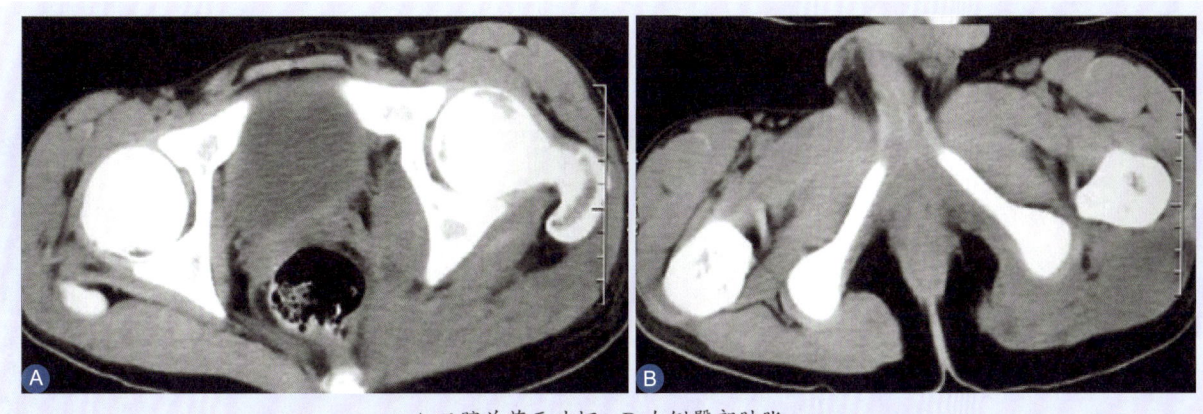

A.双髋关节无破坏；B.左侧臀部肿胀。
图1-5-7 CT检查（2005年11月）

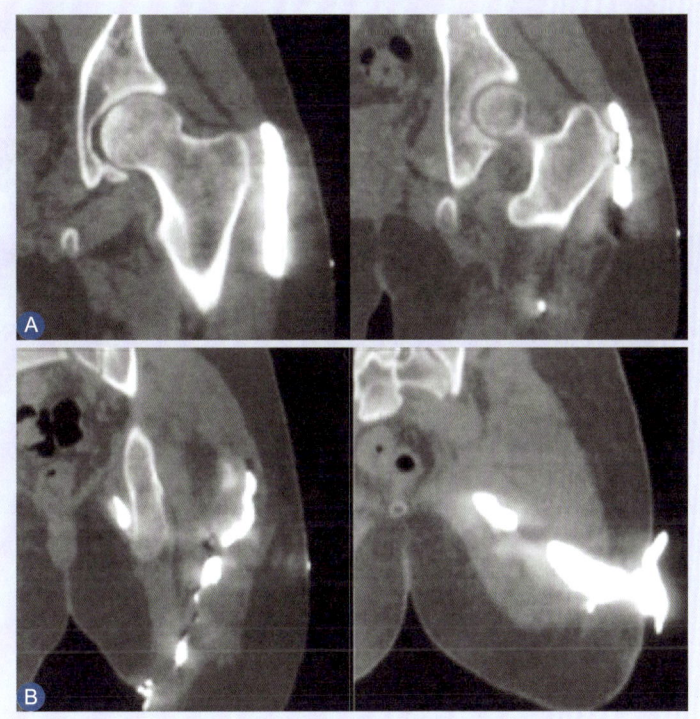

A.经皮肤窦道CT造影；B.CT造影剂未与关节相通。
图1-5-8 CT造影（2007年3月）

※【手术指征】

患者就诊时左臀部窦道形成近4年，伤口迁延不愈，严重影响生活。

※【术前计划与手术技巧】

造影见病变为左侧臀肌周围软组织，未累及关节及周围骨性组织，单纯换药不能彻底控制病变发展，考虑到局部脓肿不大，给予经窦道口逆行置管推药，伤口按需换药，同时口服抗结核药物治疗。

※【治疗过程】

就诊后给予CT造影检查，窦道病灶部位局限于左臀部软组织内。在窦道内置入硬膜外管，每日推注抗结核药物，持续3个月后拔除引流管（图1-5-9）。术后1年余复查MRI显示左髋关节周围未见明显炎性变，原窦道部位愈合良好（图1-5-10）。术后1年余复诊时查体原窦道愈合良好（图1-5-11）。口服抗结核药物治疗1年后痊愈。

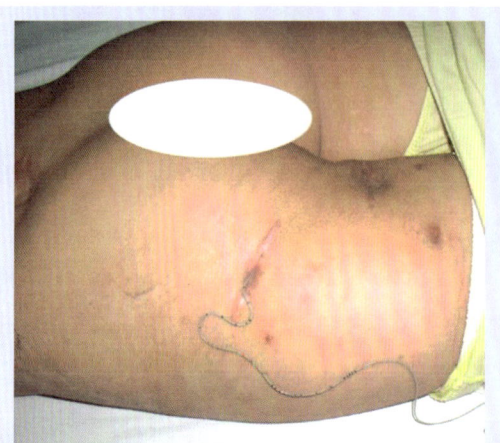

图1-5-9　术后3个月拔除引流管前外像

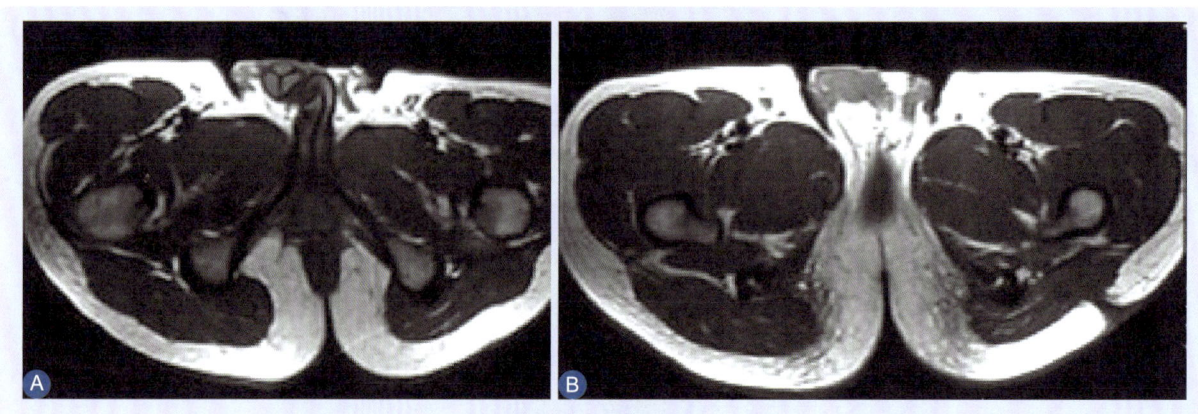

A.双髋无异常；B.窦道伤口愈合。
图1-5-10　术后1年余复查MRI（2008年5月）

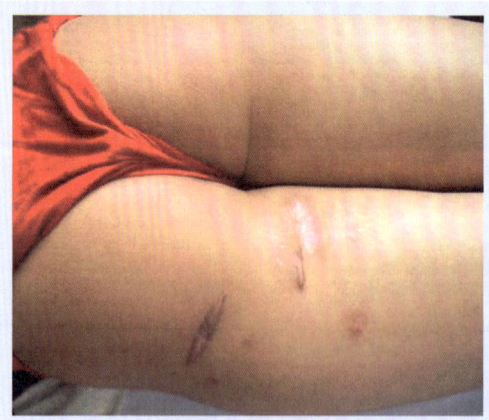

图1-5-11　术后1年余复诊时原窦道部位外像（2008年5月）

※【讨论与思考】

单纯软组织结核较少见，早期在无明显发热的情况下出现局部包块破溃，应考虑有无结核感染的可能，分泌物早期的培养是非常必要的实验室检查。

患处迁延不愈，需外科手术干预治疗，但采取何种手术策略值得思考。切开手术治疗后疗效不佳，患者脓肿不多，再次清创处理不仅会增加局部瘢痕化，还不能保证彻底清创。因此，我们采取经窦道造影明确病变范围，置入硬膜外管推药治疗的方法。病灶局部强化用药治疗彻底，伤口渗出一般较多，需定期换药，保持皮肤干燥，避免局部皮炎形成。

（术者：张西峰）

（整理：步荣强　虞攀峰　刘彦康）

病例46　右骶髂关节结核伴脓肿的微创治疗

※【病例简介】

基本信息：患者，女性，20岁。

主诉：腰骶部疼痛半年余。

病史：患者半年前出现腰骶部疼痛，行走、弯腰后疼痛加重，无低热、夜间盗汗，无晨僵及夜间痛，腰椎MRI检查未见明显异常。2006年7月CT检查显示右侧骶髂关节面消失，骶骨、髂骨内侧骨皮质不连续，医院给予异烟肼、利福平、吡嗪酰胺联合治疗，效果欠佳。为求进一步诊治于2006年8月18日来我院就诊。

查体：右侧骶髂关节压痛，四肢肌力、肌张力正常，病理征阴性。

辅助检查：CT显示右侧骶髂关节骨质破坏明显，右侧髂窝内可见脓性包块（图1-5-12）。

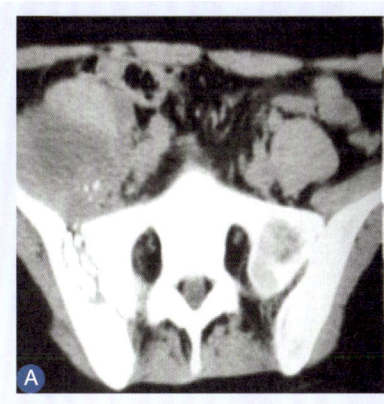
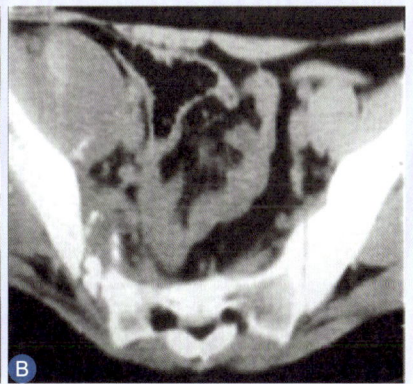

A.髂窝脓肿；B.骶髂关节破坏。

图1-5-12　CT检查（2006年7月27日）

※【手术指征】

右侧骶髂关节骨质破坏，脓肿形成，单纯口服药物治疗无效。

※【术前计划与手术技巧】

患者右侧骶髂关节骨质破坏，髂窝内可见巨大脓肿，俯卧位选取合适靶点，经皮穿刺至骶髂关节病灶处一般是比较安全的，髂窝部位的脓肿较巨大，应取前路脓肿最大、距离皮肤最近部位穿刺，尽量沿着髂骨表面放置双腔灌注冲洗管持续引流，注意避免伤及肠管及其他盆腔内脏器。

※【治疗过程】

2006年8月20日行CT引导下骶髂关节穿刺置管术，留置双腔引流管1根，单腔推药管2根，术后置管通畅，同时口服抗结核药物，冲洗23天后去除双腔引流管，留置单腔推药管2根持续推药4个月后拔除，口服药物1年半后停药。2006年12月23日，术后复查患者腹侧伤口周围大片皮疹形成（图1-5-13），复查MRI显示骶髂关节周围仍有少量高信号区域，髂窝脓肿消失（图1-5-14）。2008年12月，术后2年复查患者伤口愈合良好，局部瘢痕形成，皮炎症状消失（图1-5-15），复查X线片显示骶髂关节病灶愈合良好（图1-5-16）。

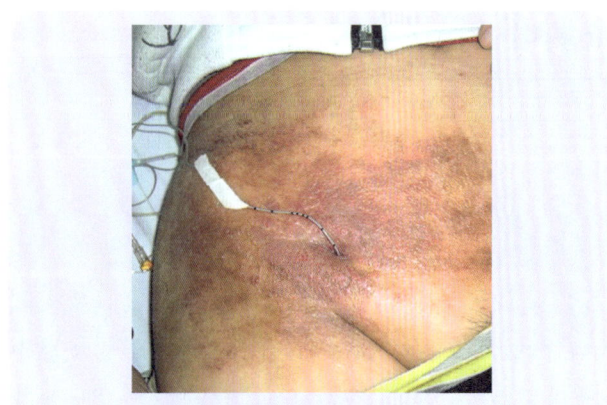

图1-5-13 术后复查腹侧伤口外像（2006年12月23日）

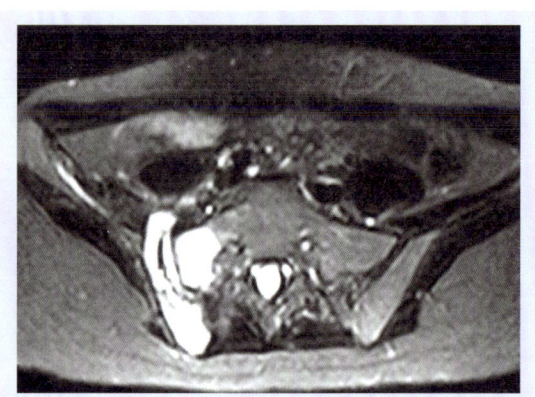

图1-5-14 术后复查MRI（2006年12月23日）

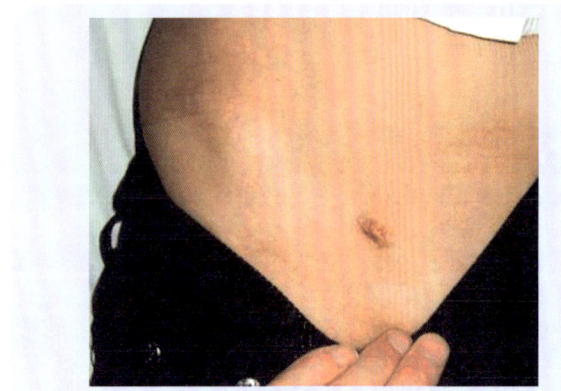

图1-5-15 术后2年复查腹部伤口愈合（2008年12月）

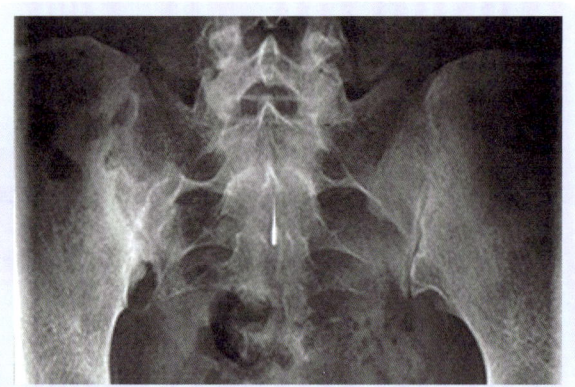

图1-5-16 术后2年复查X线片（2008年12月）

※【讨论与思考】

骶髂关节是脊柱外结核发病率较高的部位，单纯骶髂关节结核经微创治疗后效果多比较明确，而髂窝部位的脓肿处理相对棘手。当脓肿较小时，通常选取保守治疗；当脓肿过大、自身吸收较困难时，多选取前方近髂骨部位穿刺置管处理。由于脓肿较大，盆腔内脏器多被挤压，选取距皮肤较近部位穿刺一般不存在伤及腹腔内脏器问题，腹腔内由于腹膜包裹隔离，在已经进行前路穿刺的患者中未发生过脓肿经穿刺部位向腹腔内流注扩散病例，因此经前方穿刺是安全的。

本患者在微创治疗过程中，前方穿刺部位为脓肿引流伤口，术后渗出较多，出现局部皮疹，皮肤瘙痒，考虑与局部用药导致药液渗出有关，因此保持伤口的干燥非常重要，伤口渗出较多时应及时给予换药；本患者出现皮炎后经过伤口换药、局部应用炉甘石洗剂等药物后好转。

（术者：张西峰）

（整理：步荣强 虞攀峰）

第二章

脊柱感染的微创手术治疗

病例47　可疑结核的颈椎化脓性病变的诊治

※【病例简介】

基本情况：患者，女性，54岁。

主诉：颈肩部疼痛伴发热1个月。

病史：1个月前患者晨起时颈部剧痛、活动受限，伴发热，体温38.7 ℃，此后持续颈部疼痛伴发热，最高39.4 ℃，持续1周，先后应用头孢类和环丙沙星等药物，效果不佳。后口服红霉素2周（2018年1月2日至2018年1月16日），体温在38 ℃左右，来我院门诊就诊并收住院。

既往史：10年前因胸膜结核，经抗结核治疗1年，无其他特殊疾病史。

查体：体温36.0 ℃，颈部活动受限，$C_{5\sim6}$棘突旁压痛阳性，颈围固定，四肢感觉、肌力正常；生理反射正常，病理征阴性。

实验室检查：结核感染T细胞斑点检测（T-spot. TB）：ESAT-6为7，阳性；CFP-10为0，阴性。肺炎支原体IgM阴性、IgG阴性，肺炎衣原体IgM阴性、IgG阴性，冷凝集试验阴性。感染指标结果见表2-1-1。

影像学检查：颈椎MRI（2018年1月1日）显示$C_{5\sim6}$椎体感染性病变，可见椎间隙或椎间盘存在，无明显破坏（图2-1-1）；颈椎MRI（2018年1月16日）显示$C_{5\sim6}$椎体长T1、长T2信号影，椎体部分破坏，椎间隙变窄，脊髓受压，较2周前加重（图2-1-2）；颈椎正侧位及过伸过屈位X线片（2018年1月16日）显示颈椎正常曲度消失，局部后凸畸形，$C_{5\sim6}$椎间隙变窄，无显著颈椎不稳（图2-1-3）；颈椎CT（2018年1月27日）显示$C_{5\sim6}$椎体部分破坏，椎间隙变窄（图2-1-4）。

表2-1-1　感染指标结果

	2017年12月27日	2018年1月17日	2018年1月27日
白细胞（$\times 10^9$/L）	12.7	10.22	7.25
红细胞沉降率（mm/h）	92	113	68
超敏C反应蛋白（mg/L）	17	6.8	1.48

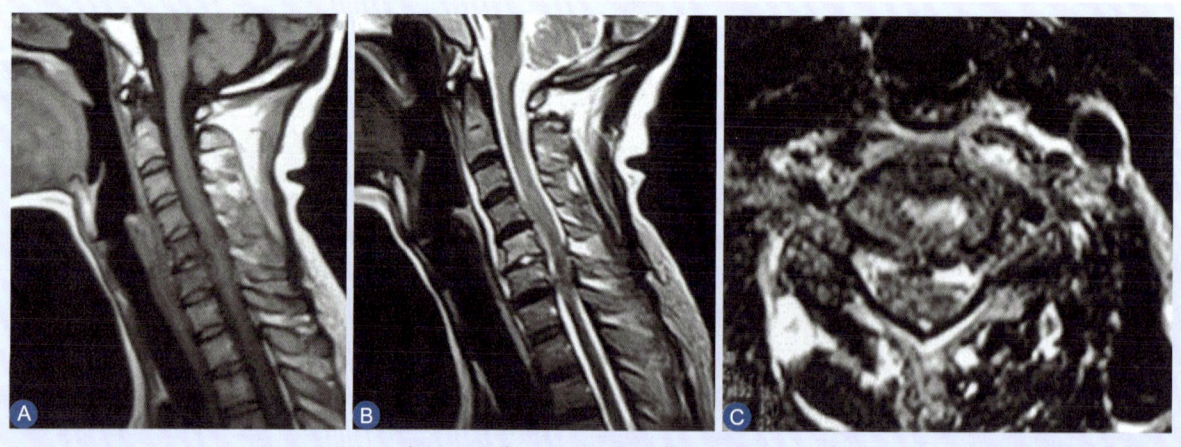

A.矢状位T1像；B.矢状位T2像；C.轴位。

图2-1-1　颈椎MRI检查（2018年1月1日，发热1周）

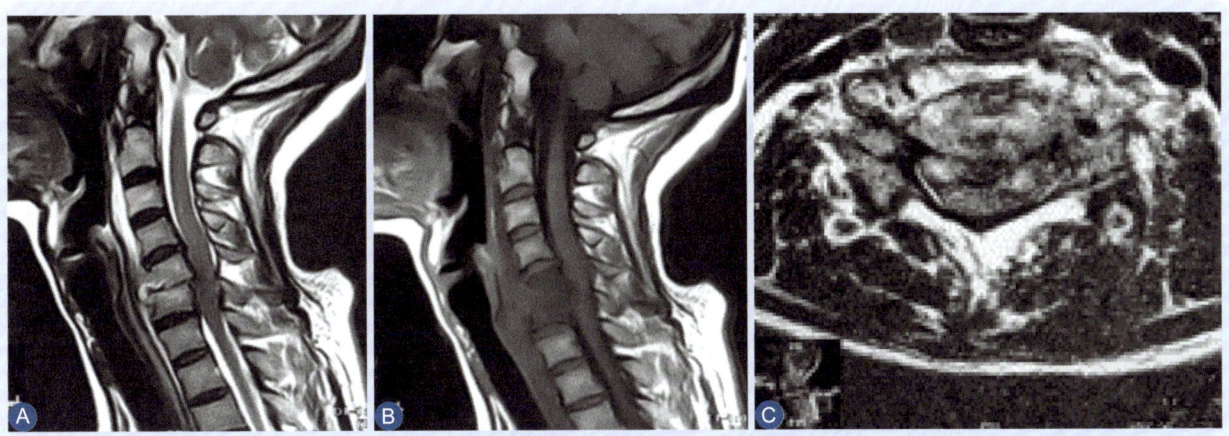

A.矢状位T1像；B.矢状位T2像；C.轴位。
图2-1-2 颈椎MRI检查（2018年1月16日，发热3周）

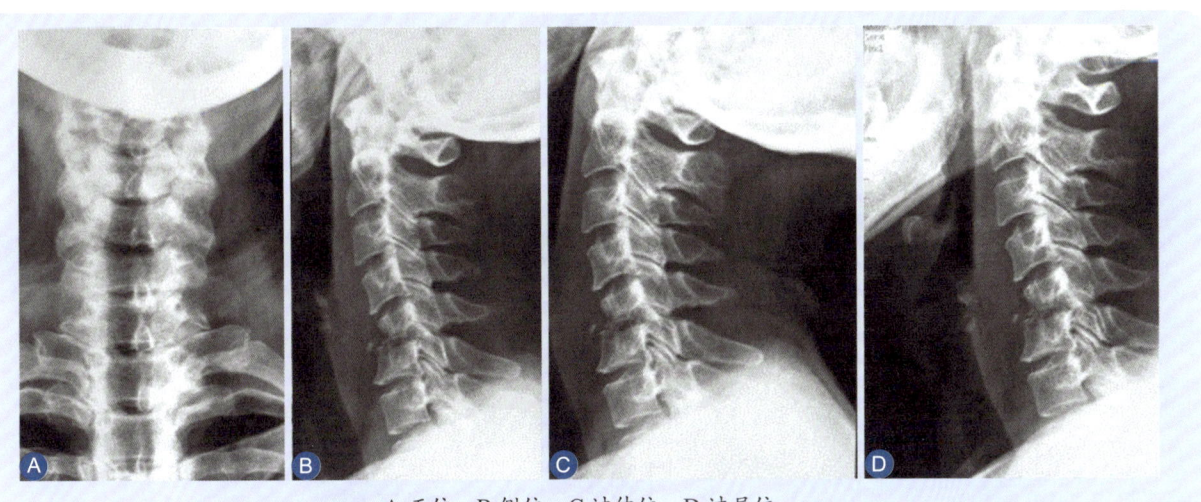

A.正位；B.侧位；C.过伸位；D.过屈位。
图2-1-3 颈椎X线片检查（2018年1月16日）

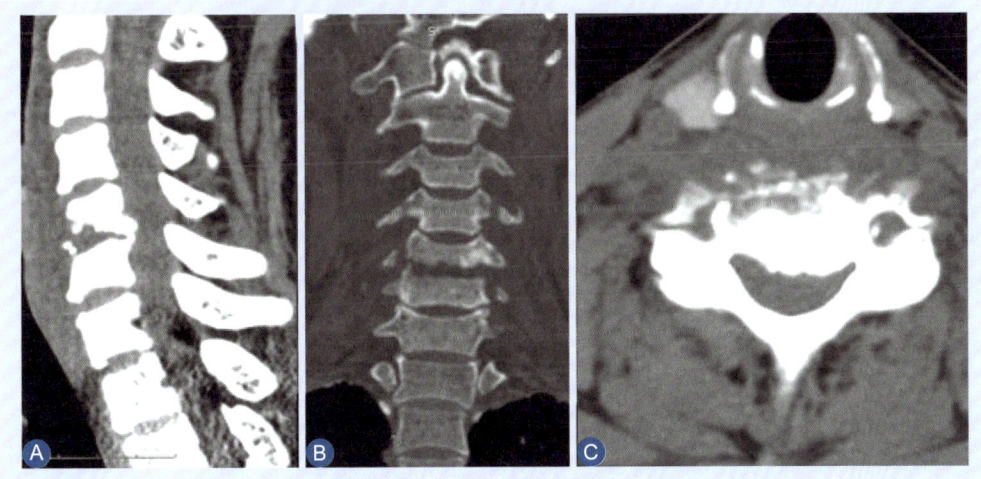

A.矢状位；B.冠状位；C.轴位。
图2-1-4 颈椎CT检查（2018年1月27日）

※【手术指征】

颈痛VAS评分为6分,颈部活动受限,患者无法正常生活、工作。$C_{5\sim6}$椎体病灶破坏明显,间隙塌陷,局部后凸。诊断:结核?非特异性感染?肿瘤?需要标本进行明确诊断。患者无明显的手术禁忌证。

※【术前计划】

拟行前路$C_{5\sim6}$椎体病灶切除,取髂骨植骨+接骨板内固定术。

※【手术过程与手术技巧】

常规颈前入路,术中见$C_{5\sim6}$椎间隙或椎间盘、C_5椎体前下缘、C_5下终板、C_6上终板破坏,椎间隙见肉芽增生物,$C_{5\sim6}$椎间盘破碎。彻底刮除病灶,处理骨面,减压,使用过氧化氢溶液、碘附反复冲洗创面,取三皮质髂骨块植于$C_{5\sim6}$椎体之间,安装颈前路接骨板内固定,术毕。

术中取髂骨块要足够大,修理成楔形,轻轻敲入残余的C_5和C_6椎体之间,术后颈椎正侧位X线片显示$C_{5\sim6}$内固定术后表现颈椎前凸恢复(图2-1-5)。

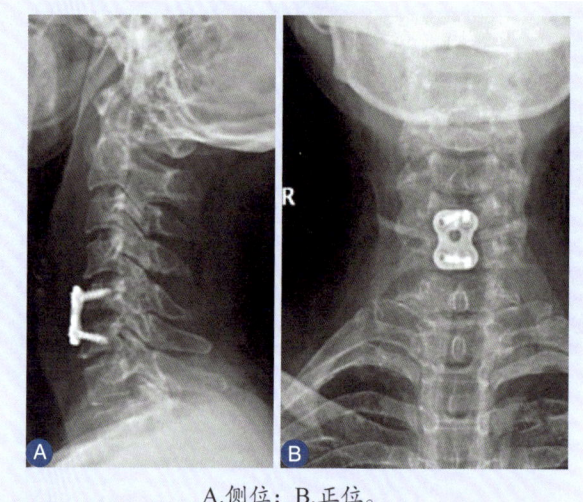

A.侧位;B.正位。

图2-1-5 术后颈椎X线片检查

※【术后治疗及并发症】

术后当天患者颈部疼痛明显缓解,VAS评分为2分,四肢感觉、肌力正常,无发热。术后病理结果:$C_{5\sim6}$椎间隙见退变骨组织、纤维组织,局部病灶呈肉芽肿反应,多考虑感染性病变,未见明确恶性证据。局部病变组织细菌培养结果:考虑金黄色葡萄球菌感染;未见抗酸杆菌,无厌氧菌生长。

※【讨论与思考】

该病例为颈椎感染性病变,但是术前一直无法明确是结核还是细菌感染。首先考虑诊断为颈椎结核的理由:①既往有胸膜结核病史;②病程20天时即出现骨质破坏,1个月后即有明确骨质破坏,细菌感染出现骨质破坏一般无结核快,往往需要更长的时间;③初期病程用头孢和环丙沙星治疗,这两个药一般可以覆盖大部分细菌谱,效果不佳;④化验指标红细胞沉降率明显增高,而C反应蛋白增高不如红细胞沉降率明显,细菌化脓性感染早期C反应蛋白比红细胞沉降率往往更敏感,这一点不太像细菌感染;⑤第1次的MRI检查可以看到椎间隙/椎间盘存在,无明显破坏,感染更倾向起源于椎体下终板上的骨质,然后经椎体前下缘向邻近扩散,这一点更像结核的特点(结核很少起源于椎间隙,而细菌感染更多起源于椎间隙),结核导致的塌陷更多是因为破坏了椎体骨质引起的塌陷,早期多不会直接破坏髓核组织,而细菌感染往往直接破坏髓核组织。

但是本病例并不能完全排除非特异性感染,高热、剧痛、血象高,这些均是细菌感染的特点。为了明确诊断,处理病灶,解决问题,我们认为早期手术是最佳选择。手术方式选择了颈椎前路减压自体髂骨块植骨融合+钛板内固定术,同时备次全切手术方式,如果上位椎体破坏严重或者感觉单间隙减压不彻底和固定不牢靠就采取次全切的策略。术后细菌培养结果提示金黄色葡萄球菌感染,采用敏感的抗生素进行针对性治疗,最后患者获得了确切的疗效。

(术者:李天清)

(整理:步荣强 虞攀峰)

病例48 颈、胸、腰椎多发椎体感染的微创治疗

※【病例简介】

基本信息:患者,女性,63岁。

主诉:腰背疼痛伴发热4个月。

病史:患者4个月前出现腰背痛伴下肢麻木,检查发现胸腔积液、肺感染、腰椎感染,当地医院给予卧床、抗生素治疗,结核菌素试验阴性,其间间断发热,最高体温39℃。20天前在外院行胸腰椎穿刺、细菌培养,回报为金黄色葡萄球菌,对万古霉素、莫西沙星、利奈唑胺等药物敏感,经抗生素治疗后下肢麻木好转,仍有腰背疼痛不适,为求进一步治疗就诊我院。

查体:脊柱生理曲度存在,颈、胸、腰椎旁压痛阳性,各棘突无压痛,四肢各关节无红肿、压痛,四肢肌力、肌张力正常。双下肢无水肿,双足背动脉搏动良好,双侧膝腱反射存在,病理征未引出。

辅助检查:X线片显示$C_{4\sim5}$、$T_{8\sim9}$、$T_{11\sim12}$、$L_{1\sim2}$、$L_5\sim S_1$椎间隙变窄,相邻椎体骨质破坏(图2-1-6)。MRI显示$C_{4\sim5}$、$T_{8\sim9}$、$T_{11\sim12}$、$L_{1\sim2}$、$L_5\sim S_1$多发椎间隙及椎体异常信号改变,椎间隙变窄(图2-1-7)。

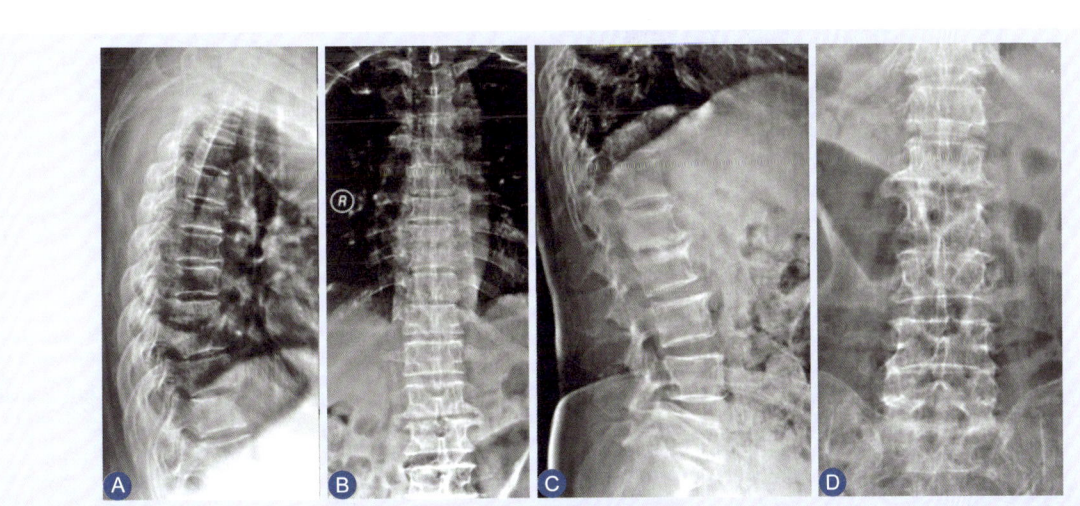

A.胸椎侧位;B.胸椎正位;C.腰椎侧位;D.腰椎正位。

图2-1-6 术前X线片检查

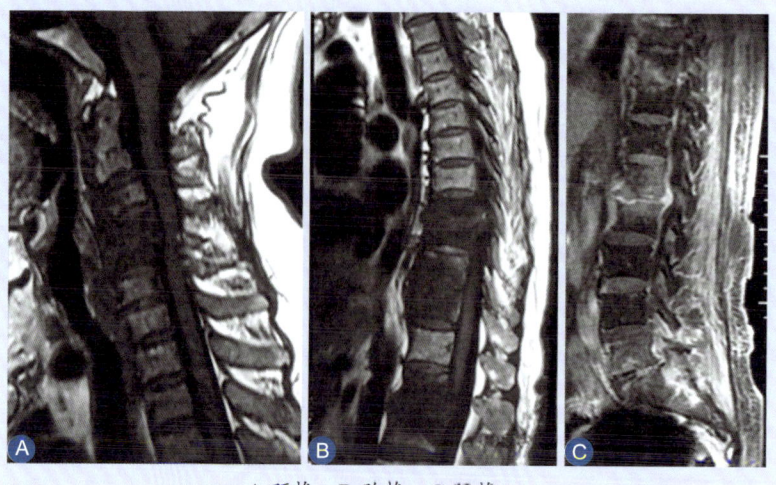

A.颈椎；B.胸椎；C.腰椎。

图2-1-7　术前MRI检查

※【手术指征】

多发椎间隙及椎体骨质破坏，不伴畸形、神经症状及脊柱不稳定。

※【手术过程与手术技巧】

用硬膜外针进行病灶穿刺，CT引导确认到达椎间隙中心位置后，拔出内芯，放入硬膜外管，再次用CT引导确认末端位置。病灶间隙穿刺置入硬膜外管后，局部应用庆大霉素推注，联合全身应用左氧氟沙星抗感染治疗，术后坚持每日推注敏感抗生素治疗（图2-1-8）。

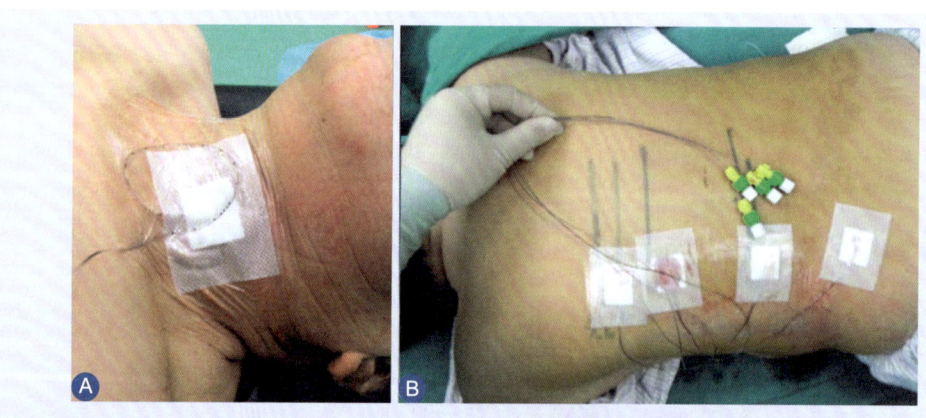

A.颈椎置管外像；B.胸背部置管外像。

图2-1-8　术中外像

※【术后治疗及并发症】

术后每半个月复查1次血常规、血生化、红细胞沉降率及C反应蛋白，观察药物的不良反应及各项炎症指标变化，无并发症发生。用药3个月后拔除推药管停药，术后2年随访时，MRI显示椎体未明显加重破坏，病灶稳定治愈（图2-1-9），末次随访时患者已治愈。

※【讨论与思考】

患者症状明显，经病灶穿刺后细菌培养阳性，诊断明确，外院应用敏感高级抗生素治疗后仍不能完

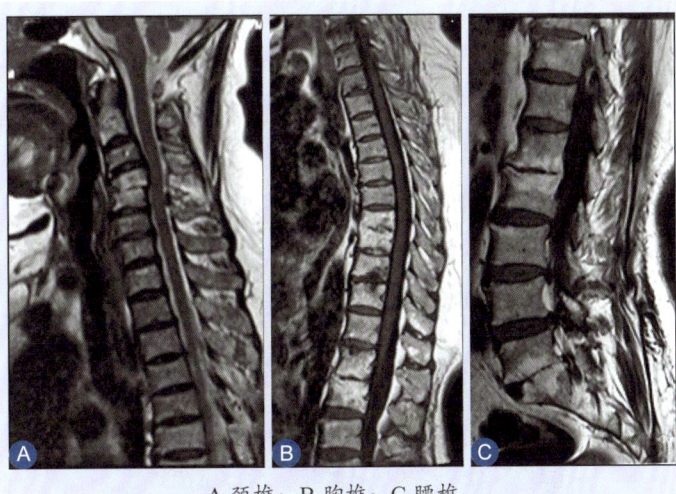

A.颈椎；B.胸椎；C.腰椎。

图 2-1-9　术后 2 年随访 MRI

全控制感染，需要外科手术干预治疗，传统手术对于这种多节段感染只能进行分次分期手术治疗，创伤大，患者能否耐受多次手术存在疑问。微创手术治疗类似疾病优势明显，椎体破坏较轻，单纯穿刺置入硬膜外管局部强化治疗，绝大部分疗效确切。

全身予以一线抗生素疗效不明显，使用高级抗生素治疗，但担心二重感染等并发症出现又不敢长期应用；微创手术治疗后局部用药直接作用于病灶，相对一些常规抗生素治疗效果同样明显，长时间使用安全性较高，对于类似多节段感染的治疗，微创技术优势明显。

（术者：张西峰）

（整理：步荣强　虞攀峰）

病例49　$L_{1\sim2}$ 后纵韧带钙化术后感染的微创治疗

※【病例简介】

基本信息：患者，女性，56岁。

主诉：腰椎间盘术后伤口流脓1个月。

病史：患者于2000年1月出现腰痛，伴左臀部及左大腿疼痛，呈刀割样，开始较轻，呈间歇性，劳累后疼痛加重，在河南某医院行CT检查，诊断为腰椎间盘突出。2001年5月于地方某医院行腰椎间盘介入切吸术，术后左大腿疼痛明显缓解，但右大腿及右臀部出现疼痛，呈针刺样，间歇性发作。2003年2月腰痛加重，双下肢酸痛、麻木、无力，咳嗽后加重伴小腹部不适。2003年3月11日在当地某医院行MRI检查，诊断为$L_{1\sim2}$椎间盘突出伴后纵韧带钙化，$L_5\sim S_1$椎间盘突出，骶管囊肿。2003年3月26日行前路腰椎间盘摘除及自体髂骨植骨融合术，术后给予抗感染对症治疗，伤口愈合好，但出院后自感双大腿、下腹部麻木疼痛，1周后切口出现白色分泌物，脓液细菌培养为表皮葡萄球菌感染。我院门诊以"$L_{1\sim2}$内植物术后感染"收入院，自发病以来，患者无寒战、发热。

查体：强迫弯腰体位，直立时疼痛明显。上腰部椎旁压痛阳性，四肢各关节无红肿、压痛，双侧"4"字征阴性，双侧骶髂关节无压痛，四肢肌力、肌张力正常。双侧膝腱反射存在，病理征未引出。

辅助检查：X线片显示$L_{1\sim2}$间隙形态异常，脊柱侧弯（图2-1-10）。腰椎CT及MRI显示腰椎间盘介入切吸术后，$L_{1\sim2}$间隙水平椎管内钙化仍严重，脊髓受压明显（图2-1-11）。腰椎CT显示内固定术后植入物位置良好，减压充分（图2-1-12）。

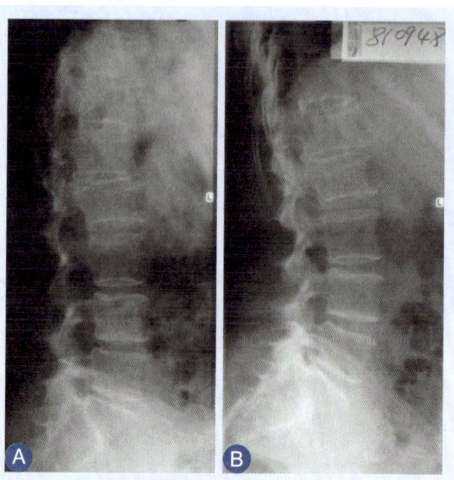

A.过屈位；B.过伸位。
图2-1-10　X线片检查

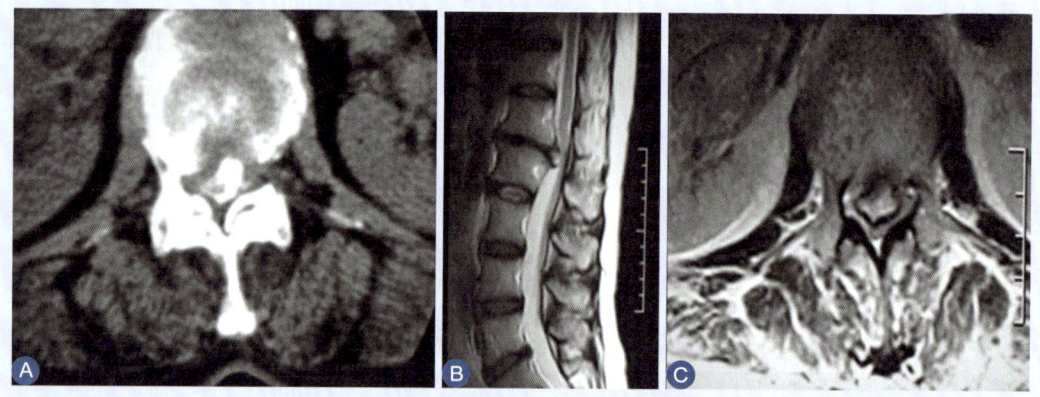

A.CT轴位；B.MRI矢状位；C.MRI轴位。
图2-1-11　腰椎CT及MRI检查（2001年5月）

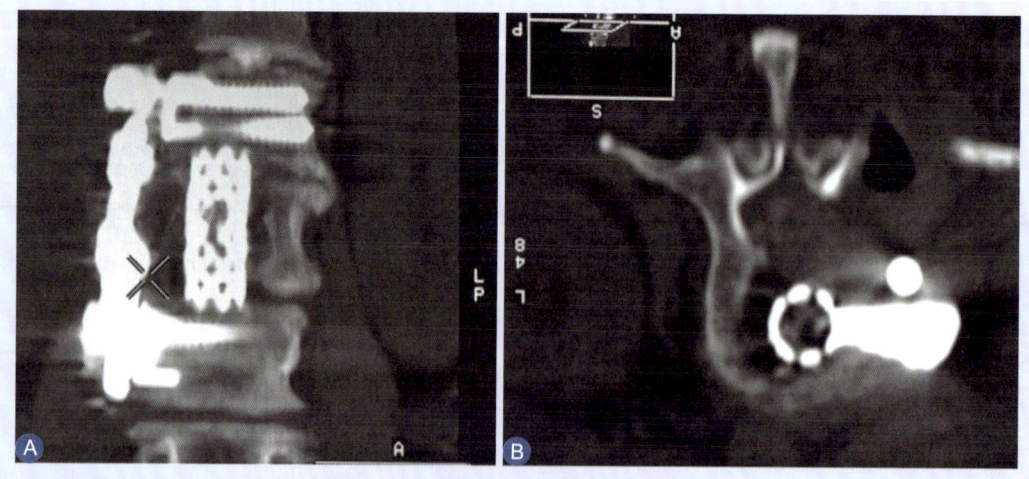

A.冠状位；B.轴位。
图2-1-12　腰椎CT检查（2003年3月）

※【手术指征】

腰椎术后感染诊断明确，一种治疗方法是取出内植物，局部旷置，静脉抗感染治疗，感染控制后，过半年再行内固定治疗；另一种治疗方式是保留内植物，采用经皮穿刺局部给药控制感染。

考虑到第1种治疗方法创伤大，花费高，计划采用经皮穿刺局部给药控制感染治疗，如控制不好，再采用第1种方法。

※【手术过程】

入院后，复查CT显示局部脓腔形成（图2-1-13），术中CT定位行经皮穿刺及脓肿引流（图2-1-14），置管局部冲洗，抗生素灌注。

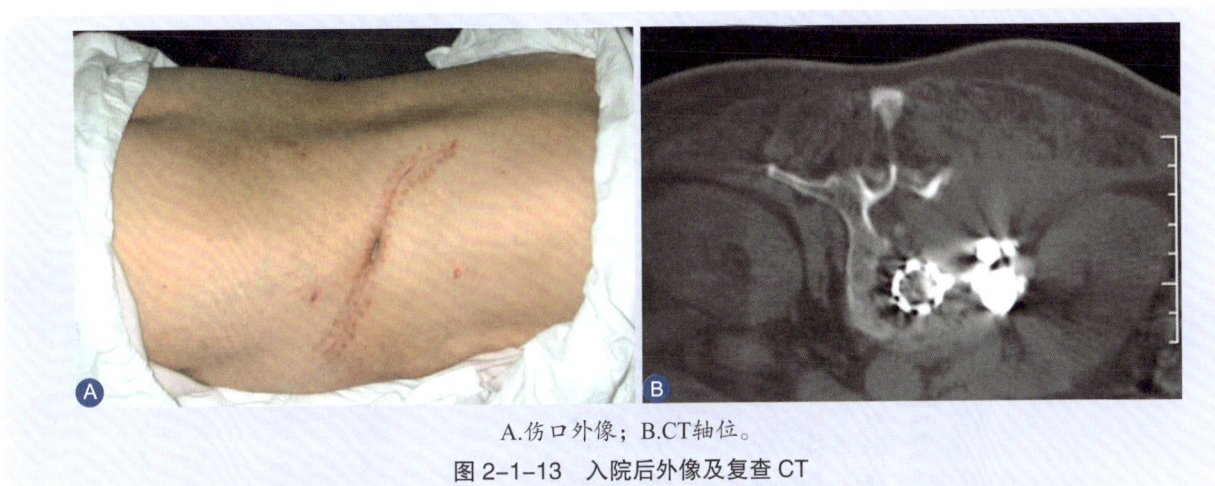

A.伤口外像；B.CT轴位。

图 2-1-13 入院后外像及复查 CT

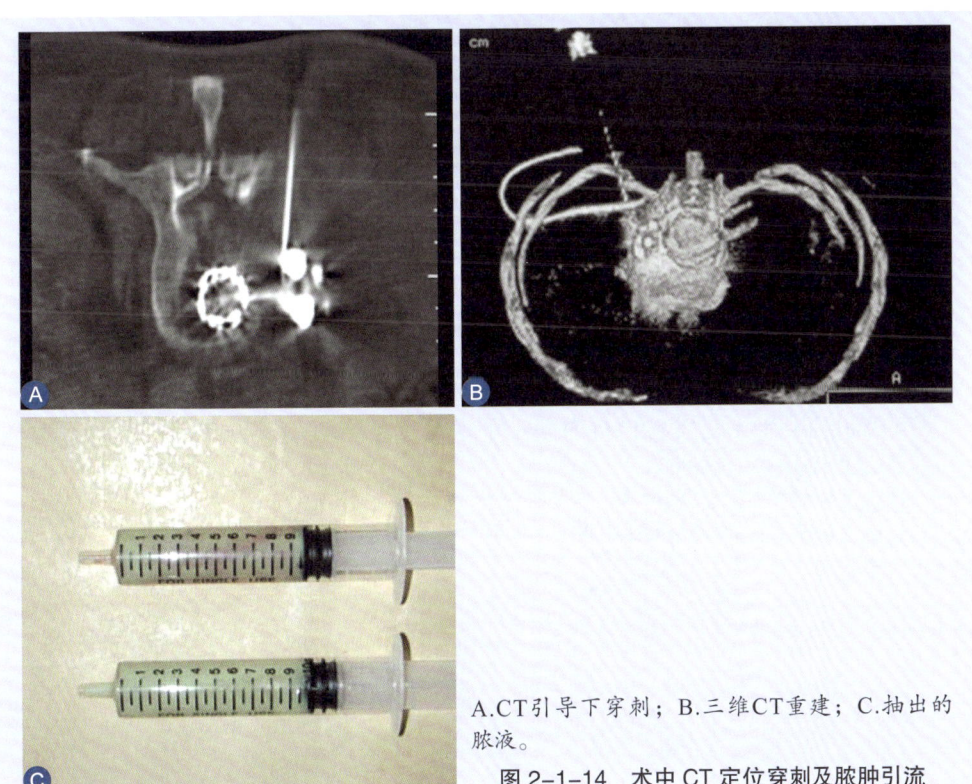

A.CT引导下穿刺；B.三维CT重建；C.抽出的脓液。

图 2-1-14 术中 CT 定位穿刺及脓肿引流

※【术后情况】

冲洗10周后复查CT显示感染灶得到控制（图2-1-15）。术后1年复查腰椎X线片显示内植物位置良好（图2-1-16）。

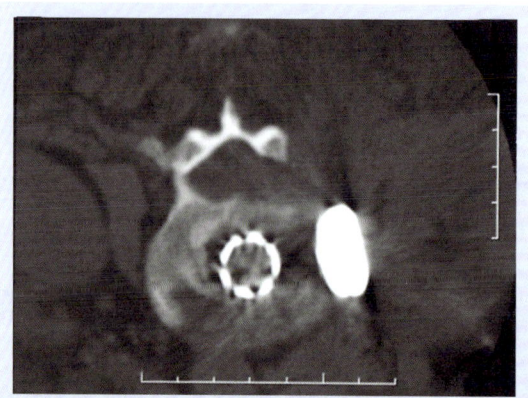

图2-1-15　冲洗10周后复查CT

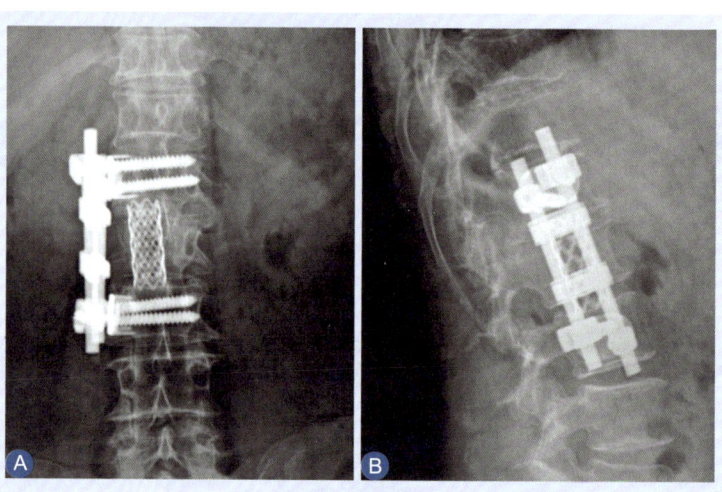

A.正位；B.侧位。
图2-1-16　术后1年复查腰椎X线片

※【讨论与思考】

脊柱内固定术后感染是脊柱外科非常棘手的问题，通常的治疗方式是取出内植物，局部旷置，静脉抗感染治疗，感染控制后半年无复发，再行内固定手术治疗。但该治疗方式创伤大，费用高，疗程长，易产生纠纷。

经皮穿刺局部给药，手术创伤小，费用低，疗程短，患者容易接受，可有效控制局部感染。

（术者：张西峰）

（整理：朱泽兴）

病例50　微创手术治疗腰椎术后8年感染复发

※【病例简介】

基本信息：患者，女性，52岁。

主诉：反复腰痛8年，加重伴右下肢疼痛2个月。

病史：患者于2012年因腰椎滑脱在外院行$L_{4\sim5}$融合手术治疗，术后1周出现腰部疼痛，诊断为腰椎感染，给予对症治疗，术后1月余腰部疼痛无明显改善，行腰椎内固定物取出手术，并给予抗感染对症治疗，腰痛症状逐渐好转。2020年9月出现右下肢疼痛伴发热，体温最高38.5 ℃。于当地医院行腰椎MRI检查发现$L_{4\sim5}$间隙破坏，诊断为腰椎感染。2020年11月10日就诊于我院，拟进一步治疗。

既往史：糖尿病病史多年。

查体：腰背部压痛明显，翻身活动尚可；拾物试验阳性。

辅助检查：腰椎MRI显示$L_{4\sim5}$椎体破坏，椎间隙变窄，左侧腰大肌后方及竖脊肌感染性病变，脓肿形成（图2-1-17）。术前检查C反应蛋白略升高；红细胞沉降率96 mm/h。

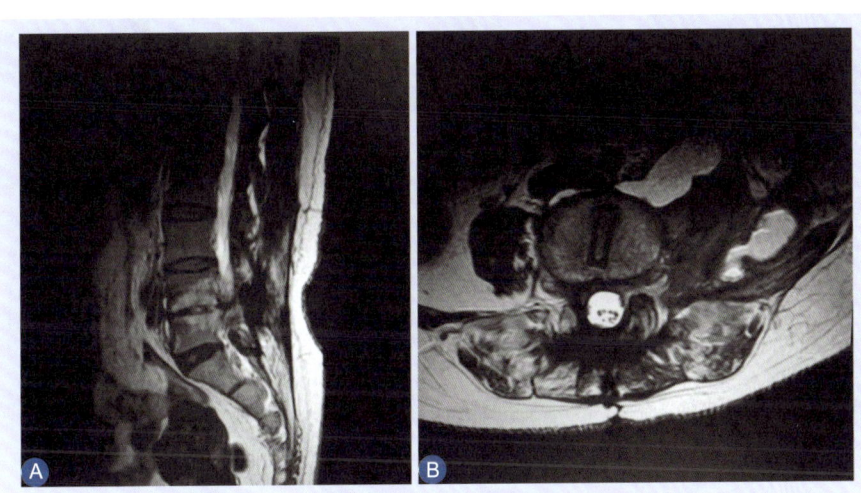

A.矢状位；B.轴位。

图2-1-17　腰椎MRI检查（2020年11月10日）

※【手术指征】

既往手术感染病史明确，近期症状再次复发，出现右下肢疼痛，同时伴有发热症状，保守治疗控制不佳，患者手术意愿强烈。

※【术前计划与手术技巧】

患者影像学检查见椎旁脓肿，但脓肿不大，特别是CT影像学检查分辨率较差，手术选择为脓肿抽液及椎间隙置管。左侧脓肿分两个区域，穿刺针先给浅层脓肿区域穿刺，若未能抽出脓肿，调整穿刺针角度穿刺至深层脓肿，椎间隙穿刺至融合器周围置管，以便局部用药能够有效作用于病灶。

※【手术过程】

患者于2020年11月11日在CT引导下行脊柱感染病灶穿刺置管治疗。CT扫描定位$L_{4\sim5}$病变节段。选择左侧椎旁腰大肌脓肿部位，体表标记穿刺点，同时定位$L_{4\sim5}$右侧旁开5.8 cm处为椎间隙体表穿刺点，常规消毒、铺巾。从左侧体表穿刺点穿刺，透视无误后，抽出约20 mL淡黄色脓液（图2-1-18）；再次从右侧体表穿刺点穿刺，CT扫描下穿刺至椎间隙部位，透视无误后，沿穿刺针置入硬膜外推药管1根，拔出穿刺针。

※【术后治疗及并发症】

术后置管局部给药。术后半个月复查红细胞沉降率48 mm/h，C反应蛋白正常，各项指标基本正常，患者恢复正常生活。术后1月余复查MRI显示左侧腰大肌脓肿基本消失（图2-1-19），术后1年余复查MRI显示左侧腰大肌脓肿消失（图2-1-20）。

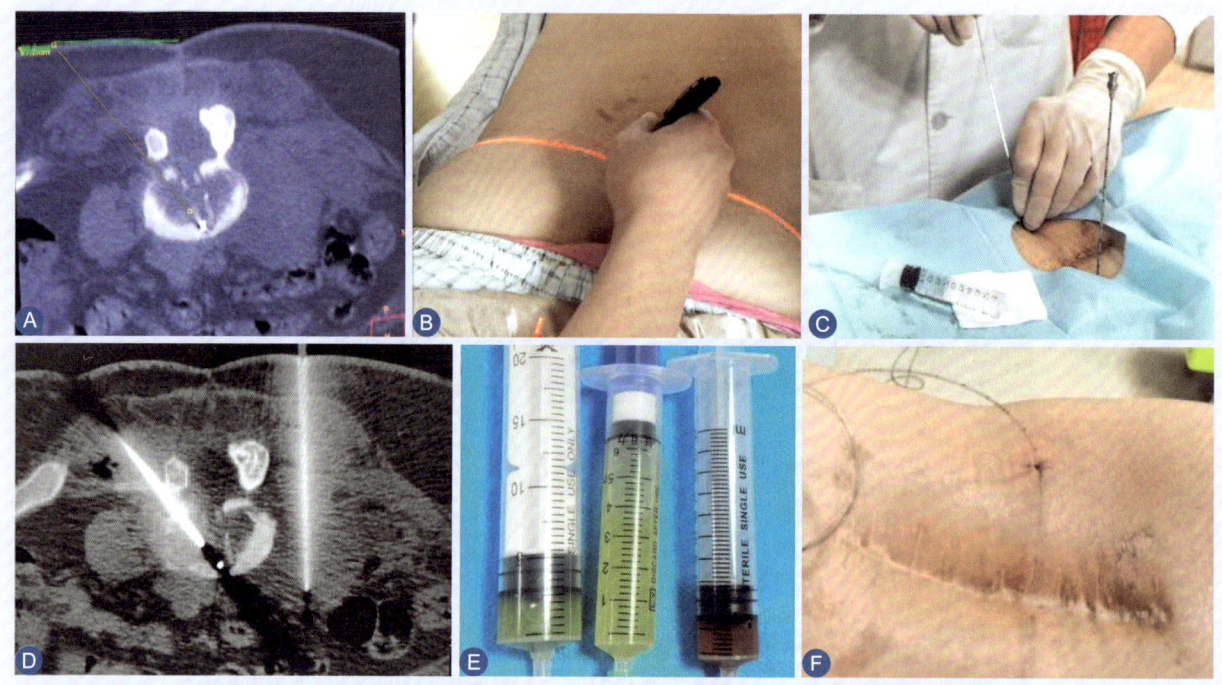

A.穿刺路径设计；B.CT引导下标记穿刺点；C.穿刺针穿刺；D.CT显示穿刺位置良好；E.抽出的脓液；F.留置硬膜外管。

图2-1-18　术中定位穿刺

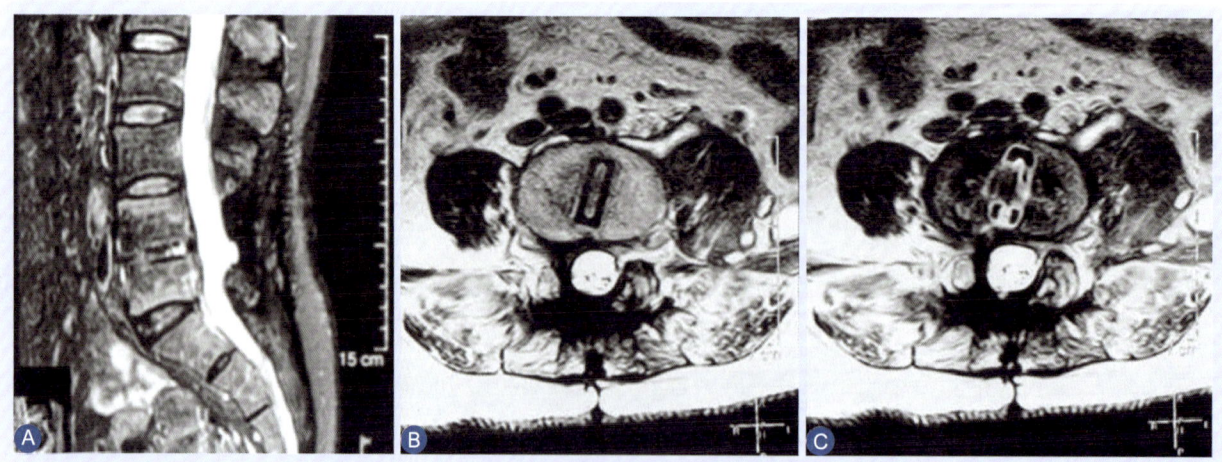

A.MRI矢状位；B.椎间融合器位置良好；C.周围脓肿明显缩小。

图2-1-19　术后复查MRI（2020年12月25日）

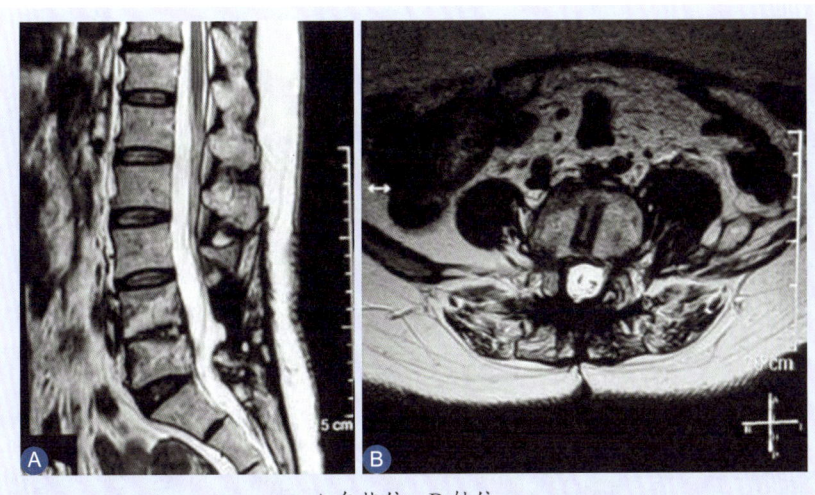

A.矢状位；B.轴位。

图2-1-20　术后复查MRI（2021年3月16日）

※【讨论与思考】

该患者既往手术后就出现了感染迹象，通过相应治疗症状逐渐控制好转，术后8年再次出现感染症状，钉棒系统虽然去除，但椎间融合器仍然存在，这可能与患者术后这么长时间仍会复发有一定关系。目前一侧腰大肌内可见流注脓肿，患者无明显高热，证明其细菌毒性相对较弱，再次手术治疗选择开放手术创伤太大且患者也是不能接受的。患者目前局部炎性疼痛症状相对较轻，治疗重点为脓肿引流和控制感染。由于脓肿较小，给予抽出脓液置管推药治疗。在操作过程中发现腰大肌浅层脓肿部位CT下显影较差，穿刺未能抽出脓液，给予定期观察治疗。在处理脓肿的同时需进一步给予腰椎间隙原发病灶穿刺置管推药治疗，对于只处理继发脓肿，而对原发病灶间隙不处理的操作，我们是持反对意见的，对脓肿的处理目的多数是及时缓解症状，而对原发病灶的治疗才是控制感染的根本。对于术后复发的感染甚至是治疗周期中的感染病例，应用抗生素的周期应适当延长，避免再次复发，并且治疗后需要长期随访跟踪，必要时再行相应治疗。

该患者定期复查症状改善明显，局部脓肿缩小，未再给予相应外科干预处理，远期进行持续随访观察，必要时再给予相应处理。

（术者：张西峰）

（整理：步荣强　李子超）

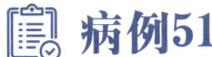 病例51　微创治疗单纯腰大肌脓肿术后复发

※【病例简介】

基本信息：患者，男性，45岁。

主诉：右髋部疼痛3年，加重1周。

病史：患者于2016年出现右髋部疼痛发热，体温37.5℃左右，此后腰部出现一液性包块，在外院行包块切除手术治疗后症状改善。2017年再次出现发热，体温38℃，半个月后原伤口破溃，窦道形成，自

行换药处理,逐渐好转。2019年1月再次发热,同时右髋疼痛,在外院行右腰部脓肿切开清创手术治疗。2019年7月底再次出现发热,体温最高39.5 ℃,经抗炎对症治疗,发热好转,右髋部疼痛,活动时跛行。为求进一步治疗,患者于2019年8月5日来我院就诊。

查体:右腰伤口愈合,髋关节活动受限,右髋关节活动疼痛。

辅助检查:腰椎CT水平位显示右侧腰大肌较对侧饱满,内显示液性暗区;冠状位显示右侧脓肿流注至髂窝内(图2-1-21);腰椎MRI显示矢状位未见明显椎体骨质破坏,$L_5 \sim S_1$椎体可疑异常信号改变;轴位显示椎体旁腰大肌内明显液性脓肿信号(图2-1-22);腰椎X线片检查未见明显椎体破坏及椎间隙塌陷(图2-1-23)。进一步入院CT检查显示腰椎右侧腰大肌较对侧明显饱满,髂腰肌间隙内向下流注脓肿(图2-1-24);患者原手术体表切口见图2-1-25。

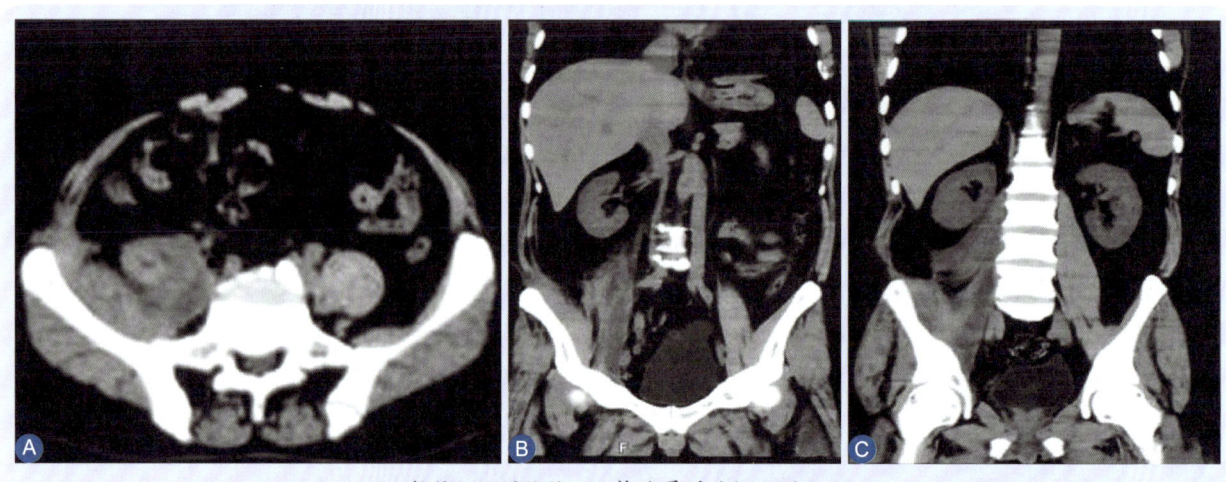

A.轴位;B.冠状位;C.椎体骨质破坏不明显。

图2-1-21 腰椎CT检查(2019年7月28日)

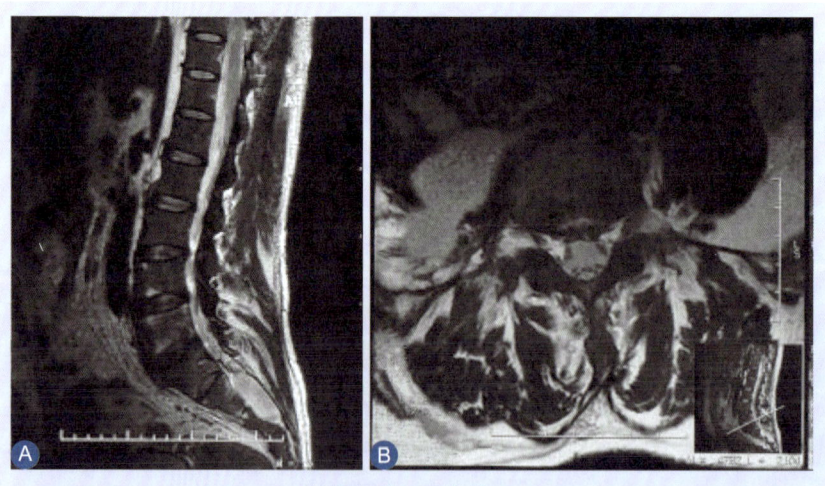

A.矢状位;B.轴位。

图2-1-22 腰椎MRI检查(2019年8月1日)

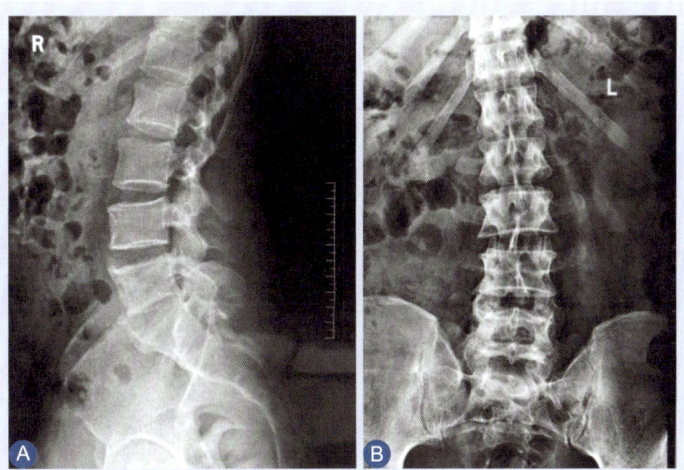

A.侧位；B.正位。

图 2-1-23　腰椎 X 线片检查（2019 年 8 月 1 日）

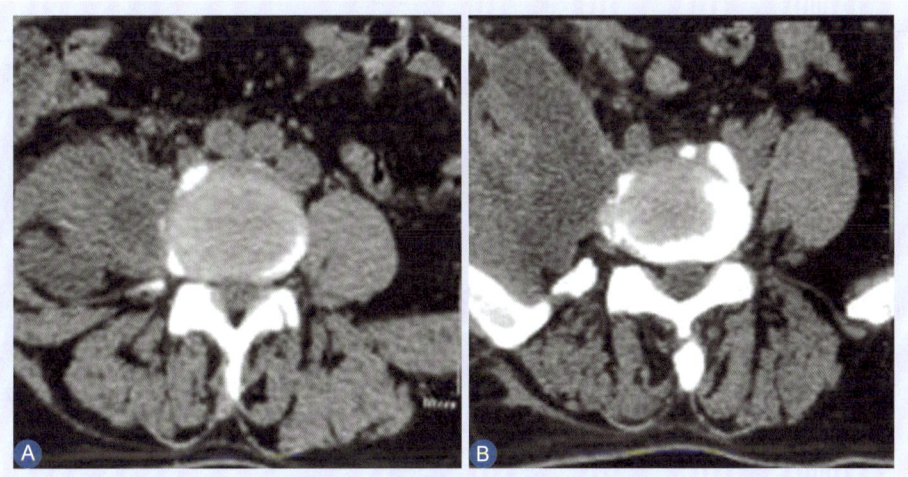

A.右侧腰大肌脓肿；B.脓肿向下流注。

图 2-1-24　进一步入院 CT 检查（2019 年 8 月 5 日）

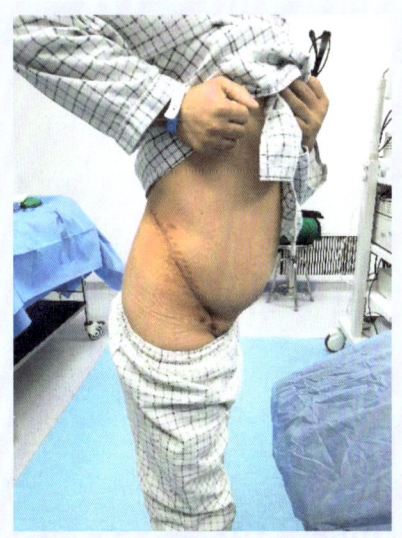

图 2-1-25　患者原手术体表切口

※【手术指征】

根据患者既往病史及手术史，可明确诊断，经过多次开放手术治疗症状无改善，再次出现发热及髋部疼痛不适，手术指征明确。由于多次常规开放手术治疗创伤较大，且治疗效果不佳，拟行微创内镜手术治疗。

※【术前计划与手术技巧】

患者椎体病变并不明显，表现为单纯的腰大肌流注脓肿，但$L_5 \sim S_1$椎体略有异常信号，且脓肿部位贴近椎间隙周围，为预防控制，给予椎间隙内置管推药治疗，对于右侧腰大肌内脓肿，由于手术室内镜治疗时穿刺是在C形臂透视下进行，术前需制定好穿刺角度及方向，根据术前检查，确定选择$L_5 \sim S_1$平椎间隙给予脓肿穿刺，穿刺针穿刺出脓肿后再置入工作通道，给予脓腔内清理冲洗。

※【手术过程】

于2019年8月6日在局部麻醉下行电视透视下脊柱内镜脊柱病灶廓清置管术。使用C形臂定位$L_5 \sim S_1$椎间隙，并做好体表标记。常规消毒铺单局部浸润麻醉后，选后正中左侧约7 cm、右侧约5 cm平椎间隙为进针点，左侧进针点斜穿刺至$L_5 \sim S_1$间隙，右侧垂直进针约10 cm至腰大肌脓肿部位，C形臂透视见穿刺至椎间隙无误，腰大肌脓肿通过负压抽出淡黄色脓液，沿左侧穿刺针置入硬膜外管1根，拔出穿刺针。沿右侧穿刺针置入导丝，将套管放至腰大肌脓肿部位，内镜下探查可见腰大肌内大量淡黄色脓液及部分坏死物，镜下尽量清理坏死组织，留取部分标本送病理检查，坏死组织清理满意后，留置双腔灌注冲洗管1根。

※【术后治疗及并发症】

术后给予病变脓肿部位灌注冲洗引流治疗，留取部分标本送细菌培养，回报为金黄色葡萄球菌阳性，对目前使用的抗生素敏感（图2-1-26），继续给予敏感抗生素抗感染治疗。患者有长期病史，多次复发，本次治疗后需长期随访，避免复发。目前随访2年余，MRI显示右侧腰大肌脓肿消失，各项指标正常，恢复正常生活，病情平稳，无特殊不适（图2-1-27）。

姓名：	性别：男	年龄：45 岁
门诊号：	住院号：	病床号：
病区（科）：	标本种类：分泌物	标本编号：
项目：普通细菌培养+药敏	送检医师：	送检日期：2019-08-07

培养检出：

金黄色葡萄球菌(S. aureus) G+球菌　[sau]　[产β-Lac 株 mecA 阴性]　(纯培养)

图 2-1-26　金黄色葡萄球菌培养阳性（2019 年 8 月 7 日）

※【讨论与思考】

单纯腰大肌脓肿的病例相对较少，多数患者均伴有脊柱不同程度的骨质破坏，因此即使缺少术中照片也保留了这例病例。在笔者印象中接触到的单纯腰大肌脓肿患者均为普通细菌感染，尚未接触到单纯腰大肌结核性脓肿患者。

由于脓肿位置较深，范围较广，传统开放手术治疗的创伤往往是比较大的，因为较小的手术切口不能完全显现清除的病灶部位，然而即使采用较大的手术切口，病灶往往也很难做到彻底清除，术后必须辅助静脉抗生素的应用，如手术治疗后症状复发，再次手术治疗难度明显增加。微创治疗脊柱感染经过

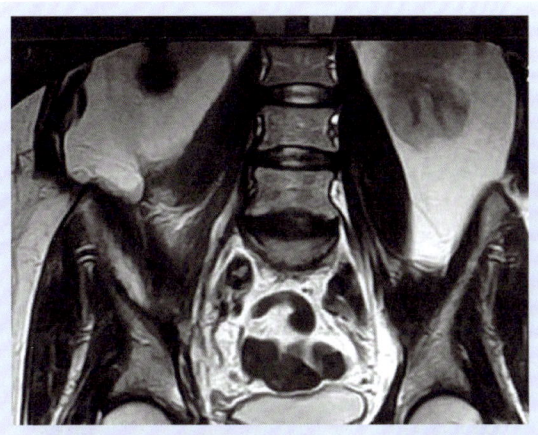

图 2-1-27 复查 MRI（2019 年 10 月 11 日）

大量病例得到印证，特别是对脓肿的处理要明显优于开放病灶清除手术，如手术治疗不彻底，症状再次发作，由于前期手术创伤非常小，基本对后期治疗不造成影响。

本例患者为多次手术后症状复发，影像学检查发现椎体轻度异常信号，为便于控制病情，则给予椎间隙内置管灌药处理，由于多次手术病史，腰大肌脓肿周围瘢痕较多，给予内镜下清理便于术后冲洗引流，缩短治疗病程时间，同时可以准确取得标本进一步检查，为下一步治疗提供依据。由于普通的X线透视不能显露脓肿位置，因此手术前需仔细做好手术入路规划，或穿刺时改为超声引导下进行，这样才能更安全、准确、有效地给予微创治疗。

（术者：张西峰）

（整理：步荣强　李子超）

病例52　椎间隙感染微创术后继发化脓性脑脊髓膜炎

※【病例简介】

基本信息：患者，男性，33岁。

主诉：反复发热伴左侧肢体疼痛1个月。

病史：患者于2006年7月3日因腰椎间盘突出在当地诊所行腰部药物注射治疗（具体药物不详），治疗20天后症状稍有缓解，1个月后出现发热、畏寒、四肢乏力，当地医院给予头孢曲松、青霉素、阿奇霉素等药物治疗后效果欠佳；后体温逐渐升高，最高39℃，左侧肢体疼痛加重，给予激素后体温降至正常，为进一步治疗来我院风湿科。经会诊考虑脊柱感染，建议转入骨科。

查体：腰椎生理曲度、活动度正常。双下肢无放射痛，四肢肌力正常。双侧膝腱反射正常，跟腱反射未引出。双侧巴宾斯基征阴性。

辅助检查。血常规：白细胞8.5×10^9/L，中性粒细胞百分比65%，淋巴细胞百分比28%。肌电图：左股四头肌、胫骨前肌神经源性受损，左股神经潜伏期延长。影像学检查：CT显示$L_{4\sim 5}$间隙水平腰椎间盘突出（图2-1-28）；MRI显示双侧竖脊肌内出现广泛感染，多个脓肿腔形成，椎间隙及脊柱周围感染（图2-1-29）。

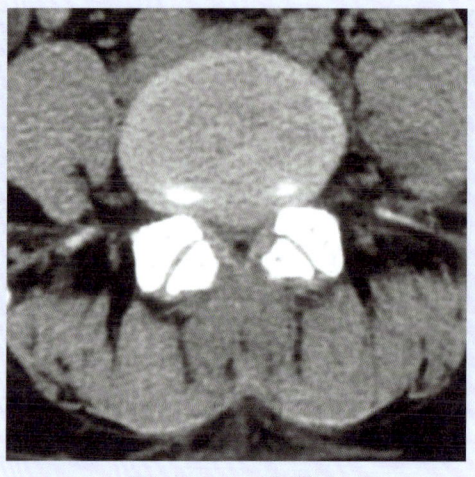

图 2-1-28 CT 检查

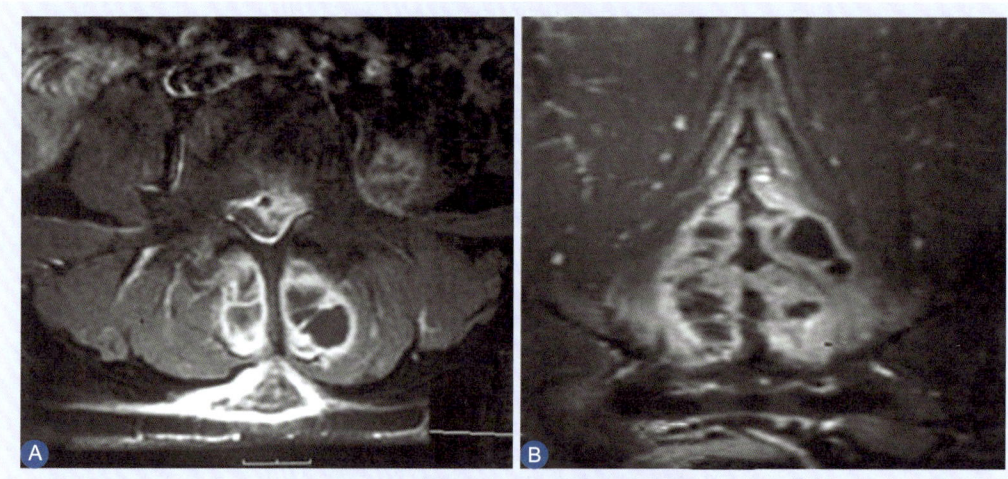

A.腰椎MRI轴位；B.骶尾部MRI。

图 2-1-29 腰椎及骶尾部 MRI 检查

※【手术及治疗过程】

入院后给予敏感抗生素，同时给予脓肿穿刺灌注冲洗治疗（图2-1-30）。患者术后复查MRI显示感染区域进一步扩大（图2-1-31），后患者继发化脓性脑脊髓膜炎（图2-1-32），出现脑疝死亡（图2-1-33）。

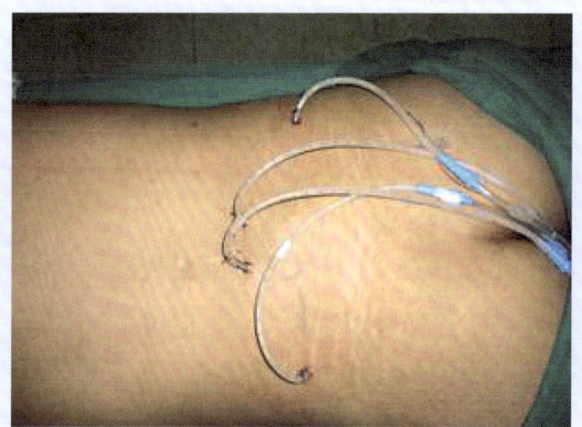

图 2-1-30 脓肿穿刺灌注冲洗

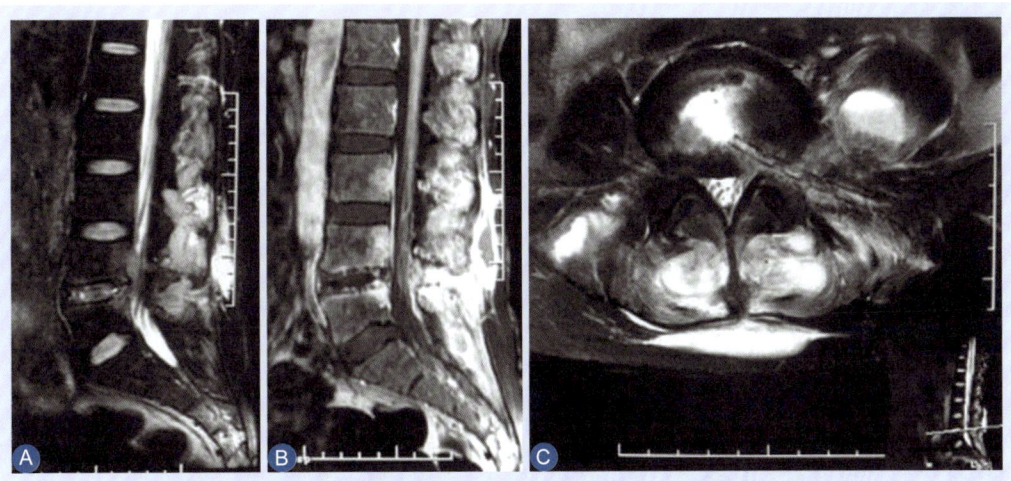

A.矢状位抑脂像显示感染区域进一步扩大；B.矢状位T2像；C.轴位。

图 2-1-31　MRI 检查

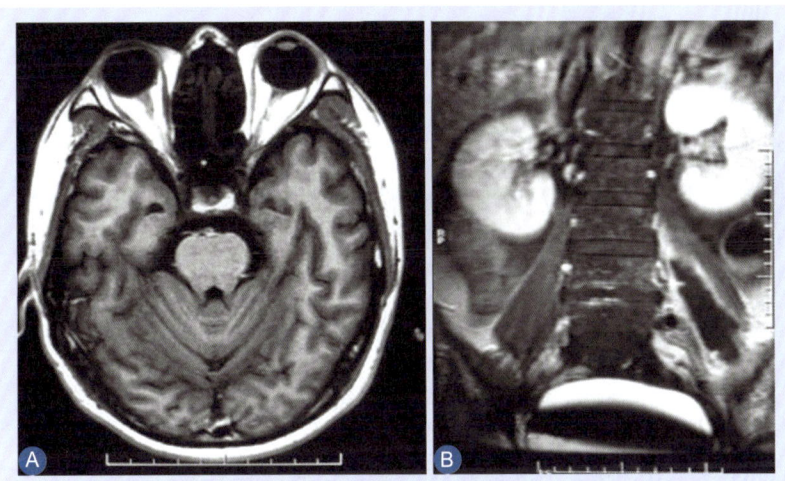

A.头颅MRI；B.腰椎MRI。

图 2-1-32　患者继发化脓性脑脊髓膜炎

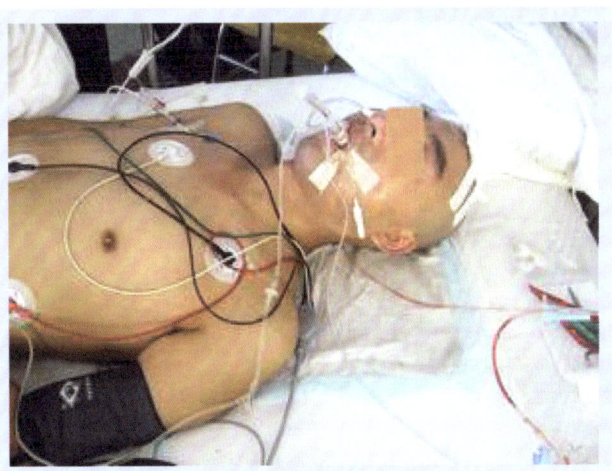

图 2-1-33　术后患者出现脑疝死亡

※【讨论与思考】

本例患者的治疗过程带给我们以下启示：①患者发生腰腿痛后要到正规的医院接受规范化治疗；②发生脑脊髓膜炎的原因，可能是血行感染，但由直接局部破坏引起的可能性更大；③该例患者局部脓肿较大，是放置多根灌注冲洗管的原因。开放手术椎管减压能否避免后来发生脑脊髓膜炎，是可以讨论的内容。

（术者：张西峰）

（整理：朱泽兴　虞攀峰）

病例53　脊柱内镜下治疗布鲁氏菌病脊柱炎

※【病例简介】

基本信息：患者，女性，49岁。

主诉：腰背部伴双臀部疼痛2月余。

病史：患者2个月前出现腰背部疼痛，症状逐渐加重，1个月前突然不能正常行走。CT检查发现L_3椎体骨质破坏，椎旁脓肿形成，考虑化脓性脊柱炎。患者出现间断发热不适，外院进一步血培养为布鲁氏菌感染，应用相应药物对症治疗，发热症状较前改善。

查体：平车推入病房，消瘦面容，双下肢肌肉萎缩；腰背部压痛阳性，叩击痛阳性，双下肢皮肤感觉无明显异常；双下肢肌力3级，左下肢可正常屈伸活动，右下肢可被动屈曲，主动伸直，下肢病理征阴性。

辅助检查：CT检查显示$L_{3\sim4}$椎体轻度破坏，双侧腰大肌脓肿（图2-1-34）；腰椎MRI显示椎体周围及双侧腰大肌不同程度流注脓肿，椎管内脓肿占位明显，相应硬膜囊受压明显（图2-1-35）。

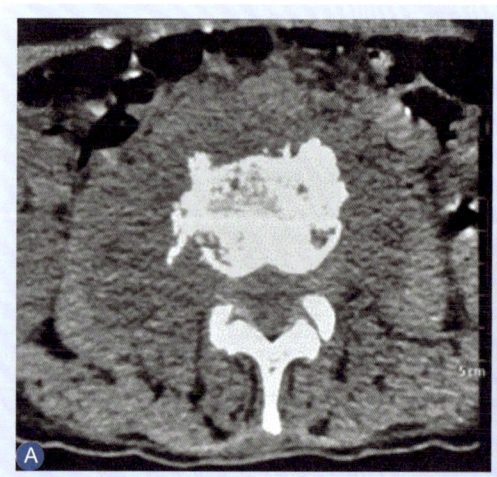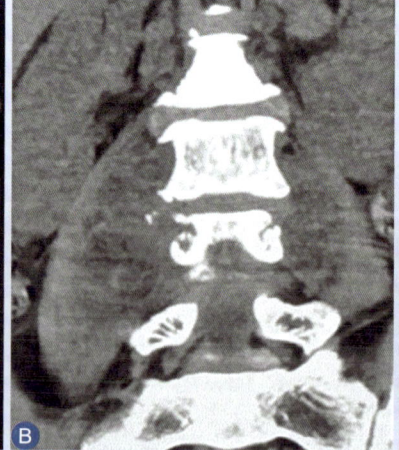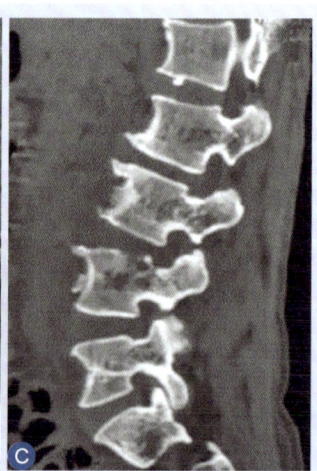

A.轴位；B.冠状位；C.矢状位。

图2-1-34　CT检查

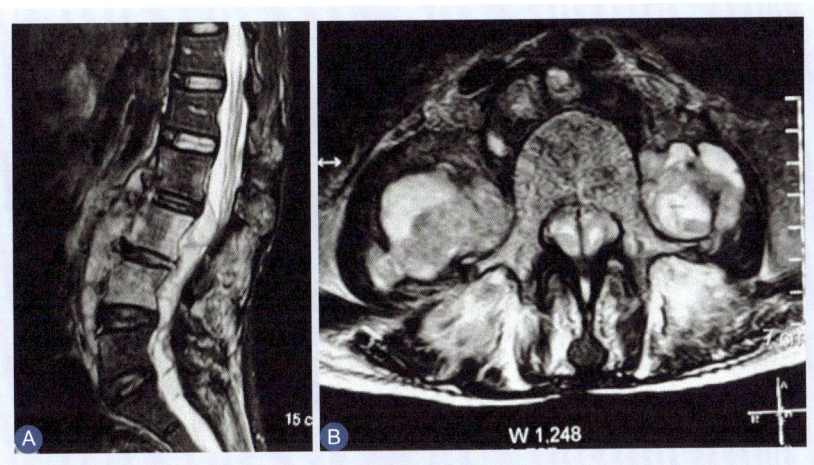

A.矢状位；B.轴位。

图 2-1-35　腰椎 MRI 检查

※【手术指征】

根据患者既往病史，可明确诊断，就诊时已经不能正常下地活动，影像学检查可见脓肿对硬膜囊造成明显压迫，病情比较紧急，外科治疗适应证明确。

※【术前计划与手术技巧】

病变部位为$L_{3~4}$椎体，同时伴有椎管内及椎旁腰大肌巨大脓肿，目前神经压迫症状较重，首先需要做到有效的神经减压才可以改善症状，所以脊柱内镜下病灶清理就显得尤为重要，其中清理重点应是椎体后缘及后纵韧带的部分切断，这样便于椎管内脓肿的有效引流，操作时应当注意避免造成医源性硬膜损伤，引起感染进一步扩散，双侧腰大肌脓肿可择期再行CT或B超引导下置管穿刺灌注冲洗引流。本患者的椎体稳定性尚可，暂时不必给予内固定融合处理。

※【手术及治疗过程】

完善相关检查，在脊柱内镜下行$L_{3~4}$病灶清除置管灌注冲洗手术治疗，患者取俯卧位，置管至病灶间隙，内镜下清理坏死组织，后纵韧带给予切断，留取部分标本送病理检查及细菌培养，术后留置灌注冲洗管持续冲洗治疗。术后第2天于CT定位下行双侧腰大肌脓肿穿刺置管灌注冲洗治疗（图2-1-36，图2-1-37）。术后冲洗15天给予拔除冲洗管，椎间隙留置细推药管持续推药治疗3个月。

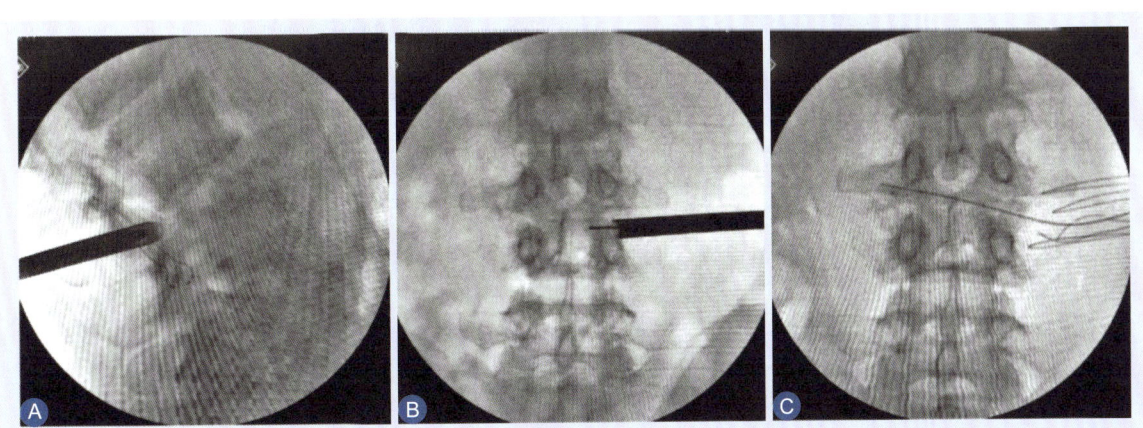

A.侧位透视；B.正位透视；C.置入冲洗管。

图 2-1-36　术中 CT 定位

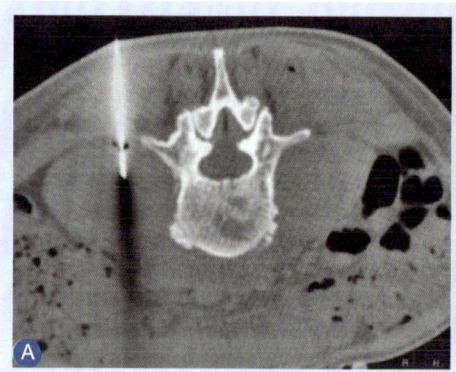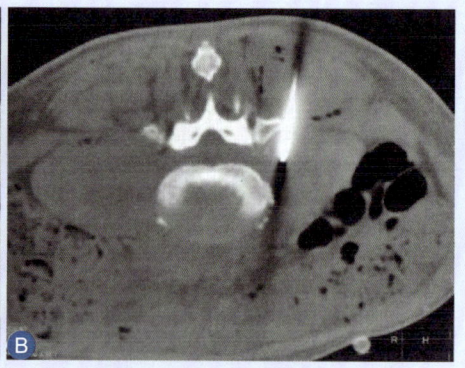

A.左侧穿刺；B.右侧穿刺。

图 2-1-37　CT 定位穿刺

※【术后治疗及并发症】

术后病变部位在冲洗过程中会不会引起感染扩散也是一直比较有争议的问题，目前无大量病例的观察研究结果，但就我们所处理的患者而言，尚未出现感染在椎管内扩散的病例，具体的术中及术后冲洗压力并未做特殊处理。术后14天复查腰椎MRI显示椎管内仍有伪影，双侧腰大肌脓肿几近消失（图2-1-38），术后3个月复查MRI显示椎管内脓肿基本消失（图2-1-39）。通过长期观察，该患者目前恢复良好。

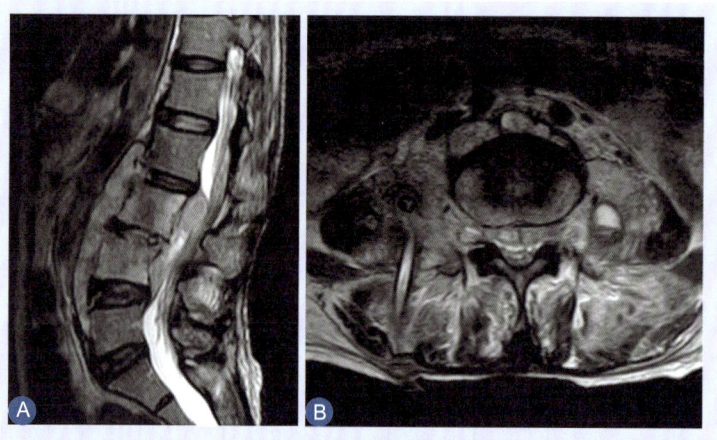

A.矢状位；B.轴位。

图 2-1-38　术后 14 天复查腰椎 MRI

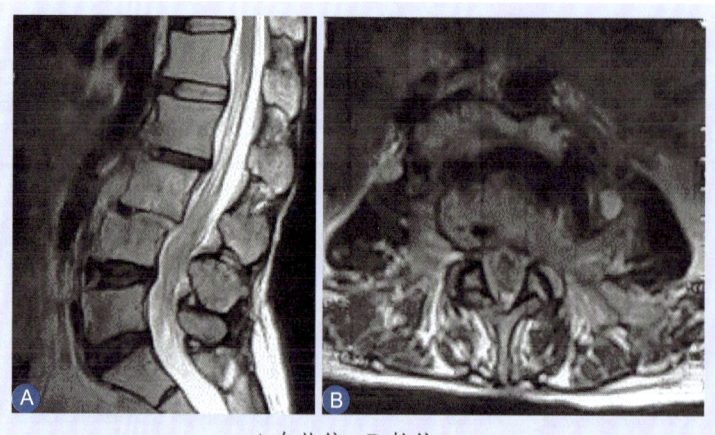

A.矢状位；B.轴位。

图 2-1-39　术后 3 个月复查 MRI

※【讨论与思考】

布鲁氏菌病是动物源性人畜共患传染病，细菌感染脊柱可引起脊柱炎，多数可通过保守抗炎药物治愈，症状严重者，开放手术治疗是目前首选。我们通过微创方法治疗脊柱结核的病例报道相对较多，微创方法对于布鲁氏菌病脊柱炎的治疗同样有效。微创治疗的优势明显，其手术时间短、创伤小、出血量少、患者经济负担轻，对于脓肿巨大、具有严重并发症不能耐受传统开放手术及全身麻醉的患者优势更大，多数患者都可以接受微创方法的治疗。

该患者的病情相对较重，出现下肢肌力减弱症状，影像学检查可见椎管内脓肿占位挤压硬膜囊，需要尽快减压清创处理。我们认为，脊柱内镜下可做到有效的病变清理减压，对于没有严重畸形及神经损伤ASIA评级C级以上的患者可以进行内镜下清创治疗；对于椎管内有脓肿占位的患者，需进行部分后纵韧带的切断，以便对椎管内进行有效清理减压及术后冲洗。术中操作需要小心，避免破坏硬膜囊屏障，造成感染扩散，术中冲洗及术后灌注冲洗引流也没有发生椎管内病灶向上下节段扩散的情况。

（术者：张西峰）

（整理：步荣强　李子超）

病例54　腰椎融合内固定术后症状性感染病例治疗及体会

※【病例简介】

基本信息：患者，男性，52岁。

主诉：腰痛伴右下肢麻木疼痛10余年，加重1周。

病史：患者入院前10余年无明显诱因出现腰痛，呈胀痛，伴右下肢麻木疼痛，疼痛部位放射至右臀部、右大腿后外侧及右小腿外侧，麻木部位位于右足背（靠大踇趾），入院前1周劳作后感上述症状加重，行走500米即感右下肢麻木疼痛，休息时减轻。

既往史：2型糖尿病病史10余年，口服药物控制，血糖控制情况一般。

查体：下腰部压痛及叩击痛阳性，腰椎活动度可，双侧股神经牵拉试验阴性，双侧直腿抬高试验阴性，右足背（靠大踇趾）皮感减退，余肢体皮感及血运可，双下肢肌力可，肌张力无明显增强或减退，马尾区感觉存在，病理征未引出，双侧膝反射、踝反射正常。

辅助检查：腰椎X线片显示腰椎退行性改变，L_5峡部裂，L_5稍向前滑移，$L_5 \sim S_1$椎间隙高度降低（图2-1-40）。腰椎CT显示$L_5 \sim S_1$椎间盘向后偏右突出、变性，$L_{4\sim5}$椎间盘突出伴椎管狭窄，L_5峡部裂（图2-1-41）。腰椎MRI显示$L_{4\sim5}$、$L_5 \sim S_1$椎间盘突出、变性，$L_{4\sim5}$节段椎管狭窄，腰椎退行性改变，$L_5 \sim S_1$终板炎（图2-1-42）。

※【术前诊断】

腰椎管狭窄症（$L_{4\sim5}$）；腰椎间盘突出（$L_5 \sim S_1$）；L_5双侧峡部裂；2型糖尿病。

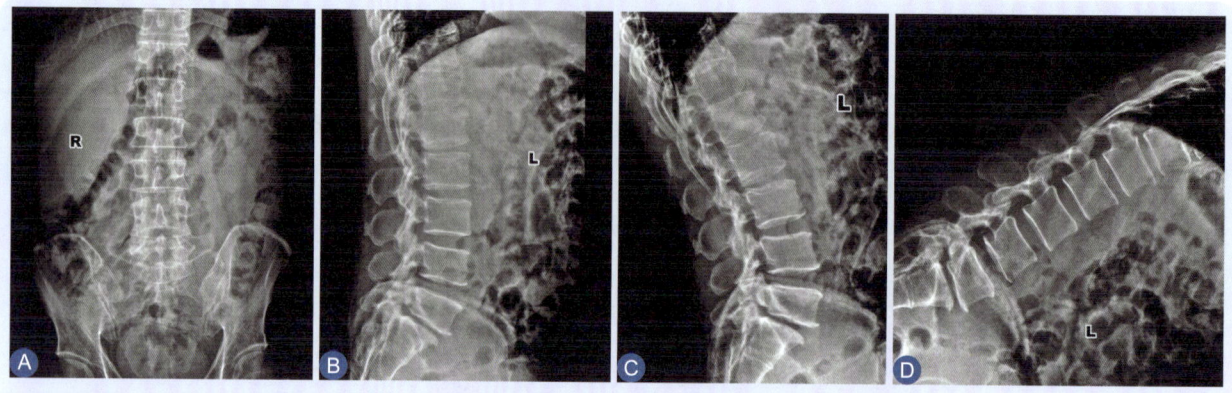

A.正位;B.侧位;C.过伸位;D.过屈位。

图 2-1-40　腰椎 X 线片检查

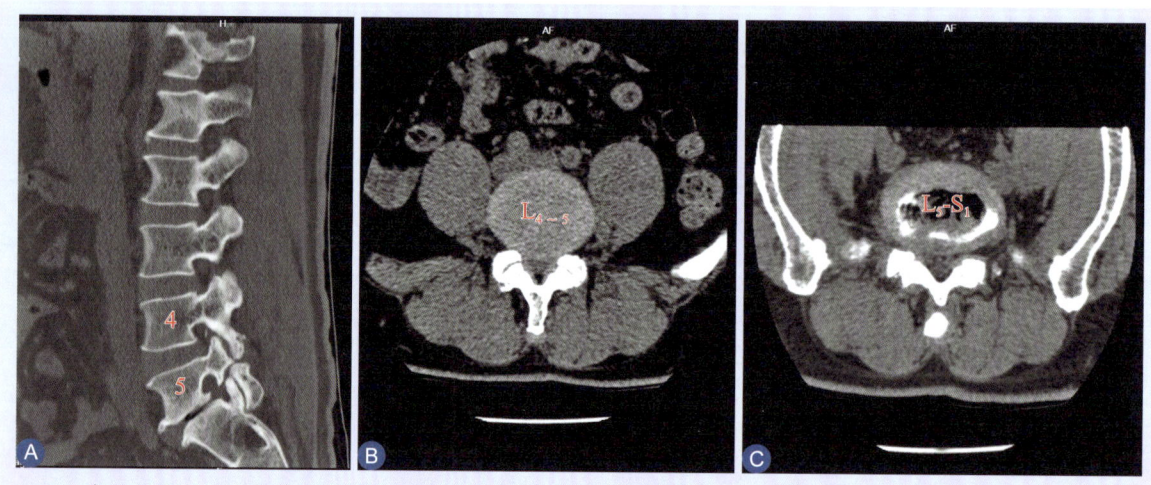

A.矢状位见明显峡部裂;B.水平位见$L_{4\sim5}$椎间盘突出伴椎管狭窄;C.水平位见$L_5\sim S_1$椎间盘向后突出。

图 2-1-41　腰椎 CT 检查

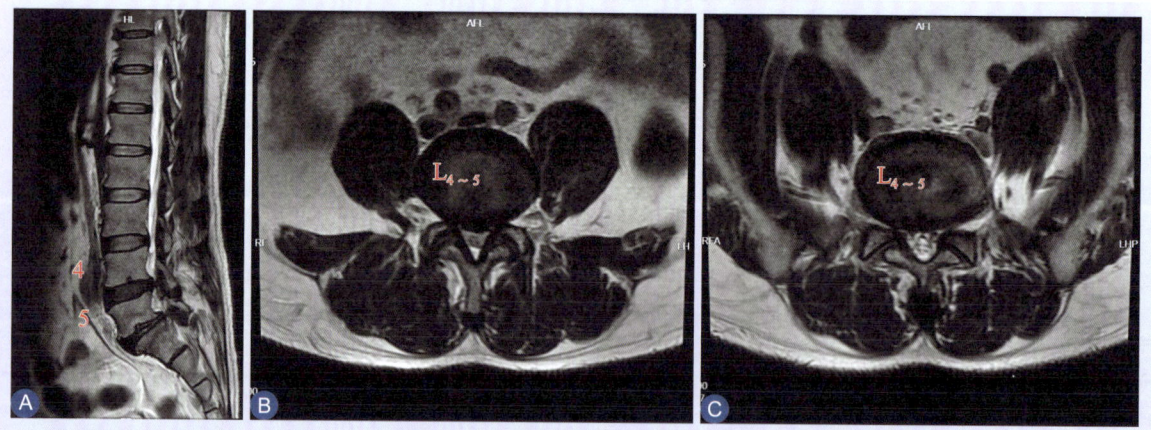

A.MRI矢状位;B.$L_{4\sim5}$节段椎管狭窄,腰椎退行性改变;C.$L_5\sim S_1$椎间盘突出、变性。

图 2-1-42　腰椎 MRI 检查

※【手术指征】

①根据患者病史、症状、体征及辅助检查，明确诊断；②患者症状明显，严重影响日常生活，经反复保守治疗>3个月无效，具备手术指征；③术前准备完善，未见手术禁忌证，患者及其家属要求手术治疗。

※【手术过程】

手术：在全身麻醉下行腰椎后路$L_{4\sim5}$、$L_5\sim S_1$髓核切除+椎管扩大减压+植骨融合内固定术。

具体手术经过及处理如下。

（1）患者麻醉实施成功后取俯卧位，垫空腹部，架起腰桥，常规术野消毒、铺巾。

（2）以$L_4\sim S_1$棘突为中心做背部正中切口，长约12 cm。逐层切开皮肤、皮下组织及腰背筋膜，剥离显露椎板至关节突关节水平。经C形臂影像增强器透视证实$L_{4\sim5}$、$L_5\sim S_1$间隙。

（3）按椎弓根螺钉常规置钉方法操作，在L_4、L_5分别打入6.5 mm×45 mm万向椎弓根螺钉各2枚，在S_1椎体打入7.0 mm×35 mm万向椎弓根螺钉，经C形臂机透视证实位置正确（术中透视次数>5次）。

（4）切除L_4、L_5、S_1右侧半椎板，可见黄韧带肥厚，椎管狭窄，神经根粘连，予以减压松解。$L_{4\sim5}$及$L_5\sim S_1$椎间盘突出压迫神经根，予以松解。

（5）切除$L_{4\sim5}$髓核后，在右侧依次撑开椎间隙从8#至12#，进一步清除椎间盘及L_4、L_5上下软骨板，冲洗至植骨床准备完毕。切除$L_5\sim S_1$髓核后，在右侧依次撑开椎间隙从8#至10#，进一步清除椎间盘及L_5、S_1上下软骨板，冲洗至植骨床准备完毕。

（6）于$L_{4\sim5}$、$L_5\sim S_1$椎间隙植入3包人工骨及自体骨，取12号Cage 1枚，Cage内填塞骨屑，植入$L_{4\sim5}$间隙。取10号Cage 1枚，Cage内填塞骨屑，植入$L_5\sim S_1$间隙。经C形臂机透视证实Cage植入位置理想。

（7）截取椎弓根系统连接棒2根，预弯后置入，予以$L_4\sim S_1$间隙适当加压，锁紧螺帽。经C形臂机透视证实，内固定物植入位置理想。

（8）用大量生理盐水冲洗后，肌间隙注入流体明胶，严密止血后，清点器械、纱布无误，放置引流管后逐层关闭。予以包扎。

（9）手术顺利，患者无不适，安返病房。

※【术后情况】

术后第1天，体温正常，腰部切口负压引流管在位通畅，引出血性引流液199 mL，予以继续留置引流管，术后24小时内常规予头孢呋辛钠注射液1.5 g静脉滴注预防感染，术后1周内需绝对卧床休息，禁烟酒，切口每日换药，保持切口清洁干燥。

术后第2天，体温正常，腰部切口负压引流管在位通畅，引出血性引流液106 mL，予以继续留置引流管。

术后第3天，体温正常，腰部切口负压引流管在位通畅，引出血性引流液33 mL，予以拔除引流管。术后复查提示：降钙素原定量测定（限）0.05 ng/mL，白蛋白37.3 g/L↓，丙氨酸氨基转移酶170 U/L↑，天冬氨酸氨基转移酶101 U/L↑，超敏C反应蛋白103.64 mg/L↑，血红蛋白119 g/L↓，中性粒细胞百分比83.2%↑，白细胞11.91×10^9/L↑。术后第3天复查腰椎X线片和CT显示内固定在位良好，融合器位置良好，减压彻底（图2-1-43）。

术后第4~6天，体温正常，患者自诉右下肢麻木疼痛症状较前好转，腰部切口情况良好，局部干燥，继续予以止痛消炎、消肿、康复理疗、预防血栓等对症治疗。

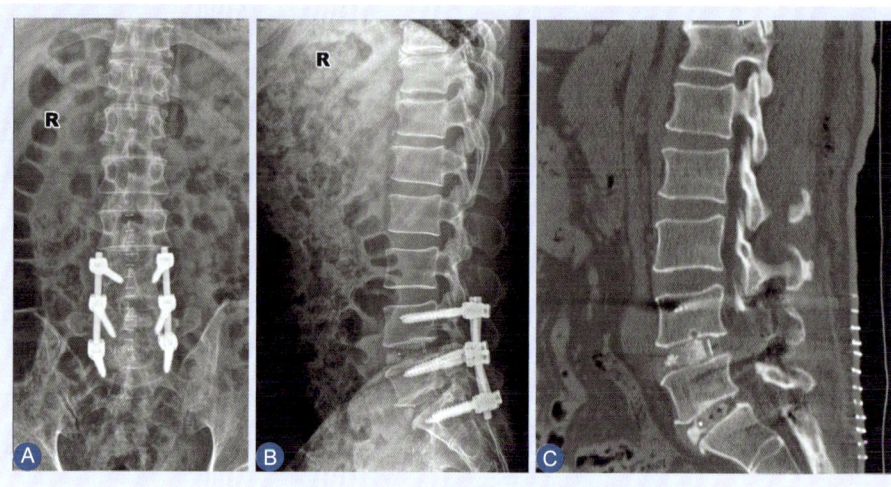

A.正位X线片；B.侧位X线片；C.CT矢状位片。

图2-1-43　术后第3天复查腰椎X线片和CT

术后第7天，患者开始出现发热，最高体温38.4 ℃，右下肢出现酸胀不适，与术前症状相似，予以对症处理后，体温下降，查体患者腰部切口情况良好，无明显红肿渗出，排除肺炎及泌尿系感染情况。

术后第8天，患者反复发热，最高体温38.4 ℃，复查血常规提示：白蛋白35.5 g/L↓，谷丙转氨酶223 U/L↑，天冬氨酸氨基转移酶78 U/L↑，γ-谷氨酰转移酶368 U/L↑，降钙素原0.07 ng/mL，白介素6 36.39 pg/mL↑，血红蛋白128 g/L↓，白细胞12.47×10⁹/L↑，超敏C反应蛋白85.02 mg/L↑。患者体温升高时即感右下肢酸胀不适，按压腰部切口附近出现右下肢放射痛，请感染科会诊，考虑腰椎深部感染可能，予以哌拉西林钠他唑巴坦钠4.5 g静脉滴注q8h，抗感染予以利奈唑胺葡萄糖注射液0.6 g静脉滴注q12h，保肝对症治疗予以谷胱甘肽注射液1.2 g静脉滴注。

术后第10天，患者发热，最高体温37.7 ℃，复查血常规提示：白蛋白32.0 g/L↓，谷丙转氨酶190 U/L↑，天冬氨酸氨基转移酶71 U/L↑，降钙素原0.08 μg/mL，白介素6 50.67 pg/mL↑，白细胞5.81×10⁹/L，中性粒细胞百分比74.3%，超敏C反应蛋白88.57 mg/L↑，血清淀粉样蛋白A＞320.00 mg/L↑。

术后第11天，患者发热，最高体温37.2 ℃，腰部切口情况良好，周围无渗出红肿，予以复查腰椎MRI显示腰椎术后改变，术区软组织肿胀、积液，考虑感染所致（图2-1-44）。

术后第12天，患者夜间仍有低热，最高体温37.4 ℃，为进一步明确细菌种类，调整抗生素用药，与患者充分沟通后，予以行超声引导下腰部穿刺引流术，抽出暗红色血脓性液体约15 mL，取部分穿刺液送细菌培养及药敏（图2-1-45），通过导丝置入引流管，予以留置引流管并固定，引流管连接引流袋，予以持续关注引流液量、色等情况（图2-1-46）。

术后第14天，晨测体温36.3 ℃。患者诉腰部稍疼痛，右下肢酸胀痛较前好转，腰部引流管在位固定良好，引流通畅，引出淡红色血性液体约30 mL，双下肢肌力可，继续抗感染予以利奈唑胺葡萄糖注射液0.6 g静脉滴注q12h，保肝对症治疗予以谷胱甘肽注射液1.2 g静脉滴注，停用哌拉西林钠他唑巴坦钠注射液，继续关注患者体温及引流液情况。

术后第15天，晨测体温36.7 ℃，夜间体温有升高，最高37.7 ℃。患者诉腰部稍疼痛，右下肢无明显酸胀痛，腰部引流管在位固定良好，引流通畅，引出淡红色血性液体约25 mL，腰部切口情况良好，予以拆线。复查血常规提示：白蛋白34.9 g/L↓，谷丙转氨酶180 U/L↑，天冬氨酸氨基转移酶58 U/L↑，γ-谷氨酰转移酶509 U/L↑，降钙素原0.06 μg/mL，白介素6 9.72 pg/mL（图2-1-47）；血红蛋白122 g/L↓，

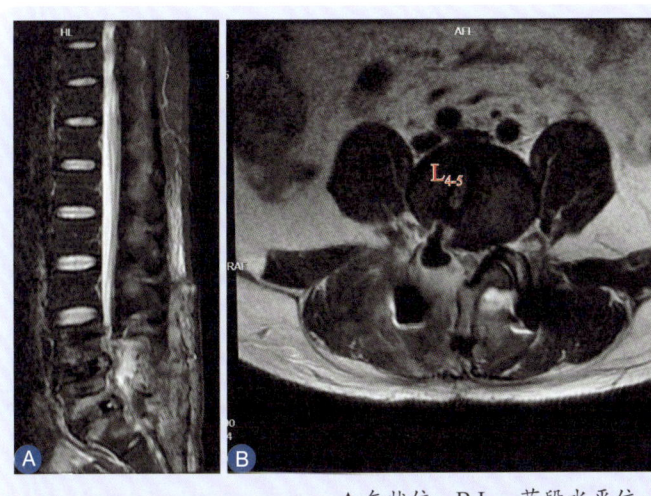 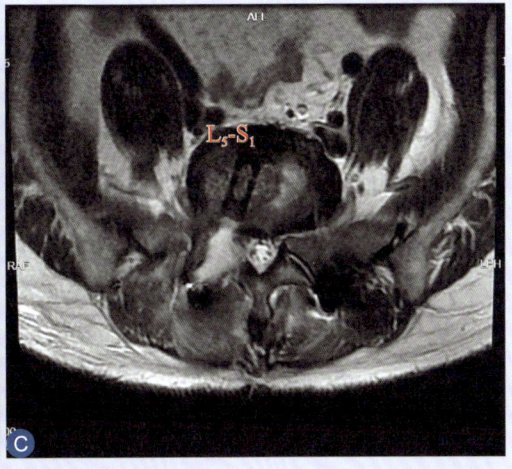

A.矢状位；B.$L_{4\sim5}$节段水平位；C.$L_5\sim S_1$节段水平位。

图2-1-44 术后第11天复查腰椎MRI

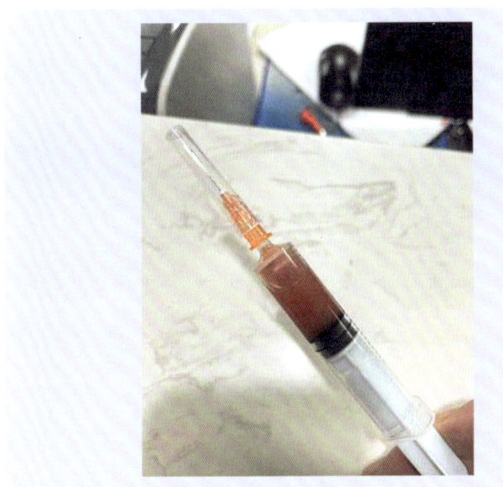 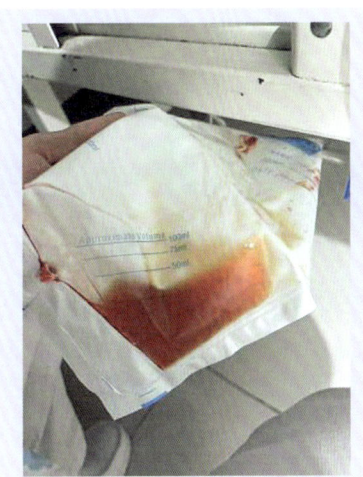

图2-1-45 穿刺后注射器抽出部分液体送检　　　　图2-1-46 床边引流液情况

超敏C反应蛋白21.4 mg/L↑，中性粒细胞百分比76.6%↑，白细胞9.58×10^9/L↑（图2-1-48）。继续抗感染治疗，予以利奈唑胺葡萄糖注射液0.6 g静脉滴注q12h，保肝对症治疗予以谷胱甘肽注射液1.2 g静脉滴注，术后复查腰椎CT显示软组织积液减少伴周围积气（图2-1-49）。

术后第17天，晨测体温36.9 ℃，夜间最高体温37.5 ℃。患者诉腰部稍疼痛，体温升高时右下肢仍感酸胀痛，查体见腰部切口情况良好，腰部引流管在位固定良好，引流通畅，引出淡红色血性液体约15 mL，双下肢肌力可。一般细菌涂片：涂片革兰氏染色提示未检到细菌；一般细菌真菌培养及鉴定提示无细菌生长，培养未检到真菌。患者夜间仍有低热，体温升高时右下肢感酸胀痛，请感染科会诊后加用口服利福平3粒/日经验性抗感染治疗。

术后第18～21天，最高体温36.8 ℃。患者诉腰部稍疼痛，右下肢偶感酸胀痛，腰部引流管在位固定良好，引流通畅，引出淡红色血性液体约10 mL/d，考虑治疗有效，予以继续留置引流管，未行腰椎切开清创术。

术后第22～26天，最高体温36.7 ℃。患者诉腰部疼痛较前好转，右下肢无明显酸胀痛，腰部引流管在位固定良好，引流通畅，引出淡红色血性液体约5 mL/d，考虑治疗有效，予以继续留置引流管。

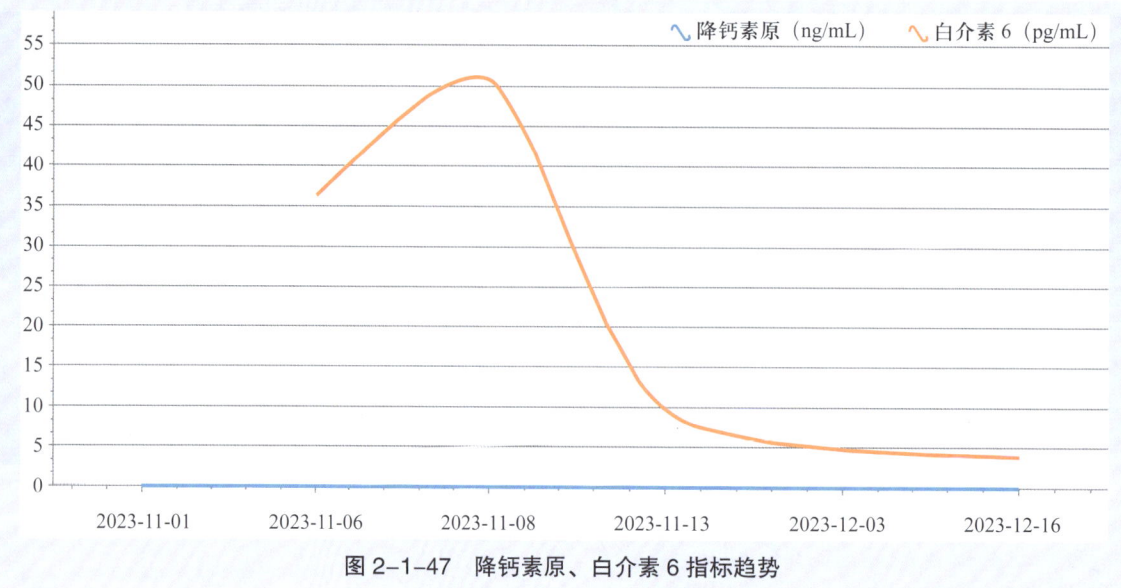

图 2-1-47 降钙素原、白介素 6 指标趋势

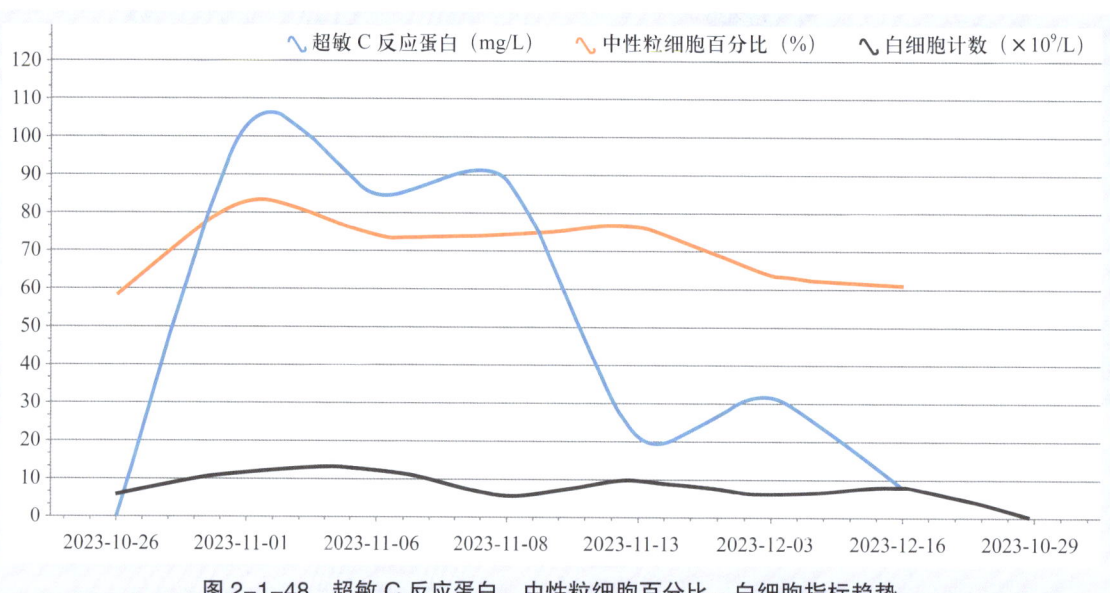

图 2-1-48 超敏 C 反应蛋白、中性粒细胞百分比、白细胞指标趋势

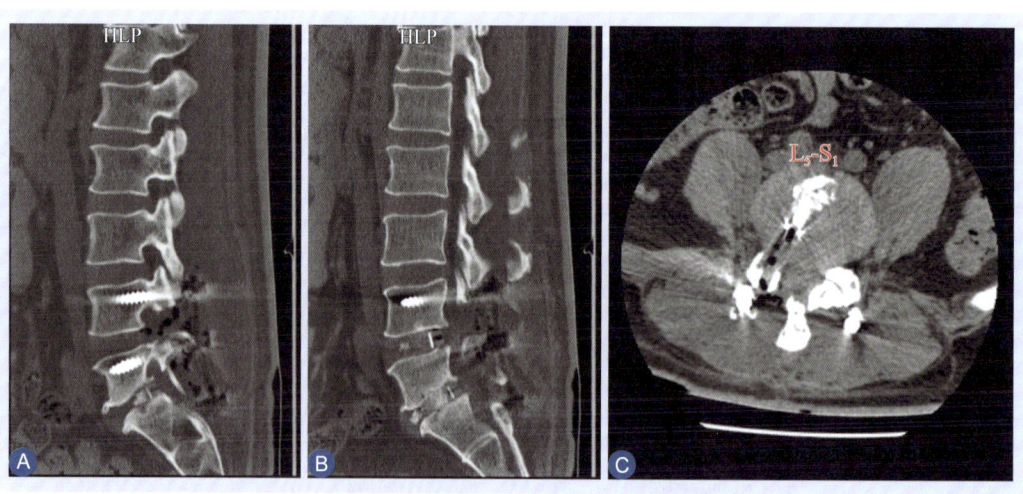

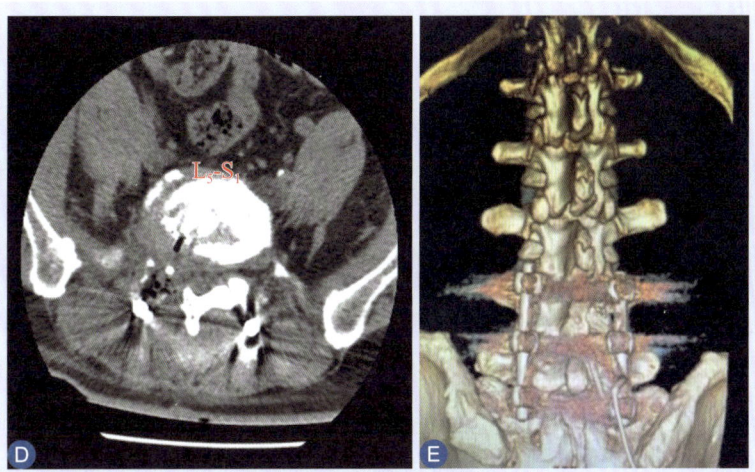

A.内固定无松动;B.融合器位置良好;C.$L_{4\sim5}$节段水平位;D.$L_5\sim S_1$节段水平位;E.CT三维重建情况。

图2-1-49　术后第15天复查腰椎CT

术后第27天,最高体温36.8 ℃。患者诉腰部疼痛较前明显好转,右下肢无明显酸胀痛,腰部引流管在位固定良好,引流通畅,引出淡红色血性液体约5 mL,经综合评估后,予以拔除引流管。

术后第29天,患者诉右下肢无明显酸胀痛,要求出院,予以出院带药口服利奈唑胺片1片q12 h。

术后第35天,患者来我院复查血常规提示:白蛋白38.5 g/L↓,谷丙转氨酶56 U/L↑,天冬氨酸氨基转移酶30 U/L,γ-谷氨酰转移酶118 U/L↑,降钙素原0.06 ng/mL,白介素6 9.72 pg/mL;超敏C反应蛋白31.61 mg/L↑,血红蛋白121 g/L↓,中性粒细胞百分比64.1%,白细胞5.76×10^9/L,予以继续口服利奈唑胺1片q12 h。

术后第48天,患者来我院复查腰椎CT显示周围积液、积气已吸收(图2-1-50),诉体温未再升高,腰部及右下肢无明显酸痛,腰部活动可,双下肢肌力可。复查血常规提示:白蛋白42.7 g/L,谷丙转氨酶33 U/L,天冬氨酸氨基转移酶28 U/L,γ-谷氨酰转移酶52 U/L,降钙素原<0.04 ng/mL,白介素6 3.98 pg/mL;超敏C反应蛋白8.12 mg/L,血红蛋白129 g/L↓,中性粒细胞百分比61.4%,白细胞7.75×10^9/L。予以停用利奈唑胺片,嘱继续进行下肢功能锻炼。

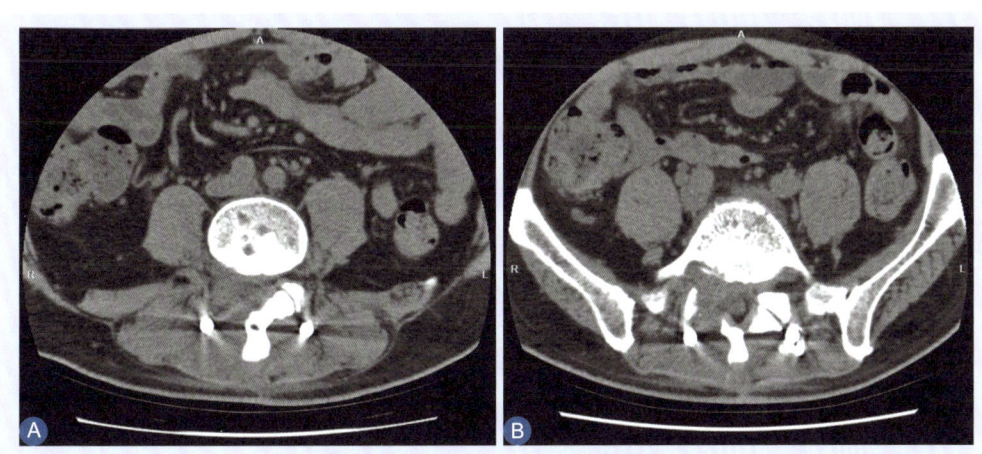

A.$L_{4\sim5}$节段水平位;B.$L_5\sim S_1$节段水平位。

图2-1-50　术后第48天复查腰椎CT

※【讨论与思考】

本例患者进行了开放两节段腰椎融合内固定手术，术前诊断明确，手术指征明确，手术主刀为高年资副主任医师，在脊柱疾病的治疗方面具备丰富的临床经验，术中严格按照无菌要求操作，术后24小时内常规予以抗生素预防感染，以及止痛消炎、消肿等对症治疗；术后第2天引流量较多，未予拔除引流管；术后第3天予以拔除引流管，术后每日为切口清洁换药，保持切口干燥。

患者术后第3天复查血常规提示炎症指标升高，但降钙素原及体温正常，切口情况良好，考虑为手术应激反应，未予特殊处理。患者术后1周内体温均正常，下肢神经症状较术前有明显改善，术后第7天开始出现发热，体温升高时出现与术前相似的神经症状，复查血常规提示炎症指标仍较高。综合考虑深部感染可能，予以抗感染及床旁彩超引导下腰部穿刺引流术，留置引流管，持续关注引流液的数量和颜色等，引流液颜色由暗红色转为淡红色，由浑浊转为清亮，引流量15～30 mL/d，持续关注患者体温情况，患者体温未再升高，下肢神经症状缓解明显。患者及其家属要求继续留置引流管，结合患者症状、体征及辅助检查结果，未实施腰部切开清创手术。复查腰椎CT提示情况好转，培养未见细菌及真菌，但患者及其家属心情焦虑，要求转外院治疗。转至外院后，随访治疗方案与我院相似，仍继续留置引流管，未行腰椎切开清创术，入院抗感染1周后予以拔除腰部引流管，继续抗感染等治疗后治愈出院。

思考1：腰椎有内植物的患者是否应严格按照规定24小时内使用抗生素预防感染，不可延长抗生素使用时间。本例患者严格按照24小时内抗生素预防感染时间，并未延长抗生素使用时间。该患者1周内体温正常，术后第7天开始发热，出现与术前相似的下肢神经症状，通过我们的临床观察，在排除了肺部、泌尿道等感染外，应引起我们足够的重视，此时手术区域感染可能性增加，早发现，早控制。

思考2：本例患者培养未见细菌及真菌，但患者出现了体温反复升高及下肢神经症状，影像学检查可见腰椎椎管外有积液，考虑与患者10余年糖尿病病史有关，糖尿病患者对术区软组织周围积血积液吸收缓慢，导致机体发热、刺激神经根诱发下肢神经症状。

思考3：对怀疑腰椎深部感染的患者应选择及时切开清创引流还是选择相对保守的方法，如腰部穿刺置管引流。若选择及时切开清创引流，将面临的问题可能是清创后脓液扩散开来，严重者需取出内固定装置，也可能需要二次或多次清创手术，造成患者的心理及经济负担。若选择相对保守的方法，可能面临感染控制不佳、引流管堵塞导致引流不畅、抗感染治疗时间过长、患者失去耐心等问题。结合本例患者的症状、体征及辅助检查结果，我们最终选择了保守治疗方法，该患者最终通过药物抗感染及超声引导下腰部穿刺引流的方法治愈，通过分析药物抗感染是必要的，但早期及时的腰部穿刺引流、保持引流管通畅、持续关注引流情况是本例患者成功治愈的关键。从结果来看，患者避免了2次手术造成的心理及身体上的创伤，这无疑是不幸中的万幸。从另一个层面而言，什么时候选择切开引流，什么时候该选择保守治疗，这是一个值得讨论的问题。

（术者：陆龙卫　徐佳隆　顾俊文）

（整理：徐佳隆　步荣强）

病例55　化脓性骶髂关节炎的微创治疗

※【病例简介】

基本信息：患者，男性，30岁。

主诉：腰骶部疼痛20天，伴发热10天。

病史：患者于2003年8月23日出现腰部疼痛，表现为刺痛，向臀部放射，休息后不缓解，曾来我院就诊，未明确诊断，给予对症处理（具体药物及剂量不详），病情无缓解，10天后出现发热，最高体温39℃，来我院急诊科就诊，给予青霉素静脉应用（剂量不详），体温逐渐下降，但红细胞沉降率、白细胞均高于正常，影像学检查发现髂关节处有改变，考虑为骶髂关节炎，就诊我科。患者发病以来，一般情况尚可，疼痛不改善，下床活动时痛感加重，自述小便困难，阴茎部发麻，大便正常。

查体：步态基本正常，骨盆分离试验阳性，骨盆挤压痛阳性，骶髂关节压痛、叩击痛阳性，左侧"4"字征阳性，左侧直腿抬高试验阳性。四肢肌力正常。双侧膝腱反射正常，跟腱反射未引出。双侧巴宾斯基征阴性。

辅助检查：骶髂关节CT显示左侧骶髂关节内关节面侵蚀、硬化，局部关节间隙变窄，骶骨前方软组织异常增厚（图2-1-51）；MRI显示左侧骶髂关节异常信号，骶骨前方脓肿（图2-1-52）。

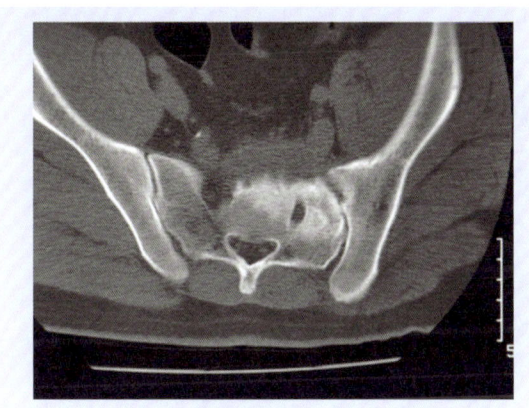

图2-1-51　骶髂关节CT检查

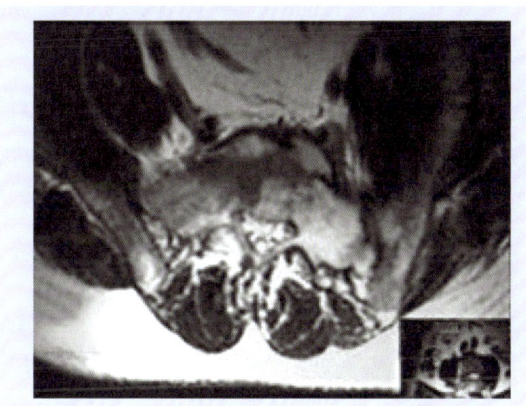

图2-1-52　骶髂关节MRI检查

※【手术指征】

影像学诊断明确，患者症状明显，无法正常生活、工作，无明显手术禁忌证。

※【手术及治疗过程】

给予CT引导下经皮穿刺置管（图2-1-53）。细菌培养结果为金黄色葡萄球菌。局部应用敏感抗生素灌注冲洗。3周后换用敏感抗生素局部持续注射，局部疼痛减轻。出院诊断为左侧骶髂关节金黄色葡萄球菌感染。

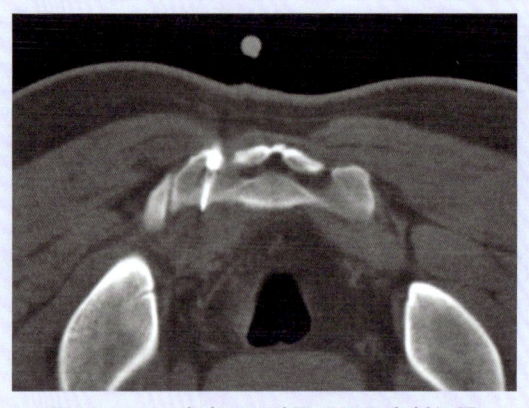

图 2-1-53　术中 CT 引导下显示穿刺位置

※【讨论与思考】

对于腰骶部感染，全身使用抗生素治疗较慢，采用经皮穿刺局部使用抗生素，会大大增加病灶区的血药浓度，明显缩短治疗周期。该病例通过微创策略取得了良好的治疗效果，为该类疾病的诊治提供了新的思路。

（术者：张西峰）

（整理：朱泽兴　虞攀峰）

病例56　腰椎间盘突出开放手术后感染霉菌的微创治疗

※【病例简介】

基本信息：患者，女性，40岁。

主诉：腰椎间盘突出术后并发高热、腰痛3月余。

病史：患者于2009年9月24日在某县级医院因腰椎间盘突出行$L_{3\sim4}$开窗减压及椎间盘摘除术，术后1周出现右下肢放射痛、高热、腰痛等症状，红细胞沉降率120 mm/h。2009年10月26日于浙江某医院给予抗感染等治疗2周，未见明显好转。2009年11月26日于上海某医院行$L_{3\sim4}$病灶清除+植骨融合+椎弓根螺钉内固定术，症状好转1周后上述不适症状再次出现，继续给予抗感染治疗，但症状不见好转。2009年11月23日转入上海另一家医院，静脉给予头孢曲松等抗感染药物继续治疗，症状有所缓解，但几天后上述不适症状再次反复发作，并且较前明显加重，最高体温39.0 ℃，疼痛时需口服止痛剂方能缓解。为进一步诊治来我院。

查体：平车入病房，急性痛苦面容，被动体位，无法站立，查体因诱发剧烈疼痛，无法完成。腰部可见一纵行手术切口，长约10 cm，切口无红肿渗出，腰背部及四肢肌肉无萎缩。腰椎椎体及棘突、周围组织有压痛、叩击痛，未向双下肢放射。双侧下肢肌张力未见明显异常。双下肢直腿抬高及加强试验阴性。双侧跟腱反射、膝腱反射对称，双侧病理征未引出。小便失禁，生活中使用尿不湿。

辅助检查：术前MRI和X线片显示$L_{3\sim4}$椎间盘突出，腰椎向左侧轻度侧弯（图2-1-54，图2-1-55）。外院开窗减压术后2周复查腰椎MRI显示$L_{3\sim4}$椎间隙感染（图2-1-56）；术后1个月复查腰椎MRI显示$L_{3\sim4}$椎间隙感染加重（图2-1-57）；感染病灶清除+植骨融合+椎弓根螺钉内固定术后2个月复查X线片和CT显示$L_{2\sim3}$、$L_{4\sim5}$椎间隙和上下终板破坏比较严重（图2-1-58，图2-1-59）。

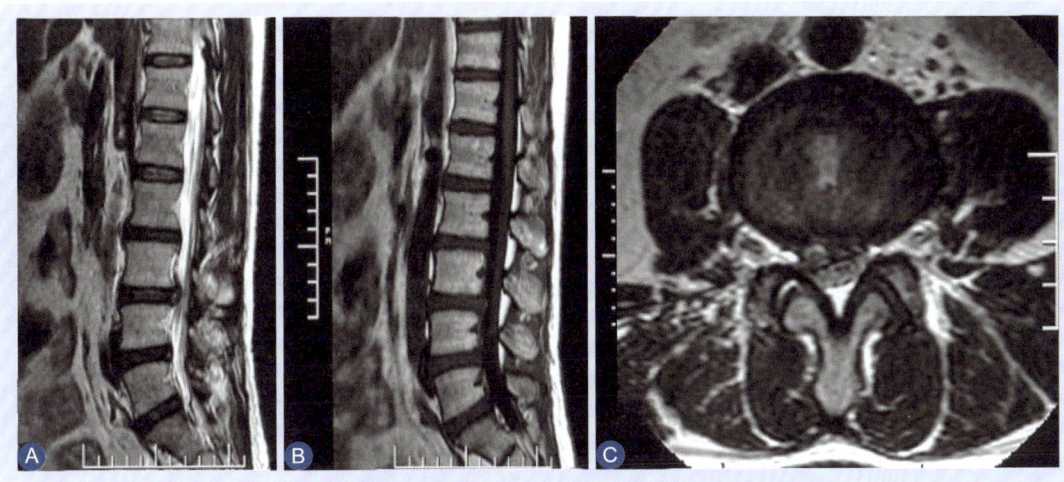

A.矢状位T2像；B.矢状位T1像；C.轴位。
图 2-1-54　术前腰椎 MRI 检查

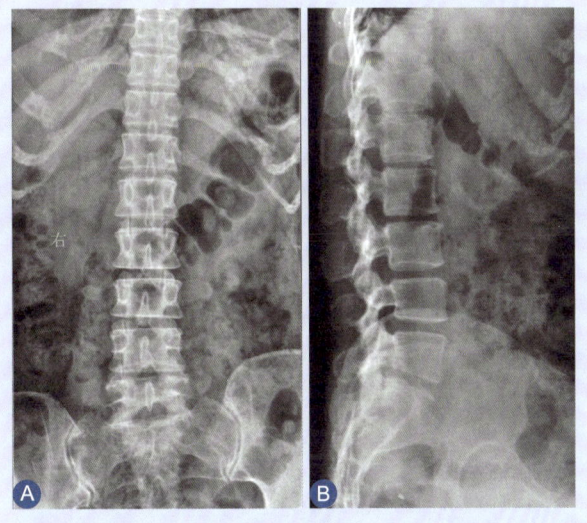

A.正位；B.侧位。
图 2-1-55　术前腰椎 X 线片检查

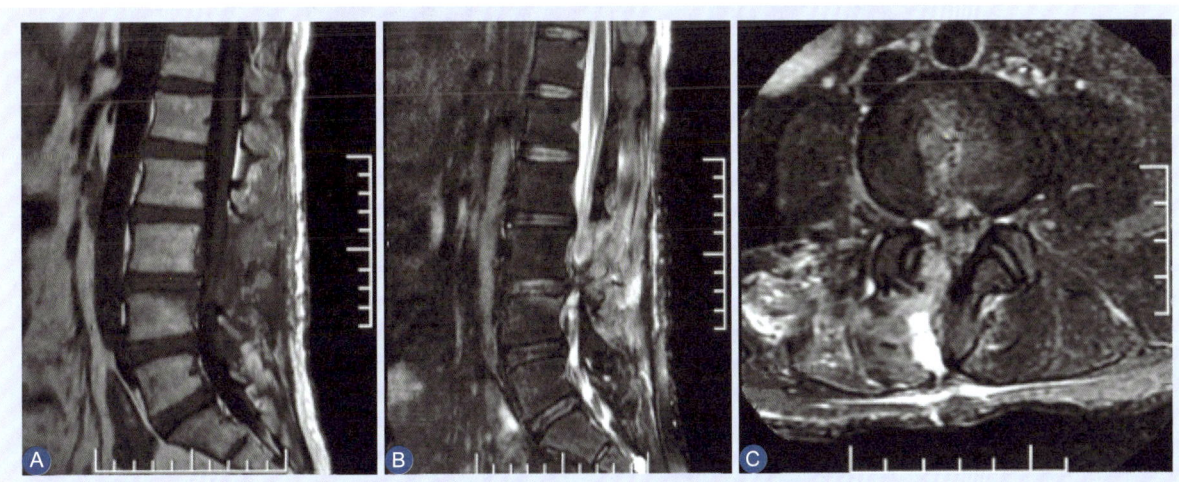

A.矢状位T1像；B.矢状位T2像；C.轴位。
图 2-1-56　开窗减压术后 2 周复查腰椎 MRI

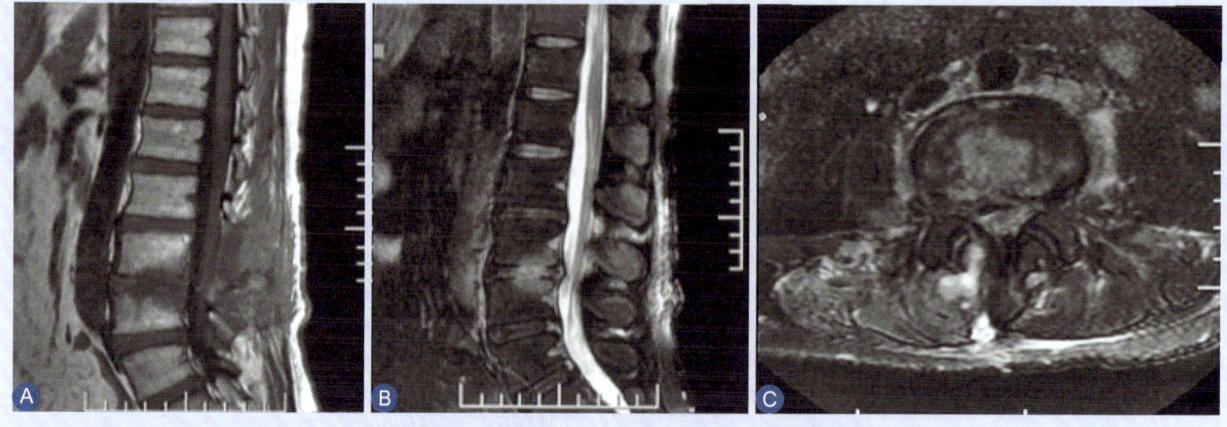

A.矢状位T1像；B.矢状位T2像；C.轴位。

图 2-1-57　开窗减压术后 1 个月复查腰椎 MRI

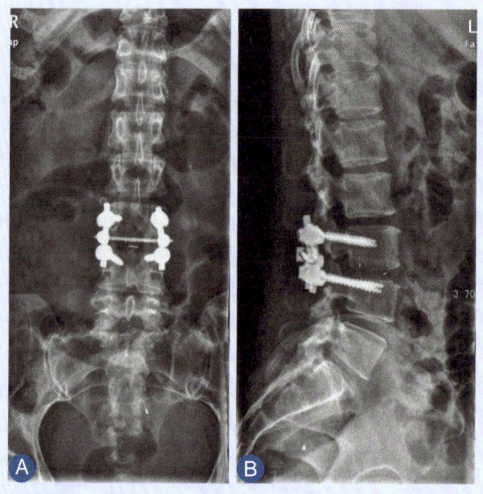

A.正位；B.侧位。

图 2-1-58　固定术后 2 个月复查 X 线片

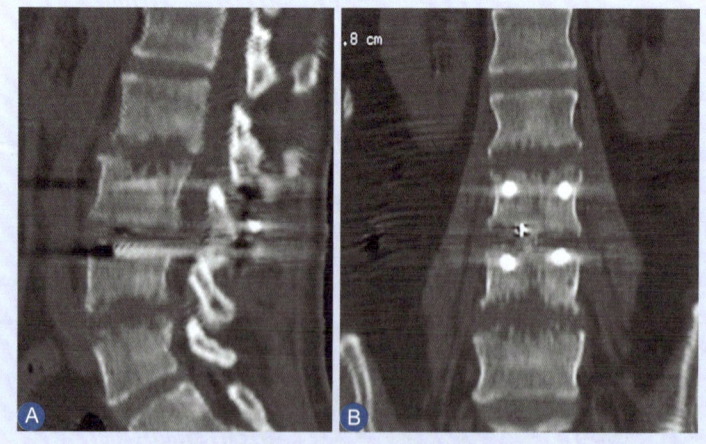

A.矢状位；B.冠状位。

图 2-1-59　内固定术后 2 个月复查 CT

※【手术指征】

腰椎间盘突出术后感染，返修手术后出现相邻节段的感染病灶。

※【术前计划】

入院时对患者进行全身状况的系统评价,并进行常规化验、CT、MRI检查,分析病情。因为患者腰椎间盘突出术后出现发热、疼痛及红细胞沉降率增快,大量抗生素治疗无效,影像学资料显示为炎性感染所致,不排除普通细菌或合并有真菌感染。决定行微创置管术+病灶活检进行细菌培养+真菌培养+结核分枝杆菌培养。

※【手术过程与手术技巧】

在局部麻醉及CT引导下,行病灶穿刺置管术(图2-1-60)。从棘突正中旁开3~10 cm处进针。在工作套管到达病变部位后,用髓核钳清除病灶内肉芽、死骨等坏死组织,以便最大限度达到硬膜囊减压的目的;同时留取病变标本进行普通细菌培养+真菌培养+结核分枝杆菌培养。

手术技巧:穿刺针到达病灶部位后置入导丝和多级扩张套管,建立工作通道,直达病灶间隙处,并注意解剖位置,避免损伤神经根和腹腔脏器。

在多次CT引导下行病灶清除术后,将感染标本进行细菌培养及真菌培养,感染标本细菌及真菌培养结果(表2-1-2)显示为烟曲霉菌感染。

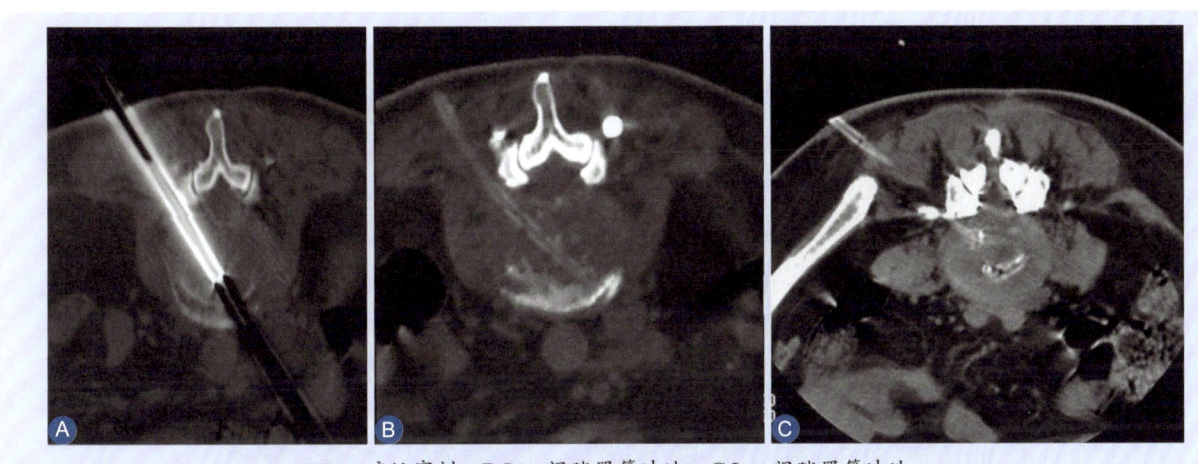

A.$L_{2\sim3}$病灶穿刺;B.$L_{3\sim4}$间隙置管冲洗;C.$L_{4\sim5}$间隙置管冲洗。

图2-1-60 CT引导下行病灶穿刺置管术

表2-1-2 感染标本细菌及真菌培养结果

感染标本培养日期	培养的项目类别	药敏培养结果
2010年1月13日	普通细菌培养	无需氧菌生长
2010年1月28日	普通细菌培养	烟曲霉菌
2010年1月28日	厌氧菌培养+鉴定	无需氧菌生长
2010年3月18日	真菌培养+鉴定	无真菌生长
2010年3月18日	普通细菌培养	无菌生长
2010年4月19日	真菌培养+鉴定	烟曲霉菌
2010年4月23日	普通细菌培养	无菌生长
2010年4月23日	真菌培养+鉴定	烟曲霉菌

※【术后治疗及并发症】

患者腰椎间盘突出术后,腰部剧烈疼痛,病程中有高热,血象高,红细胞沉降率最高达110 mm/h,

C反应蛋白高达68 mg/L，初步怀疑为腰椎间盘突出术后合并椎间隙化脓性感染，2010年1月13日在CT引导下行微创治疗，术中发现原发椎间隙无异常，相邻节段间隙椎间盘破坏较重，标本培养无需氧菌生长，给予抗感染等治疗症状缓解不明显。微创术后5个月复查腰椎MRI显示原$L_{2\sim3}$、$L_{3\sim4}$、$L_{4\sim5}$感染灶好转，但$L_{1\sim2}$和$T_{12}\sim L_1$节段出现新的感染病灶（图2-1-61）；微创术后7个月复查腰椎MRI显示原$L_{2\sim3}$、$L_{3\sim4}$、$L_{4\sim5}$感染灶好转，但$L_{1\sim2}$和$T_{12}\sim L_1$、$T_{11\sim12}$节段出现新的感染病灶，病灶不断向正常椎间隙蔓延（图2-1-62）；微创术后8个月复查腰椎MRI显示原$L_{2\sim3}$、$L_{3\sim4}$、$L_{4\sim5}$感染灶好转，$L_{1\sim2}$和$T_{12}\sim L_1$、$T_{11\sim12}$节段感染病灶在缩小，未发现新的感染病灶，病情逐渐好转（图2-1-63）。微创术后10个月复查MRI显示多发感染病灶逐渐在好转（图2-1-64）；微创手术治疗1年后复查MRI显示感染病灶基本消失（图2-1-65）；微创手术治疗4年后复查MRI显示感染病灶已经消失（图2-1-66）；患者从微创治疗开始，临床症状总是反复，复查影像学资料显示病灶不断向正常椎体间隙蔓延、侵袭，累及多椎体间隙发病，历时8月余的多次微创手术治疗，终于见到效果（图2-1-67）。多次培养均发现烟曲霉菌。术后针对局部病灶给予抗感染、抗真菌等治疗，并联合口服抗真菌、静脉抗感染、补液等治疗1年余，患者病情终于稳定，腰腿痛等不适症状缓解，各项化验指标均正常，患者4年后恢复（图2-1-68）。治疗方法：局部注射两性霉素B，口服伊曲康唑，进行免疫治疗、保肝等对症治疗，同时，加强康复锻炼。注意脊柱炎性感染患者，有并发脑膜炎的可能性。该患者未发生并发症。

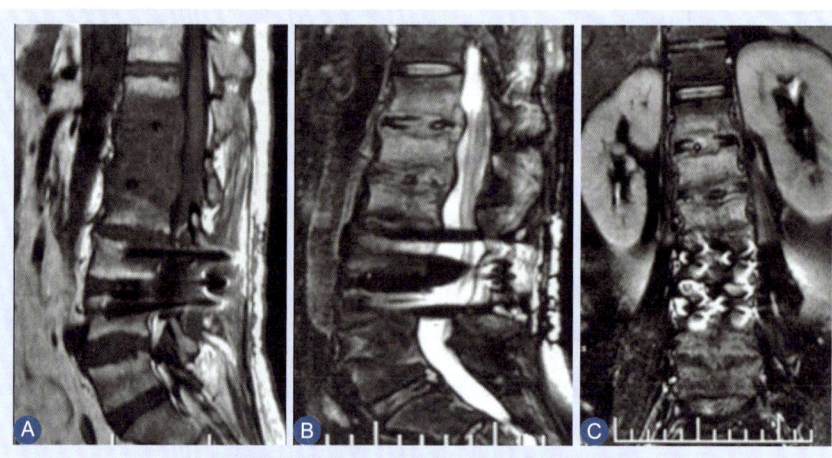

A.矢状位T1像；B.矢状位T2像；C.冠状位。

图2-1-61 微创术后5个月复查腰椎MRI

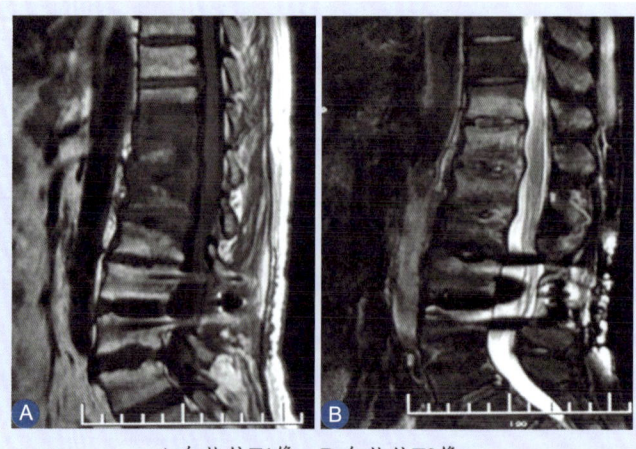

A.矢状位T1像；B.矢状位T2像。

图2-1-62 微创术后7个月复查腰椎MRI

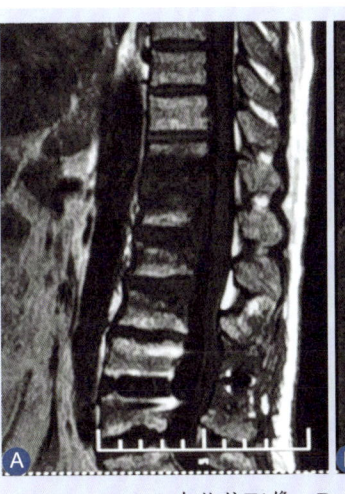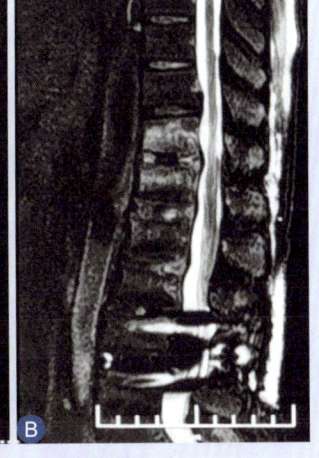

A. 矢状位T1像；B. 矢状位T2像。

图 2-1-63　微创术后 8 个月复查腰椎 MRI

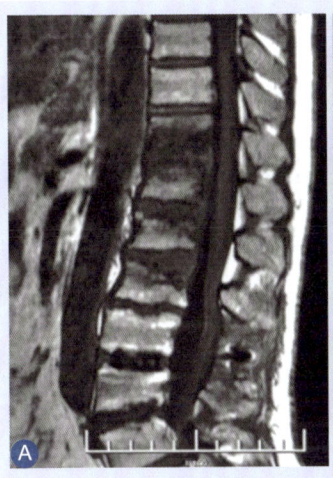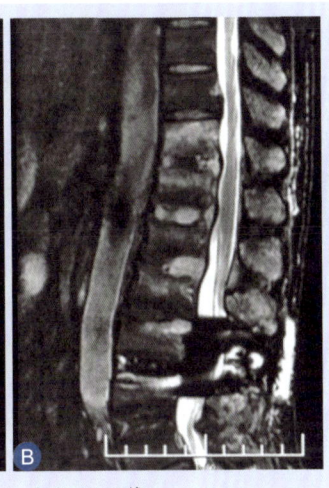

A. 矢状位T1像；B. 矢状位T2像。

图 2-1-64　微创术后 10 个月复查腰椎 MRI

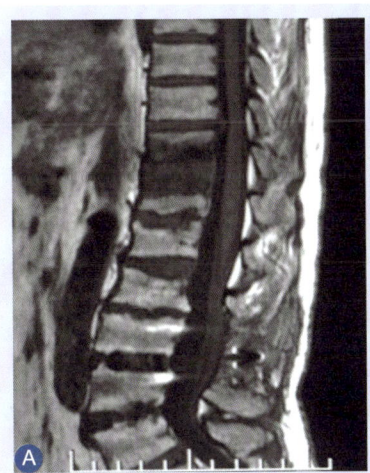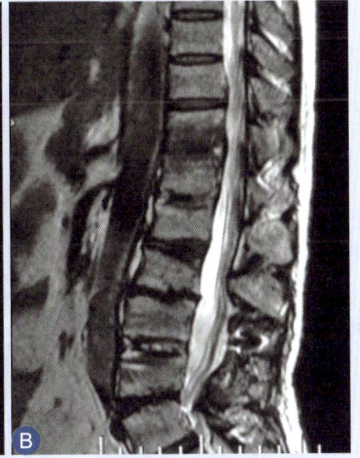

A. 矢状位T1像；B. 矢状位T2像。

图 2-1-65　微创术后 1 年复查腰椎 MRI

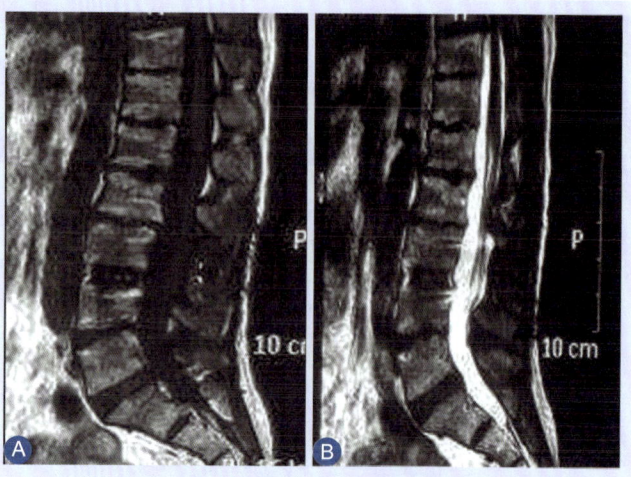

A.矢状位T1像；B.矢状位T2像。

图 2-1-66　微创术后 4 年复查腰椎 MRI

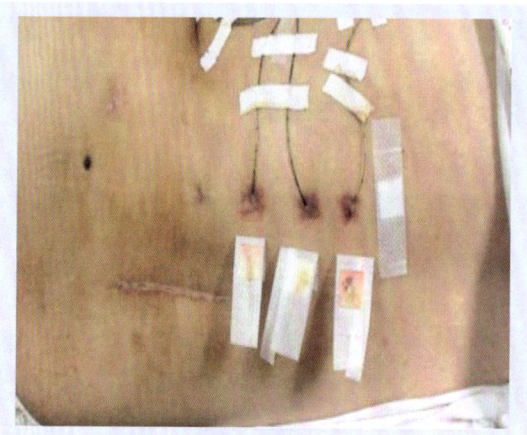

图 2-1-67　微创术后外像

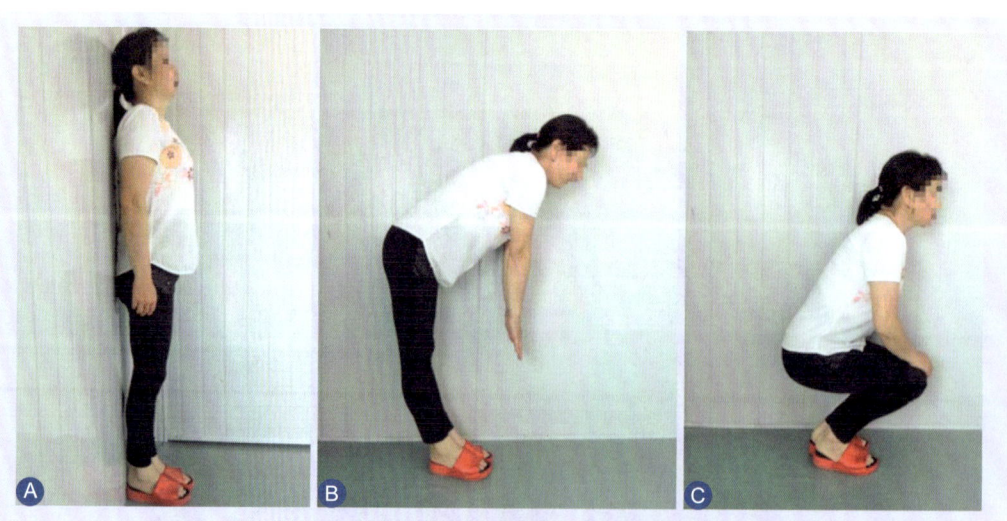

A.站立位；B.弯腰活动；C.下蹲活动。

图 2-1-68　患者 4 年后的功能体位像

※【讨论与思考】

在骨及相关软组织真菌感染的病例中，烟曲霉菌感染是罕见的，也是最难治疗的。在治疗过程中，该患者病原菌逐渐向上侵袭正常椎间隙，导致多节段椎间隙感染，甚至最早感染病灶已经基本治愈，而正常的椎间隙却还在不断地蔓延，致使病情迁延不愈。最后在多次微创手术仍然不能控制蔓延的情况下，在蔓延感染的椎间隙往上正常的椎间隙内置入1根推药管，并预防性地给予抗真菌治疗，患者逐渐康复。如果再次发现有烟曲霉菌性脊柱炎患者，可以采取在病变间隙邻近正常间隙内置管，提前预防霉菌往上下蔓延。同时院方做好消毒护理工作，避免医源性交叉感染。

通过此例患者，我们总结经验教训：对于长期大量应用抗生素无效者，应高度警惕真菌感染，应进行反复、多次真菌培养；抗烟曲霉菌治疗应全身与局部用药相结合、疗程要足够长，较其他脊柱真菌感染疗程要长。

（术者：张西峰）

（整理：霍志才　虞攀峰）

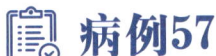

病例57　腰椎间隙真菌感染的微创治疗

※【病例简介】

基本信息：患者，男性，42岁。

主诉：腰痛2个月，加重伴活动受限2周。

病史：患者于2010年5月中旬出现左侧腰部间断性痉挛性疼痛，活动或变换体位时疼痛加重。以后疼痛逐渐加重，口服止痛药可缓解。7月上旬已无法下床活动，卧床翻身时即出现腰部痉挛性疼痛，口服止痛药不缓解。咳嗽、打喷嚏及变换体位时明显，无发热、盗汗、消瘦。于2010年7月22日就诊于我院。

既往史：2010年1月15日患者因胃溃疡于山西某医院行胃镜治疗时出现穿孔，当时未能及时治疗，而后形成慢性弥漫性腹膜炎。2010年2月14日行剖腹探查置管引流术。

查体：平车入病房，急性痛苦面容，被动体位，无法站立，查体可诱发剧烈疼痛。腹部可见一长约12 cm的切口瘢痕，左右有引流管伤口瘢痕。脊柱生理曲度正常，腰椎椎体、棘突及椎旁有轻压痛、叩击痛，无放射痛，脊柱双侧肌肉轻度紧张，左侧腰大肌有压痛、叩击痛。弯腰活动受限，腰部强直。双侧下肢肌张力未见明显异常。双侧病理征未引出。

辅助检查：腰椎CT显示$L_{3\sim 4}$椎间隙增宽，椎体终板及椎体骨质破坏比较严重（图2-1-69）。腰椎占位病灶穿刺组织病理活检（2010年7月26日）结果为退变的纤维软骨组织和多灶小片状急性炎性渗出物。血常规检查：红细胞沉降率最高达53 mm/h，C反应蛋白高达2.32 mg/dL，2010年7月30日细菌培养结果为热带念珠菌感染，药敏试验：氟康唑较为敏感。

※【手术指征】

患者腰痛剧烈，活动受限，无法忍受，口服止痛药效果不理想。

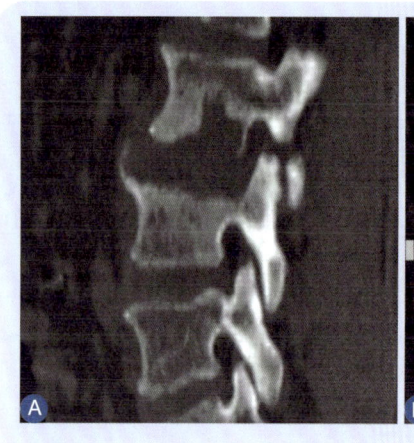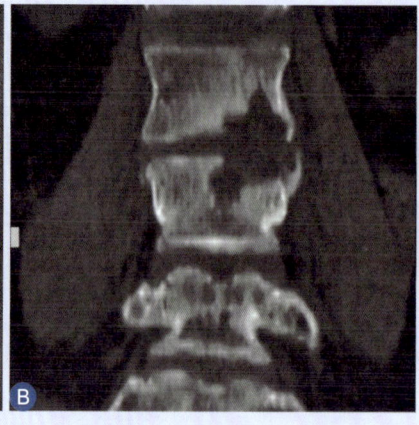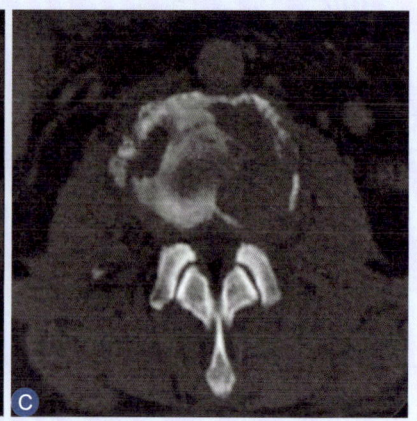

A.矢状位；B.冠状位；C.轴位。

图2-1-69 腰椎CT检查

※【术前计划】

入院时对患者进行全身状况的系统评价，并进行常规化验、CT、MRI检查，分析病情。因为患者腰痛剧烈，并伴有活动受限，化验红细胞沉降率增快，大量抗生素治疗无效，腰椎占位间隙病理活检为炎性病变。拟于CT引导下行微创置管术+病灶清除术+病灶活检进行细菌培养+真菌培养+结核分枝杆菌培养。

※【手术过程与手术技巧】

在局部麻醉及CT定位、引导下行病灶穿刺置管术。从L$_{3~4}$棘突正中旁开3~10 cm处进针。在工作套管到达病变部位后，用髓核钳清除病灶内肉芽、死骨等坏死组织，以便最大限度达到硬膜囊减压的目的；同时留取病变标本进行普通细菌培养+真菌培养+结核分枝杆菌培养。

※【术后治疗及并发症】

术后针对局部病灶给予抗感染、抗真菌等治疗，并联合口服抗真菌、静脉抗感染、补液等治疗。治疗方法：局部注射氟康唑+广谱抗生素；口服伊曲康唑，进行免疫治疗、保肝等对症治疗，同时加强康复锻炼。注意脊柱炎性感染患者，有并发脑膜炎的可能性。该患者未发生并发症。微创术后1周复查腰椎MRI显示L$_{3~4}$椎间隙炎性感染灶，椎间隙内显示引流管（图2-1-70）；微创术后6个月复查腰椎MRI显示感染病灶已消失（图2-1-71）。7年后随访，患者已恢复（图2-1-72）。

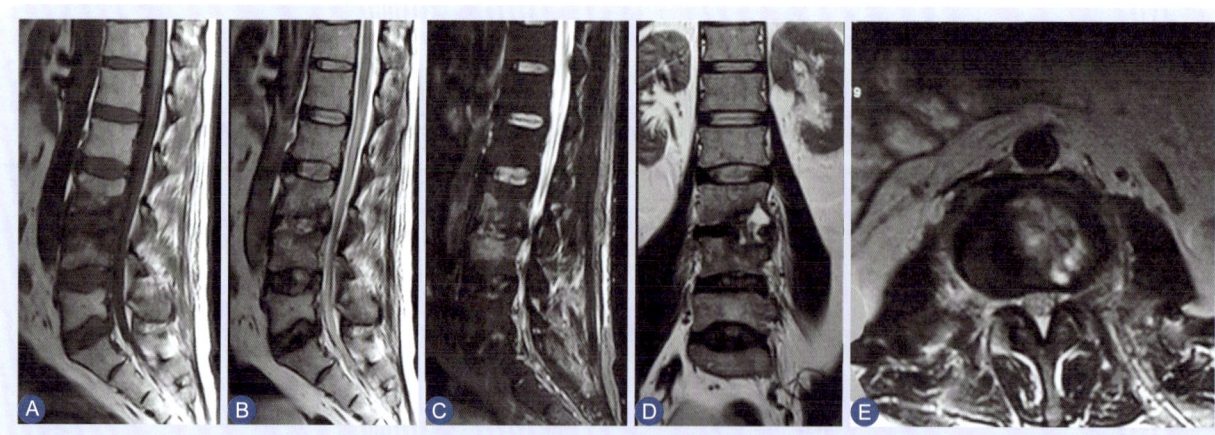

A.矢状位T1像；B.矢状位T2像；C.矢状位抑脂像；D.冠状位；E.轴位。

图2-1-70 微创术后1周复查腰椎MRI

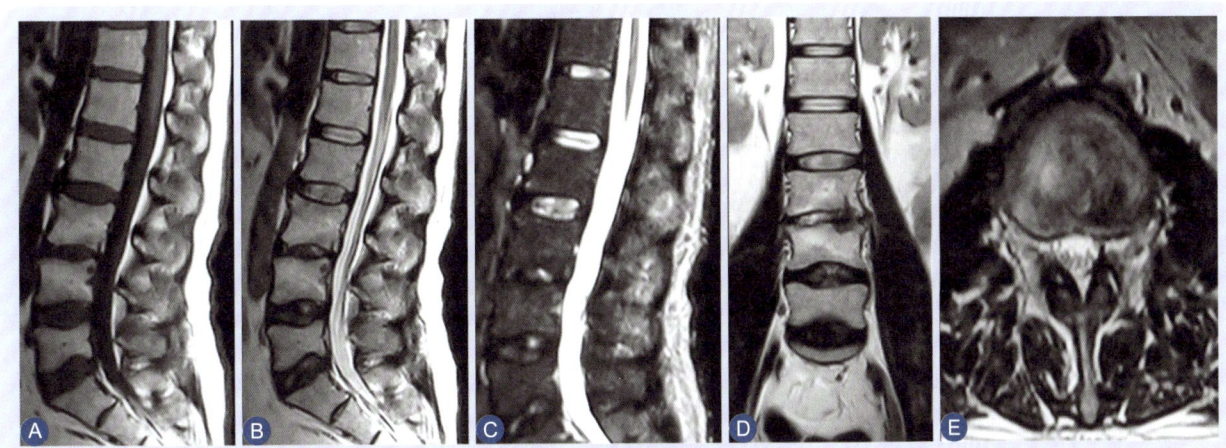

A.矢状位T1像；B.矢状位T2像；C.矢状位抑脂像；D.冠状位；E.轴位。

图 2-1-71　微创术后6个月复查腰椎 MRI

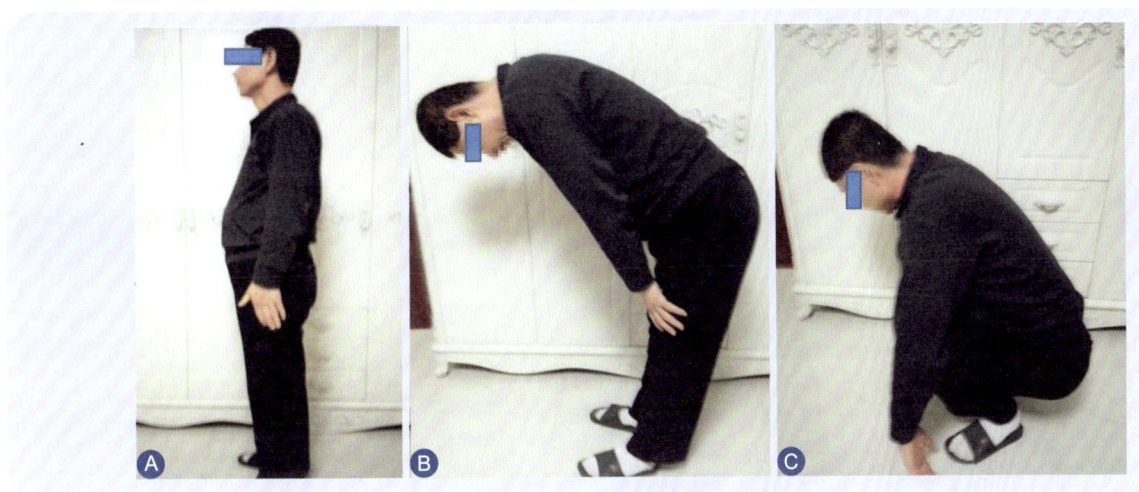

A.站立位；B.弯腰活动；C.下蹲位。

图 2-1-72　微创术后7年余患者腰椎活动外像

※【讨论与思考】

　　该患者在几个月前患有胃溃疡穿孔导致弥漫性腹膜炎的病史，并行剖腹探查和置管引流治疗1月余，在长期住院期间，手术创伤加上大量抗生素应用，导致免疫力下降，并发真菌感染。如若再次开放手术治疗腰椎间隙感染，患者在身体、心理及经济上均难以承受，微创手术在治疗椎间隙真菌感染时，突破传统开放手术（病灶清除+内固定治疗）局限，体现了创伤小、费用低、疗效较好的优点，对于身体条件和经济条件较差的患者无疑是理想的选择。

（术者：张西峰）

（整理：霍志才　虞攀峰）

第三章

脊柱占位、肿瘤的微创手术治疗

病例58　脊柱内镜下摘除渗漏骨水泥神经根孔减压

※【病例简介】

基本信息：患者，男性，76岁。

主诉：腰椎骨折术后左下肢疼痛麻木3个月。

病史：10个月前患者扭伤腰部，诊断为L_5椎体压缩骨折，保守治疗后发现骨折未愈合。3个月前行椎体成形手术治疗，术后出现左下肢放射疼痛麻木、肌力减弱，保守治疗症状改善不满意。

既往史：高血压病史。

查体：腰背部轻压痛，左下肢放射性疼痛麻木，可放射至左小腿外侧及足背部，左侧足背针刺觉较对侧略减弱；左下肢股四头肌、胫前肌肌力4级，小腿三头肌肌力3级，左侧直腿抬高试验60°阳性，双侧股神经牵拉试验阴性。病理征阴性。

辅助检查：2020年6月MRI检查显示L_5椎体异常信号改变，考虑为压缩性骨折（图3-1-1）；2021年1月19日CT检查显示椎体骨折仍未完全愈合（图3-1-2）；术前CT检查显示骨水泥渗漏至左侧神经根孔内（图3-1-3）；2021年2月6日椎体成形术前X线片检查骨水泥渗漏（图3-1-4），2021年2月9日术后复查X线片显示骨水泥向左侧渗漏至盆腔中（图3-1-5）。

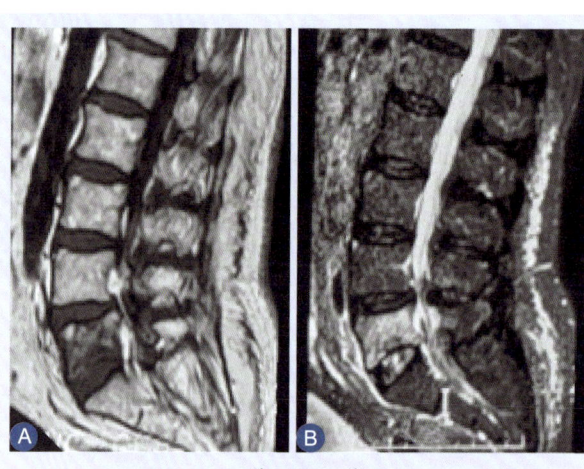

A.T1像；B.T2像。
图3-1-1　MRI检查（2020年6月）

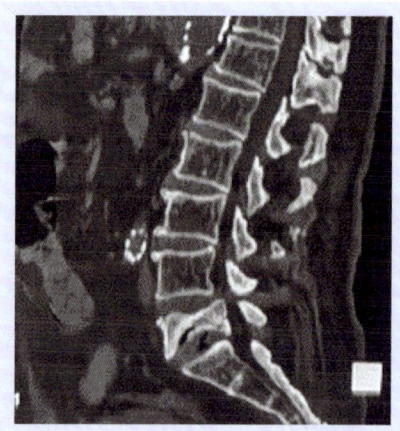

图3-1-2　CT检查（2021年1月19日）

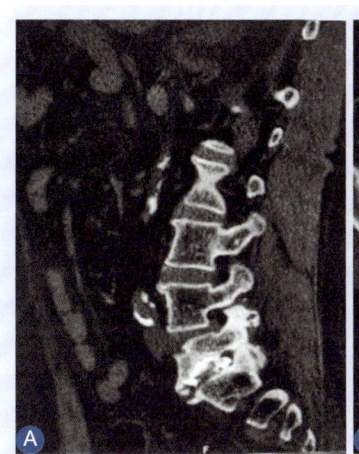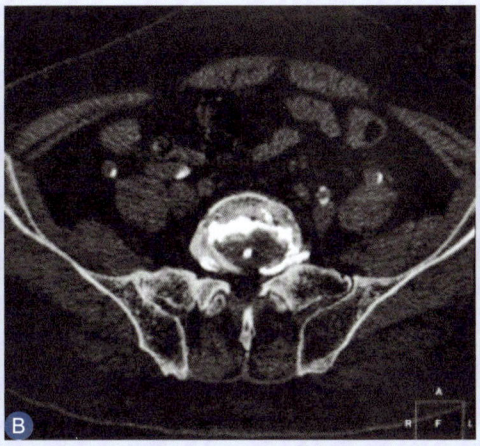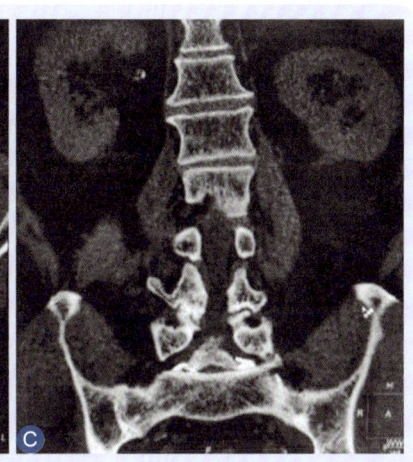

A.矢状位；B.轴位；C.侧位。

图 3-1-3　术前 CT 检查

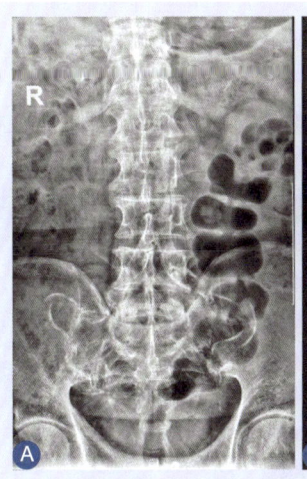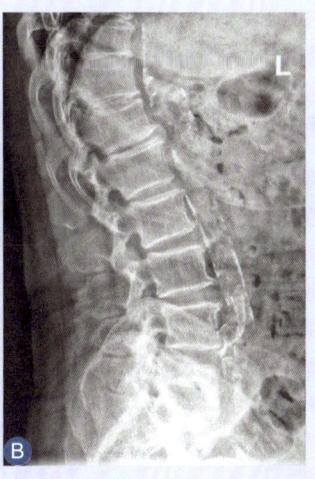

A.正位；B.侧位。

图 3-1-4　术前 X 线片检查（2021 年 2 月 6 日）

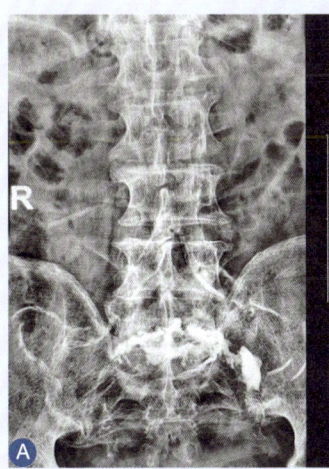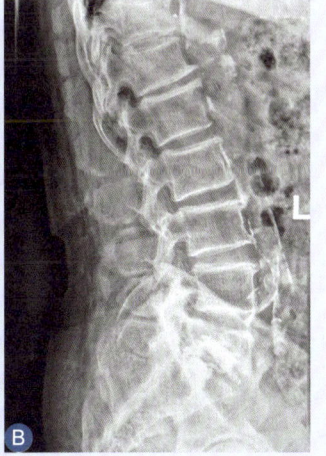

A.正位；B.侧位。

图 3-1-5　术后复查 X 线片（2021 年 2 月 9 日）

※【手术指征】

明确手术病史，术后症状明显加重，已经出现了肌力减弱，对日常生活影响巨大，影像学检查可见明显骨水泥渗漏，且对神经根压迫明显，手术治疗指征明确。

※【术前计划与手术技巧】

骨水泥渗漏位于一侧神经根孔周围，孔内减压为首要目的，从椎间孔向外磨除骨板相对较多，手术难度大，我们减压范围选择椎间孔向内侧磨除关节突，这样可以有效给予神经根管减压，减压满意后注意探查骨水泥组织，内镜下操作需仔细辨别寻找。

※【手术过程】

完善相关检查后患者取俯卧位，定位$L_5 \sim S_1$椎间隙，选取后正中偏左侧约6 cm处为进针点，通道置入到神经根管部位（图3-1-6），局部浸润麻醉后穿刺至S_1左侧上关节突，内镜直视下用磨钻逐步磨除S_1上关节突尖部及少量L_5下关节突，充分扩大神经根孔，选择套筒至椎体后缘，向头侧探查显露神经根管内出口神经根及渗漏的骨水泥组织，探钩钩出后用髓核钳摘除。

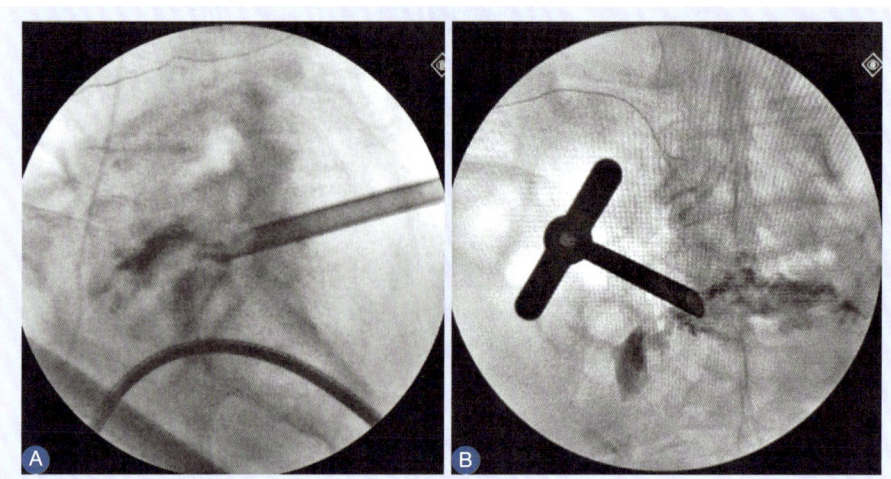

A.正位；B.侧位。

图3-1-6 术中透视定位

※【术后治疗及并发症】

术后早期注意保护，避免劳累，下地行走时注意佩戴护腰，同时应用神经营养药物辅助神经功能恢复。术后复查CT显示神经根管内的骨水泥完全取出，神经根管减压满意（图3-1-7）。

※【讨论与思考】

脊柱的骨质疏松性压缩骨折经常见到，如采取保守治疗早期应注意严格制动，本患者一直未严格卧床制动，长时间的保守治疗一直未取得很好的效果。骨水泥治疗骨质疏松性压缩骨折是常规治疗手段，其中发生骨水泥渗漏情况多见，因此注射骨水泥应注意渗漏，但骨水泥渗漏至神经根管内造成出口神经损伤的概率相对较小。

骨水泥渗漏至神经根孔，对神经根的损伤主要是通过压迫和高温，本患者术后3个月，左下肢放射疼痛麻木、肌力减弱，目前活动仍有明显的症状不能改善，因此解除压迫成为治疗重点。微创手术与开放

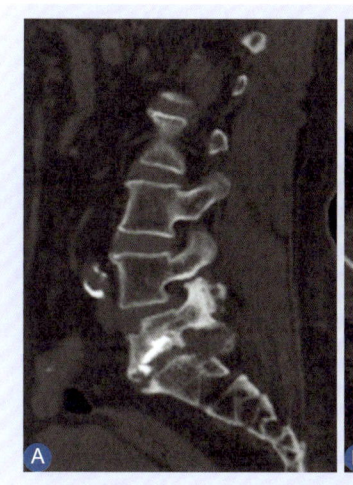
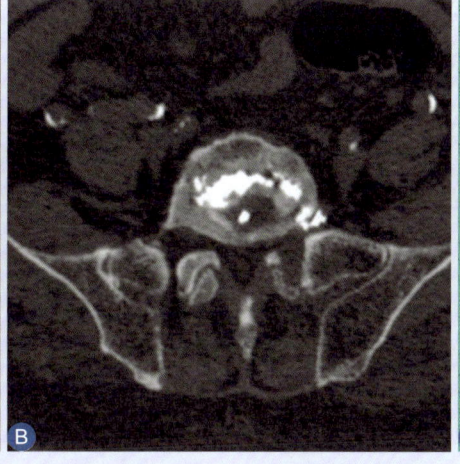
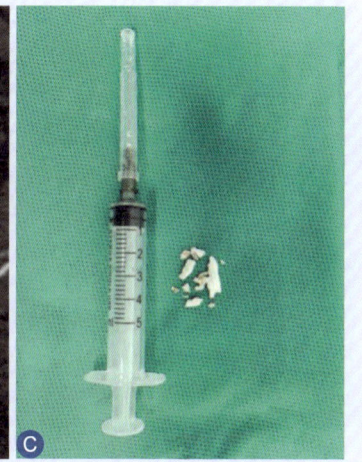

A.矢状位；B.轴位；C.取出的骨水泥。

图 3-1-7　术后复查 CT

手术相比优势明显，如何精准找到神经根管内的骨水泥是手术的难点。由于骨水泥主要在神经根管内，选取椎板间入路需向外侧磨除大量的关节骨质，不易操作，我们选取了后外侧入路，穿刺旁开距离不宜太远，注意避开髂嵴及L_5椎体横突，穿刺方向应为S_1椎体上关节突尖端，给予神经根管背侧减压后再逐步探查出口神经根的下方，逐步显露骨水泥。需要指出的是，骨水泥组织镜下不易分辨，需仔细操作，术中可重复定位，避免出现位置偏差。

（术者：张西峰）

（整理：步荣强　李子超）

病例59　内镜下切除腰大肌内神经鞘瘤

※【病例简介】

基本信息：患者，女性，76岁。

主诉：左下肢放射性抽搐、麻木肿胀不适3年，加重3个月。

病史：3年前患者无诱因出现左小腿外侧及足跟周围抽搐不适，自觉局部麻木肿胀，关节活动无受限，采取保守治疗，症状无改善，近3个月来症状明显加重，出现左侧臀后、大腿后方及小腿外侧足跟部放射痛，不能久坐，长时间卧床症状明显，站起行走后症状略缓解。

查体：未见明显阳性体征。

辅助检查：术前CT检查显示$L_{3\sim4}$左侧腰大肌内见类圆形混杂信号影，似由左侧椎管内延伸（图3-1-8）。腰椎MRI检查显示左侧腰大肌异常信号影，冠状位、水平位T1像呈低信号，T2像呈高信号改变（图3-1-9）。

※【手术指征】

患者已经出现了明显的临床症状，且症状逐渐加重，影像学检查发现占位性改变，手术治疗指征已经非常明确。患者拒绝开放手术治疗，因此拟行脊柱内镜下病灶切除活检手术。

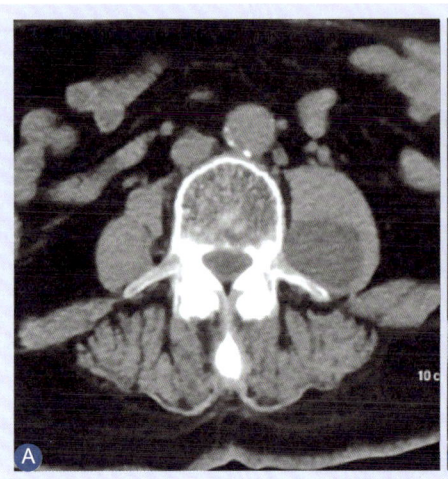
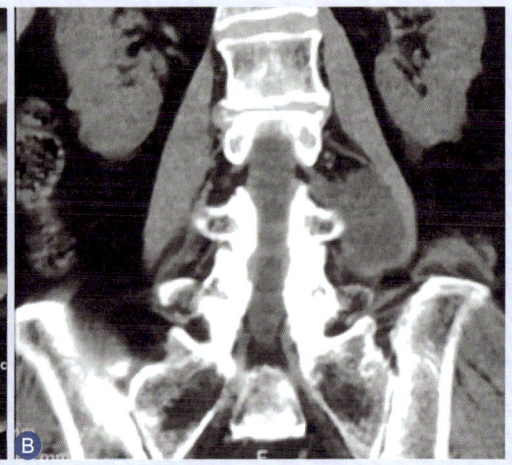

A.轴位；B.冠状位。

图3-1-8 术前CT检查

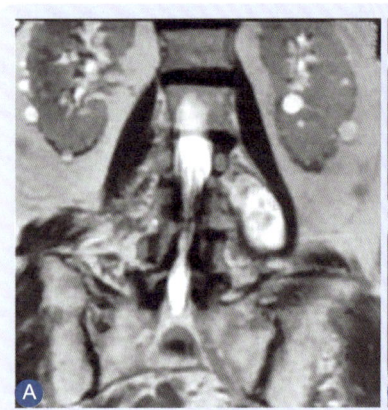
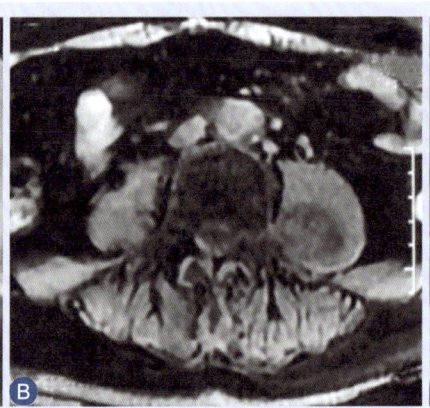
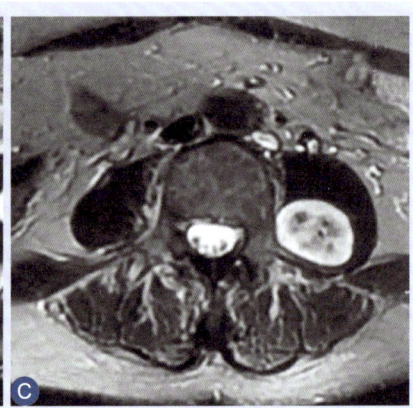

A.冠状位；B.T1像；C.T2像。

图3-1-9 腰椎MRI检查

※【术前计划与手术技巧】

根据患者症状及影像学检查考虑为良性病变可能性大，占位组织紧紧贴附椎体及神经根孔周围，内镜下探查首要目的是能穿刺到位，需要术前仔细测量穿刺深度，术中到达瘤体后给予部分切除留取标本送病理检查，在此基础上进行瘤内切除，达到占位组织的完整切除。术中需要观察患者反应，采取局部麻醉。

※【手术过程】

给予脊柱内镜下病灶切除活检手术治疗，患者俯卧于手术台上，使用C形臂定位L_4椎体左侧横突，标记体表穿刺点，消毒后选取后正中左侧约5 cm处为进针点，局部麻醉下垂直进针约6 cm至L_4椎体左侧横突，C形臂正侧位透视见穿刺无误，皮肤做切口置入套管通道至椎体横突部位（图3-1-10）。使用一次性无菌微创脊柱刨刀磨除部分横突骨质，以横突部位为标记中心，在镜下行向下及四周探查腰大肌占位，探查见2.5 cm×3 cm包块，与周围分界清楚，质软呈淡黄色（图3-1-11）。使用一次性等离子刀头止血分离周围肌肉组织（图3-1-12），髓核钳夹除部分组织送病理检查，逐步分离切除包块组织，部分组织与神经根相连，再次探查见组织清理满意，彻底冲洗伤口，退出脊柱内镜器械，拔出工作套管，皮肤缝合，伤口敷料包扎固定，术毕。

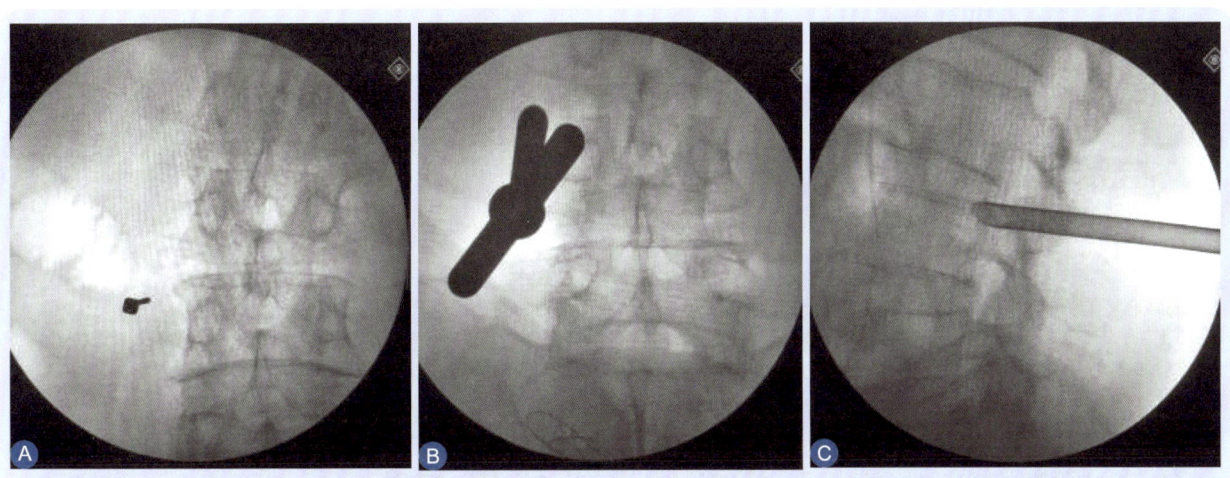

A.穿刺针穿刺；B.置入工作套管后正位透视；C.侧位透视。

图 3-1-10　穿刺针穿刺至 L_4 椎体左侧横突置入工作套管

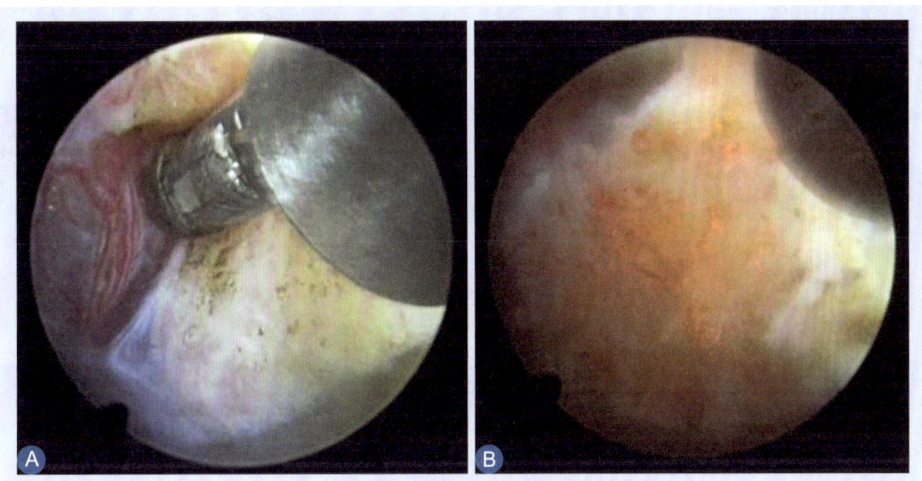

A.镜下分离瘤体边界；B.淡黄色瘤体组织。

图 3-1-11　术中镜下所见黄色瘤体

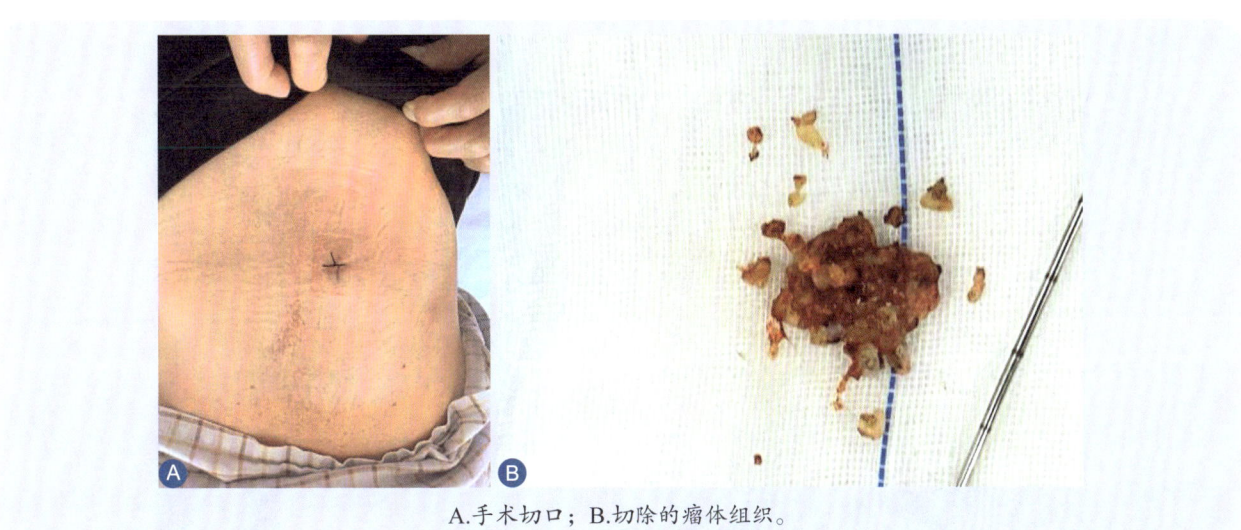

A.手术切口；B.切除的瘤体组织。

图 3-1-12　手术切口及取出的瘤体组织

※【术后治疗及并发症】

术后需要定期复查,观察患者症状恢复情况及有无占位肿瘤复发。MRI显示占位肿瘤组织切除,局部显示明显水肿痕迹(图3-1-13),病理结果回报神经鞘瘤(图3-1-14)。术后3周复查MRI显示冠状位及轴位上水肿信号消失,局部肿瘤组织切除完整(图3-1-15)。术后1年余复查MRI显示双侧腰大肌基本对称,无肿瘤复发迹象(图3-1-16)。通过长期随访观察,患者恢复良好,无病变复发。

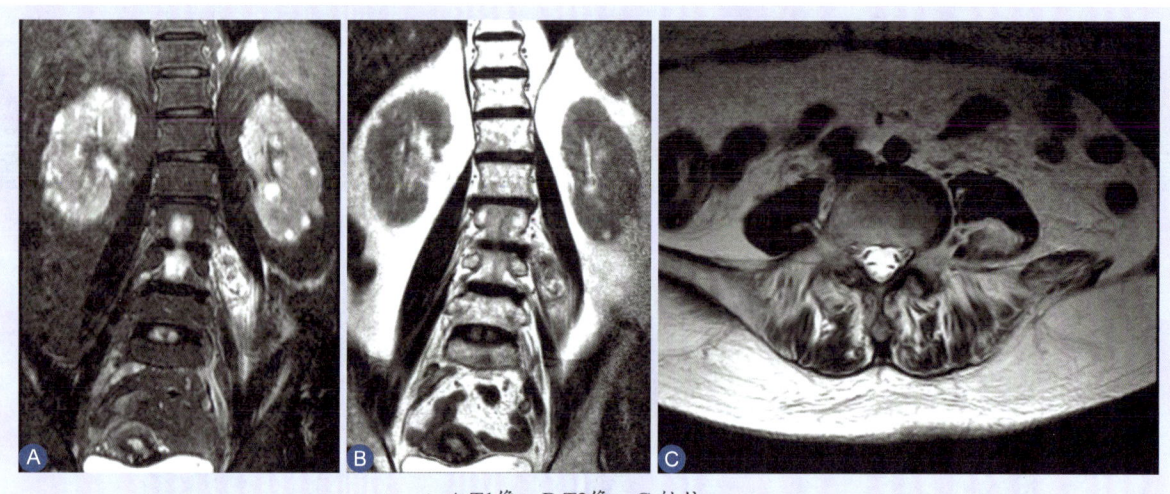

A.T1像;B.T2像;C.轴位。

图3-1-13　术后复查MRI

病理诊断:(左侧腰大肌肿物)神经源性肿瘤,考虑为神经鞘瘤,碎组织总大小 1.8 cm×1.5 cm×0.5 cm。

免疫组化结果:CD34(-),CD117(-),SOX-10(+),S-100(+),Bcl-2(+),CD99(+),Desmin(-),CD68(灶+),SMA(-),Ki-67(<5%+)。

图3-1-14　病理结果回报神经鞘瘤

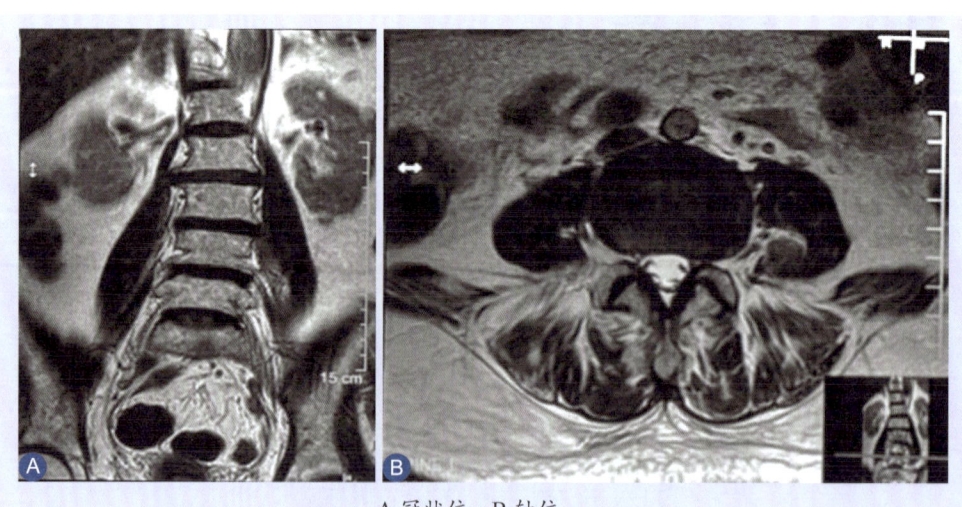

A.冠状位;B.轴位。

图3-1-15　术后3周复查MRI(2020年5月15日)

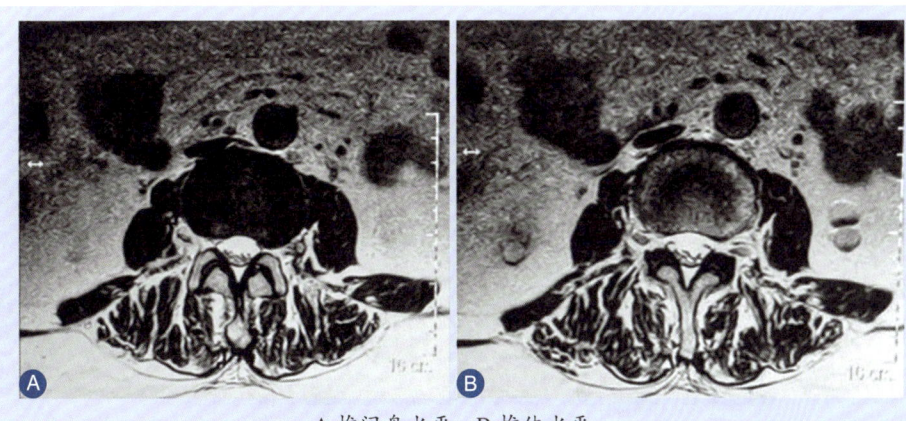

A.椎间盘水平；B.椎体水平。
图3-1-16 复查MRI（2021年7月8日）

※【讨论与思考】

该患者是腰大肌内神经鞘瘤，考虑良性病变，这是使用脊柱内镜治疗的基础条件。由于瘤体位于腰大肌内，术前需设计好穿刺定位。位于L_4椎体左侧横突下方周围，因此穿刺置管到横突尖端，能更好地穿刺到位。术中为了观察患者反应，选择在局部麻醉下进行手术。

脊柱内镜下进行肿瘤切除目前尚无大宗病例报道，且存在一定的争议，在这里我们开始对内镜下脊柱肿瘤切除的可行性进行尝试，目前处理的以神经鞘瘤、骨软骨瘤等良性肿瘤为主。良性肿瘤术中出血相对较少，更便于内镜下操作切除，由于多数生长缓慢，手术给予切除后即使复发，周期也相对较长，治疗达到有效减压后也能带来一个相对比较长的疗效时间。内镜在水介质下操作，水介质完全可以局限在操作间隙周围，不会造成范围的扩大。相反，由于内镜下可以放大视野，能比直视下更容易完整切除肿瘤占位，不会造成更多的残留或扩散。多数的肿瘤占位均大于脊柱内镜的套筒直径，所以内镜下进行占位切除不能追求一次完整切除剥离，可以采用瘤内切除的办法，从瘤体中央逐步切除到瘤体边界。

（术者：张西峰）

（整理：步荣强　李子超　张剑刚）

病例60　脊柱内镜下切除骨样骨瘤

※【病例简介】

基本信息：患者，男性，36岁。

主诉：腰痛3年，加重伴下肢疼痛1年。

病史：3年前患者出现腰痛，腰背部僵硬，口服止痛药物治疗后可好转，症状逐渐加重，1年前出现左小腿外侧疼痛，弯腰活动受限，曾出现会阴部跳痛，目前会阴部症状较前改善。

查体：腰椎未见明显畸形，腰背部轻度压痛，左小腿外侧及足部放射痛，弯腰活动受限，左侧直腿抬高试验阳性（30°），双侧股神经牵拉试验阴性。VAS评分为6分。

辅助检查：腰椎MRI检查显示L_5椎体左侧骨质硬化，左侧椎弓根内下缘可见一卵圆形异常占位组织，与周围组织分界清楚（图3-1-17）。CT检查显示L_5椎体左侧及左侧椎弓根高密度改变，椎弓根根部显示卵圆形瘤巢（图3-1-18）。

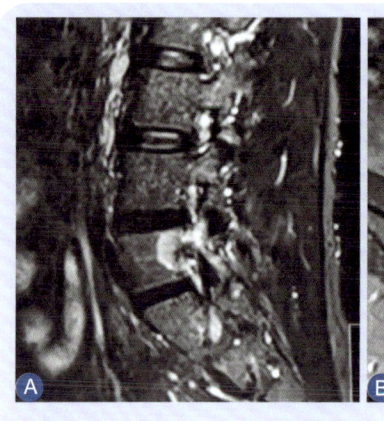
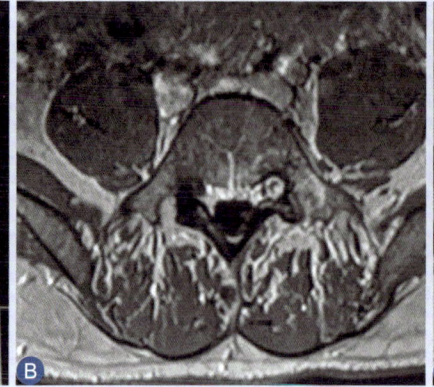
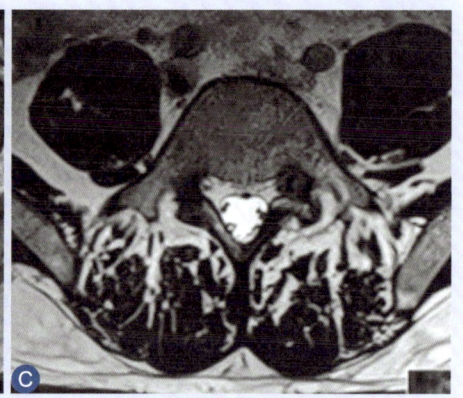

A.矢状位；B.T1像轴位；C.T2像轴位。

图 3-1-17　术前腰椎 MRI 检查

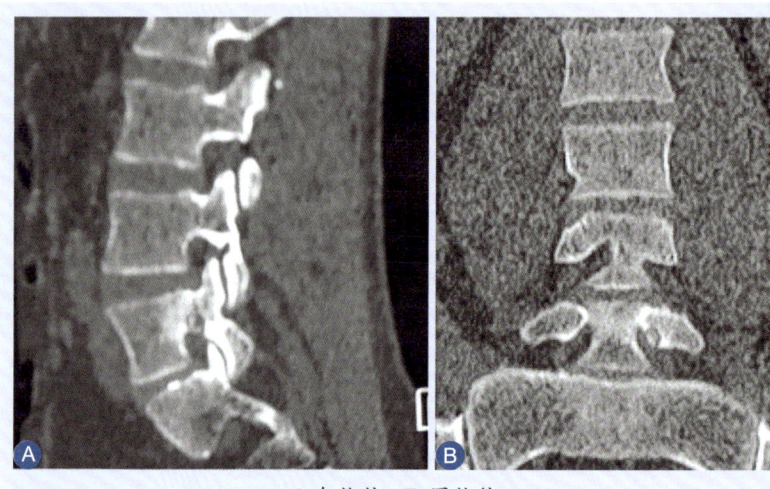

A.矢状位；B.冠状位。

图 3-1-18　术前 CT 检查

※【手术指征】

患者症状明显，有明显的会阴部及下肢神经症状，已经严重影响日常生活，影像学检查可见明显的占位压迫神经，手术治疗指征明确。

※【术前计划与手术技巧】

占位组织位于椎弓根近椎体的后内侧，属于一个比较隐秘的位置，可以选择椎间孔内向外侧或沿椎板外侧向内打磨显露肿瘤，我们选用后外侧向内侧打磨显露的方法处理，术中注意给予椎弓根部分骨质的磨除，避免过度向下伤及出口神经根，同时注意多透视，避免术中迷失方向。

※【手术过程】

完善相关检查，患者取俯卧位，使用C形臂透视定位L_5椎体左侧椎弓根近峡部（图3-1-19），选取后正中偏左侧约4 cm处穿刺进针麻醉。逐步斜向内侧穿刺至L_5左侧椎弓根及峡部连接处，置入工作通道，磨钻磨除峡部的部分骨质，向下向内沿椎弓根内下缘磨除硬化骨质，探查至椎弓根根部，充分显露占位组织瘤巢，其内见一直径约5 mm的占位组织，质硬，与周围组织分界清楚，与出口神经根粘连（图3-1-20）。触痛症状明显，使用探钩小心完全剥离，留取标本送病理检查，探查出口神经根松解满意，彻底磨除瘤巢及部分硬化骨质（图3-1-21）。术毕患者症状即刻改善，术后病理回报为骨样骨瘤（图3-1-22）。

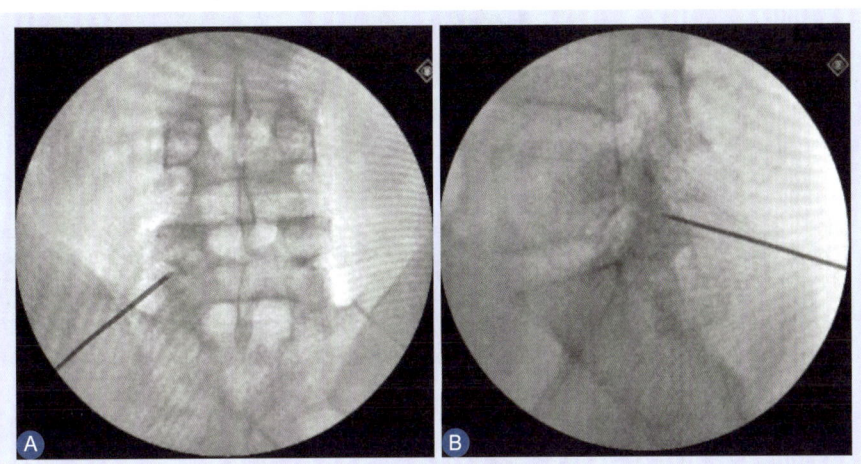

A.正位透视；B.侧位透视。

图3-1-19　术中透视定位

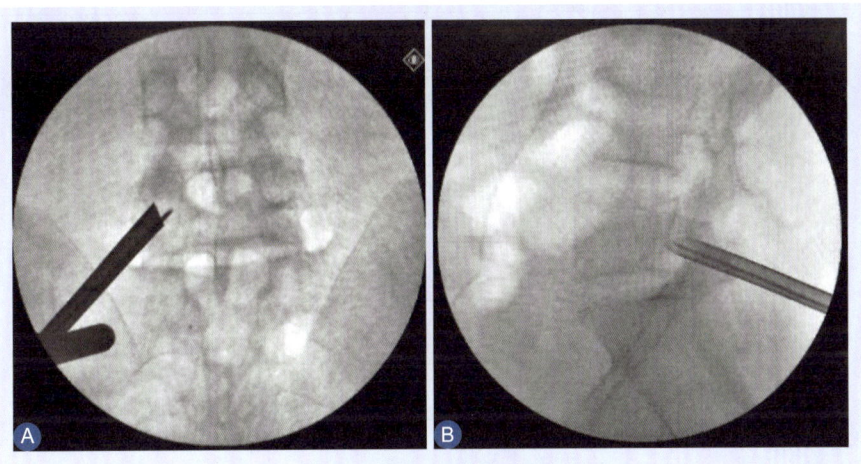

A.正位透视；B.侧位透视。

图3-1-20　置入工作套管磨除部分骨质

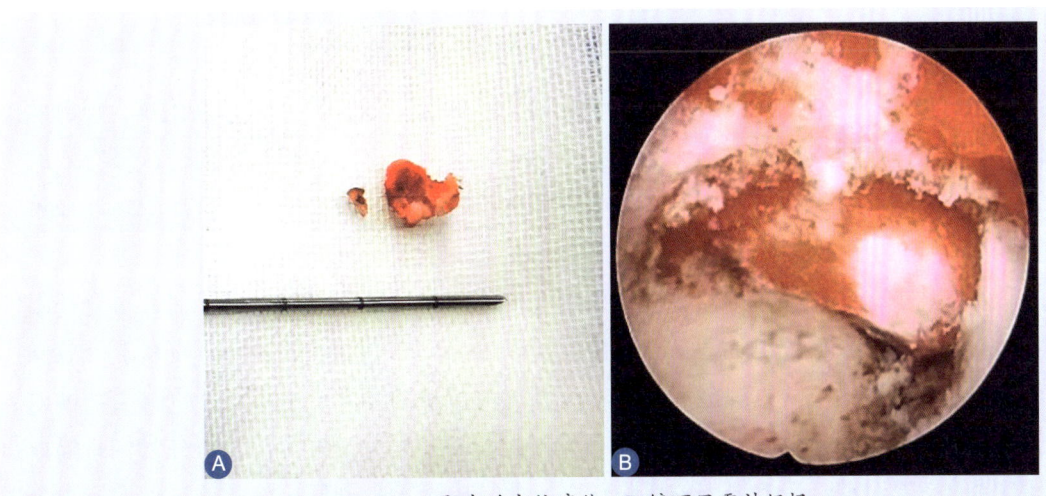

A.取出的占位瘤体；B.镜下显露神经根。

图3-1-21　术中减压摘除的占位组织松解满意

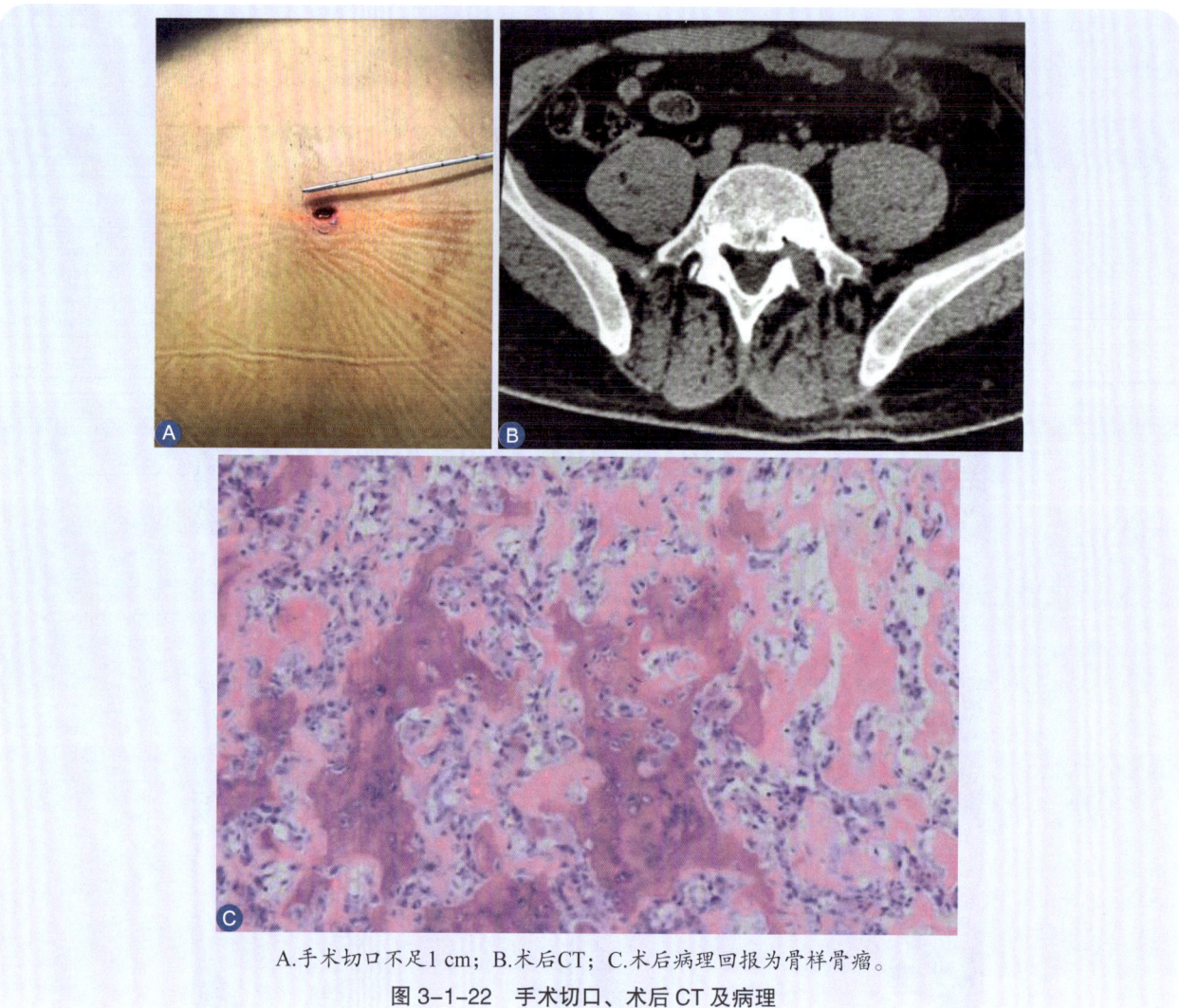

A.手术切口不足1 cm；B.术后CT；C.术后病理回报为骨样骨瘤。

图 3-1-22 手术切口、术后CT及病理

※【术后治疗及并发症】

骨样骨瘤属良性病变，一般不需要进一步针对肿瘤的治疗，但可定期复查，观察病情变化。患者治疗后2年来无特殊不适。

※【讨论与思考】

脊柱是骨样骨瘤的少发部位，好发于椎体附件，约占骨样骨瘤发病率的10%，其诊断困难，引起的疼痛症状口服水杨酸类药物治疗有效。因保守治疗无效，进一步治疗时手术治疗仍是目前公认最有效的方法，手术的关键是完全切除破坏瘤巢。本病例患者口服止痛药物对症治疗效果不佳，且症状逐渐加重，有明显的下肢神经症状，应当考虑手术治疗。

有文献报道，采用开放手术治疗脊柱骨样骨瘤，病变在椎体部位多采取前路手术，而针对脊柱附件的病变多采取后正中入路，主要应用骨刀及磨钻去除病灶。由于病变较小、位置较深，直视下开放操作有时易造成定位误差，而且对周围正常组织破坏较大，需要切除过量的正常骨组织，严重时需辅助内固定治疗，容易造成不必要的创伤。还有报道，通过CT引导下经皮穿刺射频消融术治疗脊柱骨样骨瘤取得了不错的疗效，但射频的高温对神经造成损伤的风险较高，而且由于不是彻底切除，容易造成瘤巢消融的不彻底，导致复发。本病例患者以神经压迫症状为主，采取射频治疗也不利于神经的完全减压。

虽然脊柱内镜在脊柱肿瘤治疗方面报道较少，但随着脊柱内镜下辅助工具的完善和医生手术技巧的提高，其对于脊柱占位性病变的处理成为可能。综合分析脊柱内镜下处理脊柱骨样骨瘤具有独特的优势：①手术创伤小，只需一个7 mm切口置入通道，无论对软组织还是正常骨组织破坏明显优于开放手术，脊柱稳定性基本不受破坏；②手术视野清楚，骨样骨瘤本身体积较小，脊柱内镜下是在放大的视野下进行操作，较开放手术更清晰，而且是将瘤巢内组织完整切除，疗效相对射频消融术更确切；③手术费用低，由于以单纯减压、处理病变为主，基本不破坏脊柱正常结构，不需要应用内固定材料，费用降低；④患者术后反应小，创伤小，术后即可下床活动，减少并发症的发生。

在脊柱内镜下操作需要注意以下问题：①手术过程出血的问题：肿瘤一般血供丰富，如不能很好地控制出血，术中视野不清晰，内镜下操作是比较困难的，但对于骨样骨瘤这类良性且预期血供不是很丰富的良性肿瘤来说，不存在术中出血影响手术操作的情况。本病例手术过程中由于周围硬化骨较多，术中出血量未对手术操作造成影响，因此我们认为脊柱内镜下对脊柱良性肿瘤的切除是可行的，但对恶性肿瘤或预计出血量较大的组织的切除需谨慎。②术中定位的问题：内镜下操作时，术野局限，可出现操作位置或方向错误的问题，因此内镜下操作需要在明确的解剖标记定位或者透视辅助定位下进行。本病例在穿刺时定位至峡部近椎弓根部位，磨除部分峡部骨板后沿椎弓根下方逐步磨除硬化骨质全椎弓根根部，需要再次使用C形臂透视确认位置正确。因此手术前制订详细的手术计划及寻找一个明显的镜下解剖标记是非常重要的，而且必要时需重复透视。

总之，通过该病例的治疗，我们认为内镜下治疗骨样骨瘤是可行的，不仅手术创伤小于开放手术，而且可以在直视下彻底切除肿瘤，但目前内镜下处理脊柱肿瘤报道较少，可利用的参考经验不多，因此实际操作需要一定的手术经验累积，另外远期复发情况及可行性需要进一步大宗病例长期观察研究。

（术者：张西峰）

（整理：步荣强　李子超　张剑刚）

病例61　脊柱内镜在椎体肿瘤活检和神经减压中的应用

※【病例简介】

基本信息：患者，男性，45岁。

主诉：右腰部疼痛伴左大腿痛6个月，加重1周。

病史：半年前患者出现右腰部痛，为持续性胀痛，伴左大腿外侧疼痛，足背麻木不适，久站后易发作，无跛行，无大小便失禁。1周前腰部疼痛加重，难以忍受，左大腿后侧酸胀同前，伴下肢乏力。遂于当地医院就诊，行腰部CT检查提示L_5椎体骨质破坏，考虑肿瘤转移可能，建议转诊上级医院。我院以"L_5椎体骨质破坏原因：肿瘤转移？多发性骨髓瘤？"收入院。

查体：脊柱生理弯曲正常，腰椎活动受限，$L_{4\sim5}$椎体压痛及叩击痛明显，无放射痛。左足背浅感觉减退，双下肢活动肌力正常，腹壁反射、膝反射正常，跟腱反射减弱。患者腰部及腿部疼痛，VAS评分为9分，严重影响生活。双下肢直腿抬高试验阴性，左侧股神经牵拉试验阳性；双侧巴宾斯基征阴性，双侧霍夫曼征阴性。

辅助检查：X线片显示L_5椎体破坏，椎间隙变窄塌陷，腰椎轻度侧弯（图3-1-23）；CT显示L_5椎体骨质破坏，溶骨性改变（图3-1-24）；MRI显示L_5椎体破坏，椎管变窄，神经组织受压（图3-1-25）。

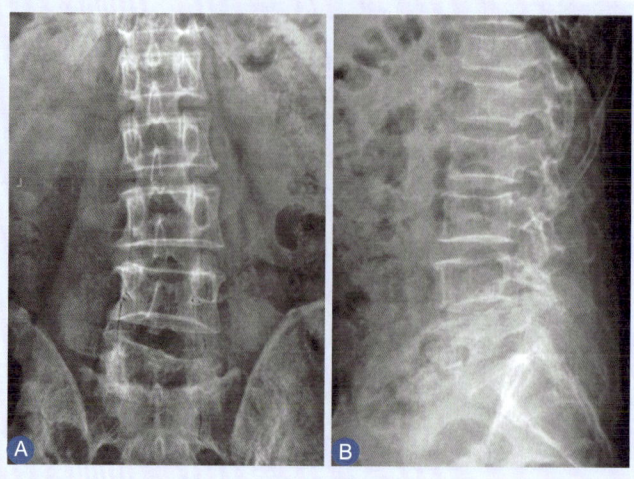

A.正位；B.侧位。

图3-1-23　X线片检查（2015年11月28日）

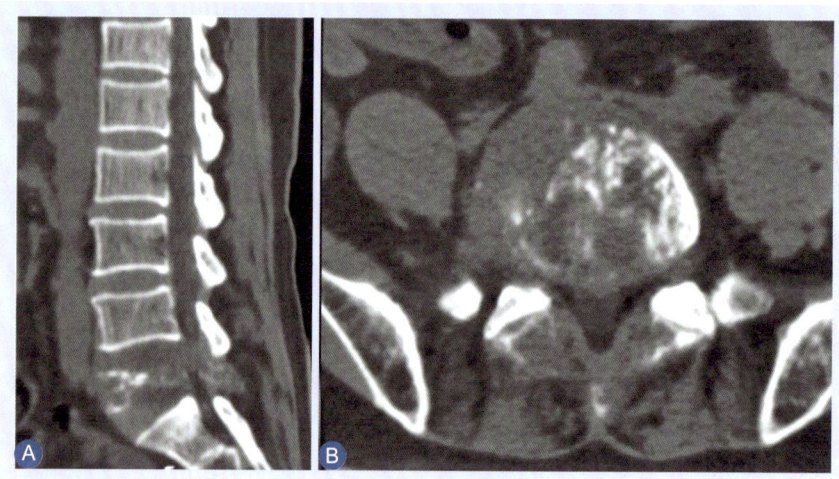

A.矢状位；B.轴位。

图3-1-24　CT检查（2015年11月28日）

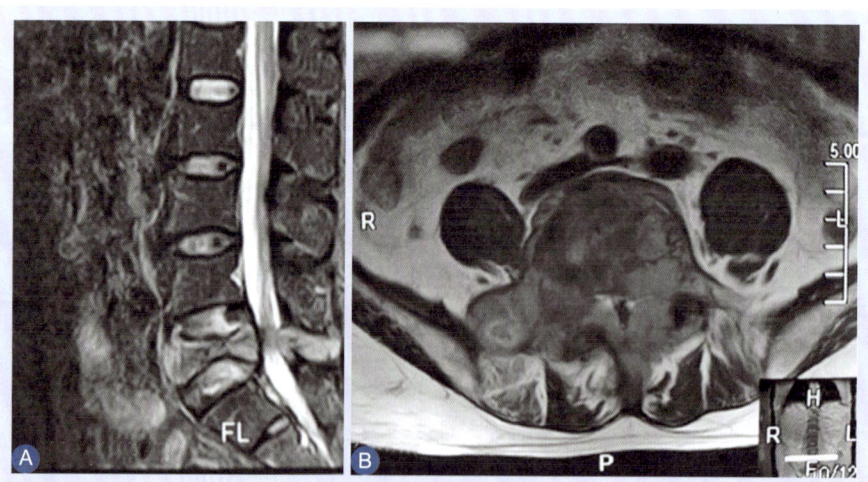

A.矢状位；B.轴位。

图3-1-25　MRI检查（2015年11月28日）

治疗过程：患者入院后行L_5椎体软组织肿瘤穿刺活检术。穿刺未获取病变组织，行椎间孔镜手术获取病变组织，但病理结果为"L_5椎旁病灶组织"，送诊组织为少许穿刺碎组织，骨组织间纤维组织内可见极少量小圆细胞，由于各种组织成分过少，不能做免疫组化，难以判断病变性质。

※【术前计划与手术过程】

根据患者病理结果，现仍未予明确诊断，结合见小圆细胞，考虑恶性肿瘤可能，建议在局部麻醉下通过脊柱内镜获取病变组织，以行病理活检进一步确定病理性质，同时行神经根松解缓解疼痛症状。

术中定位$L_{4\sim5}$间隙，椎旁旁开12 cm，左侧髂嵴最高点上方3 cm予以18 G穿刺针，在C形臂X线机定位下进入$L_{4\sim5}$关节突，C形臂X线机正位显示穿刺针位于中线，侧位在椎间盘后方。置入脊柱内镜，摘除骨质及部分阻挡视线的肌肉组织，用磨钻打磨椎板及关节突。予以开窗约1.0 cm×1.0 cm，咬除黄韧带，咬除部分病变组织送病理检查，射频消融病变组织及止血，显露硬脊膜及神经根，减压后显示硬膜波动良好，神经根松弛（图3-1-26）。

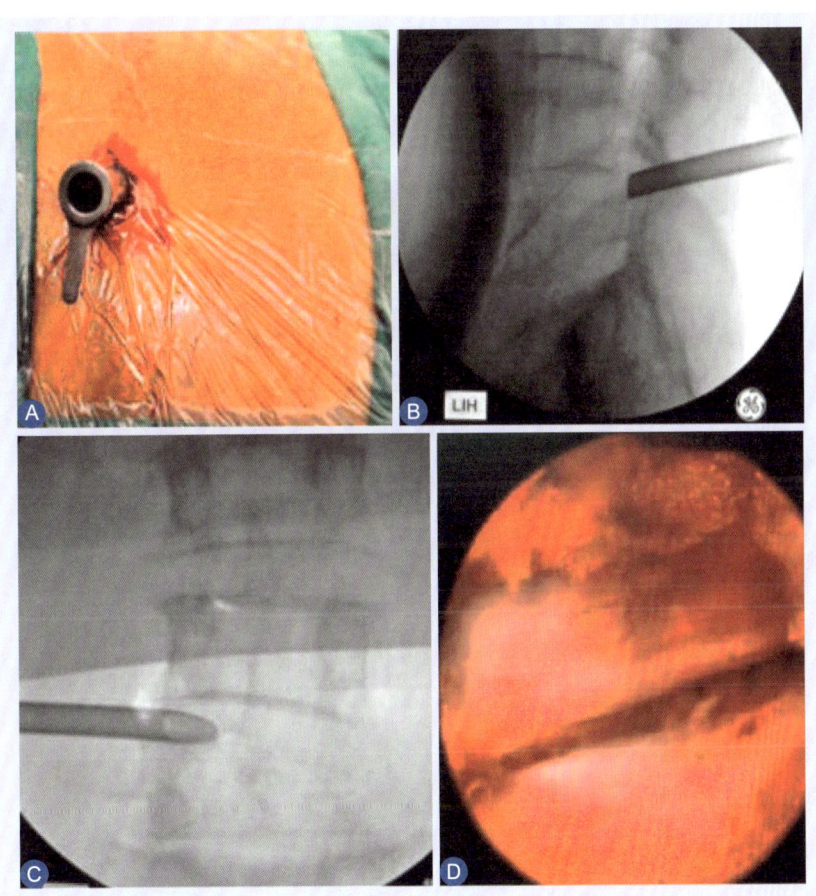

A.置入通道后体表外像；B.侧位透视；C.正位透视；D.镜下显露神经根。

图3-1-26 工作通道舌形瓣置于椎管背侧

※【术后治疗及并发症】

术后1周VAS评分为1分。病理及免疫组化标记提示淋巴造血系统肿瘤——B细胞源性淋巴瘤。转淋巴瘤科治疗，给予四周期"CHOP方案"（泼尼松片、吡柔比星、长春新碱、环磷酰胺）化疗；并行L_5椎体局部放疗，总吸收剂量为40.0 Gy/20F，放疗过程顺利。

※【讨论与思考】

有文献报道，高达85%的肿瘤患者发生骨转移，而椎体又是骨转移中最高发的部位。随着治疗肿瘤方式的进步，患者远期生存率的提高，椎体转移瘤的发病率进一步提高。

在四肢骨肿瘤的切除手术中，骨肿瘤科医生都追求广泛切除（即R0切除），光镜下被切除的肿瘤边缘应该无肿瘤细胞。在椎体骨肿瘤的治疗上，因为椎体前方有大血管，椎管内有脊髓、马尾神经，椎旁有神经根，通常外科医生很难达到广泛切除，技术熟练的脊柱外科医生可以做到边缘切除（即En-bloc切除）。但是，肿瘤晚期患者身体条件已经不能支撑大手术。

怀疑椎体骨肿瘤的患者，可以行椎间孔镜手术。对于此例患者，L_5椎体溶骨性骨质破坏，椎体、椎弓根破坏明显。由于椎弓根受侵，要达到R0切除已不可能。切除肿瘤只能为R_1、R_2手术。故出于松解$L_5 \sim S_1$右侧神经根、缓解患者疼痛，同时取活检组织明确诊断的目的，通过脊柱内镜来完成这两项任务是可行的。

事实证明，该例患者行脊柱内镜手术之后，疼痛得到缓解，诊断也得到明确，为B细胞源性淋巴瘤，在经过淋巴瘤科治疗之后，病情得到控制。目前复查未发现复发迹象。

（术者：王东）

（整理：步荣强　虞攀峰　张剑刚）

病例62　肿瘤骨转移经皮内固定放射性粒子植入姑息治疗

※【病例简介】

基本信息：患者，男性，76岁。

主诉：腰部疼痛50天，加重伴左髋部疼痛，行走障碍9天。

病史：患者于2011年1月在一次头晕、呕吐后出现腰部疼痛，夜间加重明显，经休息后仍不缓解，至北京某医院就诊，行CT、MRI检查后诊断为腰椎结核，未经抗结核药物治疗。近9天上述症状加重并感左髋部疼痛、行走障碍，为进一步治疗于2011年2月21日以"腰椎感染？结核？"入我院。患者发病以来睡眠、食欲良好，体重无明显减轻。

既往史：糖尿病病史20年。

查体：抬入病房。脊柱生理曲度正常，腰部皮肤呈橘皮样改变，无明显潮红，双下肢无水肿。$L_{3\sim5}$棘突及其左侧压痛、叩击痛明显，向左髋部及左大腿内侧放射，左腹股沟压痛阳性，局部皮温不高，无红肿，双下肢感觉无明显减退。腰椎活动轻度受限，左侧屈髋肌力3级，伸膝肌力4级，余正常。双侧直腿抬高试验阴性，双侧股神经牵拉试验阴性，病理反射未引出。

辅助检查：X线片显示$L_{3\sim4}$椎体低密度影，椎体的大致形态未改变（图3-1-27）。腰椎MRI显示L_3椎体及$L_{3\sim4}$间隙信号改变，未见明显脓腔形成（图3-1-28）。

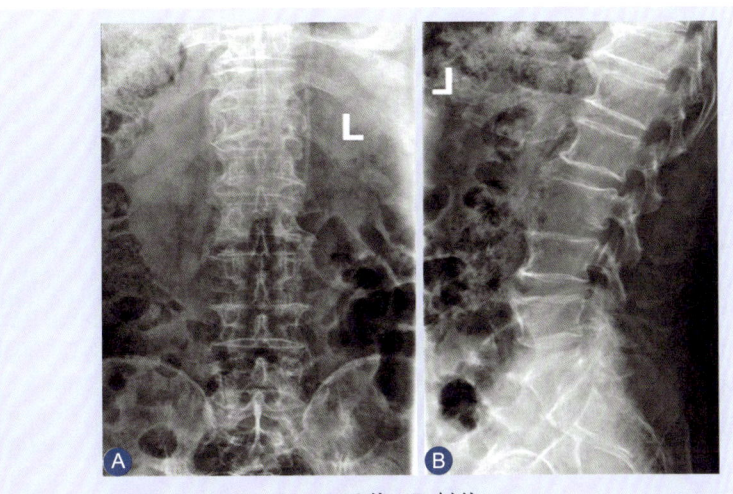

A.正位；B.侧位。

图 3-1-27　X 线片检查

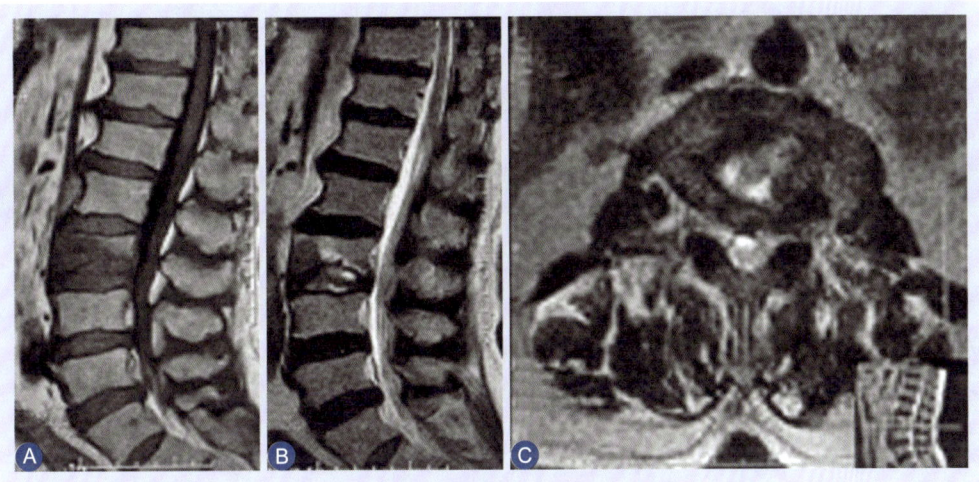

A.矢状位T1像；B.矢状位T2像；C.轴位。

图 3-1-28　腰椎 MRI 检查

※【手术指征】

该患者不符合典型的腰椎结核影像学表现，因此首先应进行穿刺活检，明确病变性质。

※【手术过程】

入院后完善相关检查，于2011年2月23日在局部麻醉下行脊柱内镜下腰椎活检术，手术历时20分钟，出血10 mL。术后病理明确诊断：浆细胞癌。

※【术后治疗及并发症】

患者于2011年3月4日行腰椎经皮放射性粒子植入+经皮椎弓根螺钉内固定术，病情平稳后转专科继续治疗。术后复查X线片显示经皮植入的放射粒子位于病灶区域（图3-1-29）。

※【讨论与思考】

很多脊柱肿瘤也会出现与感染相似的临床症状及影像学表现，这就需要病理这个金标准去明确诊断。对于一位76岁的高龄患者来说，微创而高效的脊柱内镜下活检无疑是最佳的选择。

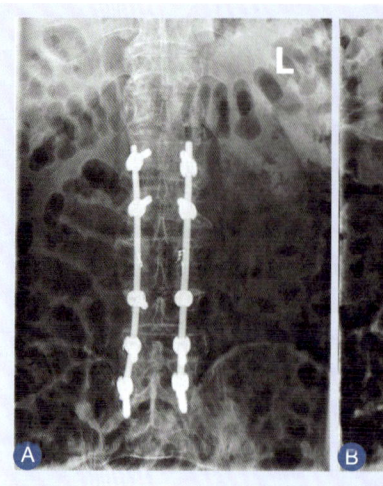
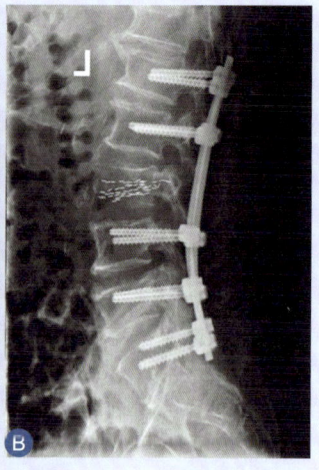

A.正位;B.侧位。

图3-1-29 术后复查X线片

在明确诊断后,针对该患者的病理诊断分型、基础身体状况、预期寿命等多个因素进行权衡,既要符合该类疾病的治疗原则,又要兼顾患者利益的最大化及人文关怀理念,因此最终选择经皮放射性粒子植入+经皮椎弓根螺钉内固定术。

(术者:张西峰)

(整理:朱泽兴 虞攀峰)

病例63 肾癌骨转移的介入治疗和姑息手术治疗

※【病例简介】

基本信息:患者,男性,47岁。

病史:患者2001年行左肾癌根治术,后于2005年发现骨转移。2005年10月19日行前路T_{12}椎体次全切肿瘤刮除、人工椎体植入、钉棒内固定椎间植骨融合术及后路T_5椎体肿瘤刮除、植骨与椎弓根螺钉内固定术。2009年3月1日行胸腰段转移瘤后路内固定植骨融合术,术后口服索拉非尼治疗2年。近期改为舒尼替尼,并于2007—2009年行粒子植入术。2009年10月无明显诱因出现食欲缺乏、乏力,胸部以下感觉丧失,小便失禁。2009年12月8日患者由家属搀扶入院(图3-1-30),以"肾癌术后骨转移伴不全瘫"收入我院。

查体:抬入病房,伴自动体位,躯干部多处术后瘢痕,双下肢肌肉萎缩明显。$T_{6\sim8}$棘突及其周围压痛阳性,剑突以下浅感觉明显减退,双上肢深浅感觉正常,双下肢浅感觉减退,深感觉存在,双侧股四头肌肌力2级,股二头肌肌力2级,半腱肌、半膜肌、胫前肌肌力1级,下肢其余肌肉肌力0级,膝腱反射亢进,跟腱反射消失,病理征未引出。

辅助检查:PET-CT显示病灶所在区域呈高信号(图3-1-31)。X线片、CT显示前路T_{12}椎体次全切肿瘤刮除、人工椎体植入、钉棒内固定椎间植骨融合术(图3-1-32)。术后复查X线片显示胸腰段转移瘤后路内固定植骨融合术,并多次行粒子植入术(图3-1-33)。

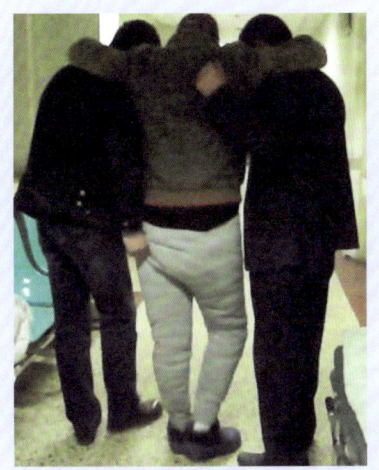

图 3-1-30　患者由家属搀扶入院

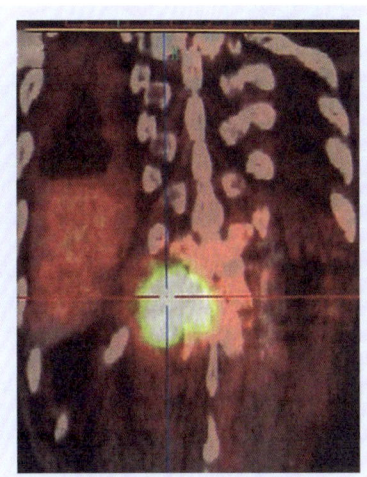

图 3-1-31　PET-CT 检查

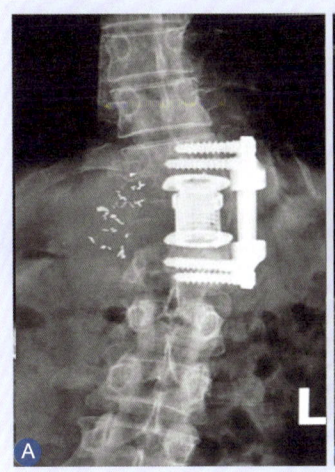
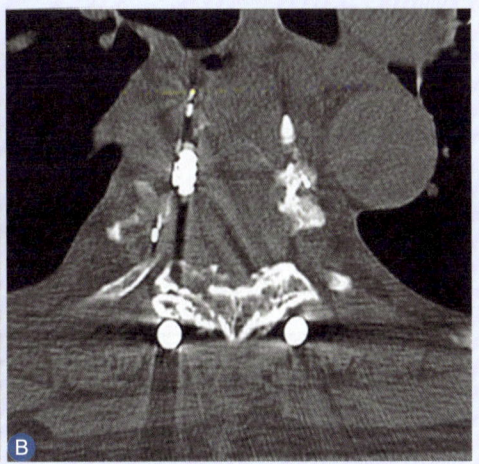

A.正位X线片；B.CT轴位。

图 3-1-32　X 线片及 CT 检查

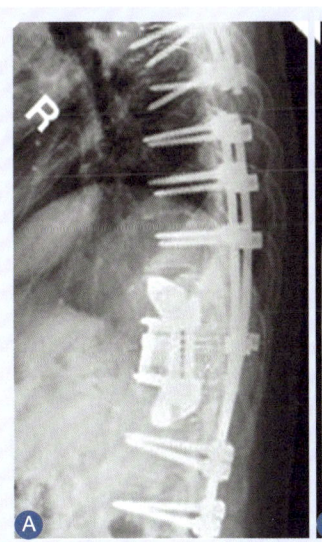
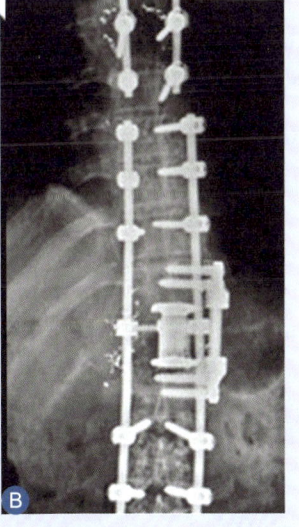

A.侧位；B.正位。

图 3-1-33　术后复查 X 线片

※【手术指征】

中年患者，肾癌多发转移，无法行根治术，只能采取姑息治疗，治疗目的是延长生存时间、提高生存质量。

※【术前计划与手术技巧】

计划一期行$T_5 \sim T_{12}$肿瘤切除内固定术，解除肿瘤对脊髓的直接压迫，给予足够强度的内固定支撑。

※【术后治疗及并发症】

术后多次经皮给予放射性粒子植入及口服靶向药物治疗，使肿瘤的进展得到一定的控制，为患者延长了生存时间且改善了生存质量。

※【讨论与思考】

对于肿瘤晚期患者，姑息治疗也不失为一种治疗方法，该患者肾癌多发转移后，预期寿命1~2年，经积极手术及放射性粒子植入、生物靶向药物治疗后生存时间延长至5年，生存质量也得到了一定的改善。

（术者：张西峰）

（整理：朱泽兴　虞攀峰）

病例64　肺癌骨转移的姑息治疗

※【病例简介】

基本信息：患者，女性，53岁。

主诉：肺癌确诊8个月，伴腰部及双下肢麻痛3周。

病史：患者8个月前因恶心、呕吐到当地医院检查，发现右肺结节，伴脑转移，行相关病理活检提示肺恶性肿瘤，建议给予保守和靶向治疗，以及头部全脑放疗，并服用吉非替尼，定期复查，经保守治疗后头晕、恶心症状缓解。2012年12月中旬，患者深蹲后出现腰部疼痛，当时未给予特殊治疗及检查，在家卧床治疗，1周后可以下床走路，但腰部疼痛症状仍存在，后逐渐出现左臀部、大腿后侧及小腿外侧、足背及足底麻木，右大腿及小腿外侧疼痛，疼痛以夜间痛为主，并逐渐出现不能下床活动、腰部不能支撑身体重量等问题。2013年1月28日患者不能下床活动。为进一步治疗以"肺癌骨转移"收入我院。

查体：平车推入，无法行走。腰部皮肤完整，脊柱腰椎生理弯曲稍差，腰椎段棘突及棘旁压痛明显。左下肢皮肤感觉较对侧明显减弱。右下肢直腿抬高试验阳性（60°），左下肢直腿抬高试验阳性（55°），双下肢直腿抬高加强试验阳性。足趾活动正常，下肢肌力、肌张力正常。双侧病理征未引出。

辅助检查：腰椎X线片显示腰椎生理曲度变直，L_3椎体轻度楔形变，其余各椎体不同程度骨质增生改变，椎间隙未见明显狭窄，小关节未见显著增生（图3-1-34）。脊柱MRI显示胸腰骶椎多发骨质破坏，T_1棘突、T_6椎体、$L_{1~3}$椎体及左侧椎体附件骨质破坏、在局部形成分叶状肿块，L_3椎体后方椎管受压狭窄，信号异常，呈长T1、长T2改变，并可见软组织肿块影，局部椎管变窄，脊髓信号尚均匀（图3-1-35）。头颅MRI显示右侧额叶、左侧岛叶、右侧小脑半球内多发球形占位，呈不均匀的长T2、长T1信号，周围轻度水肿（图3-1-36）。CT显示右上肺尖段见不规则斑片影，边界清楚，大小11 mm×6 mm，余双肺胸膜下见多发条索灶，边界清楚，显示椎体破坏（图3-1-37）。

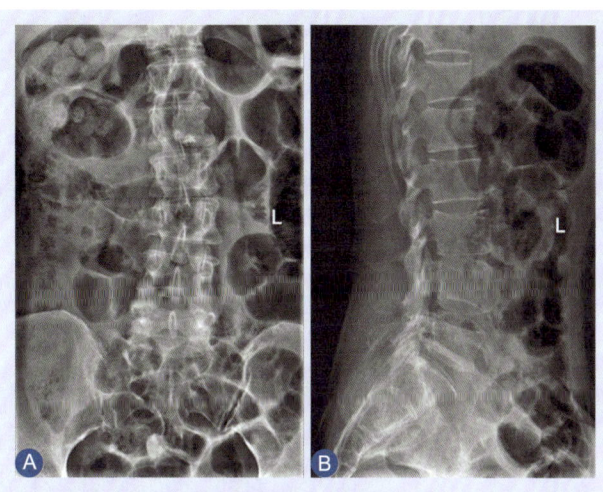

A.正位；B.侧位。

图3-1-34 腰椎X线片检查

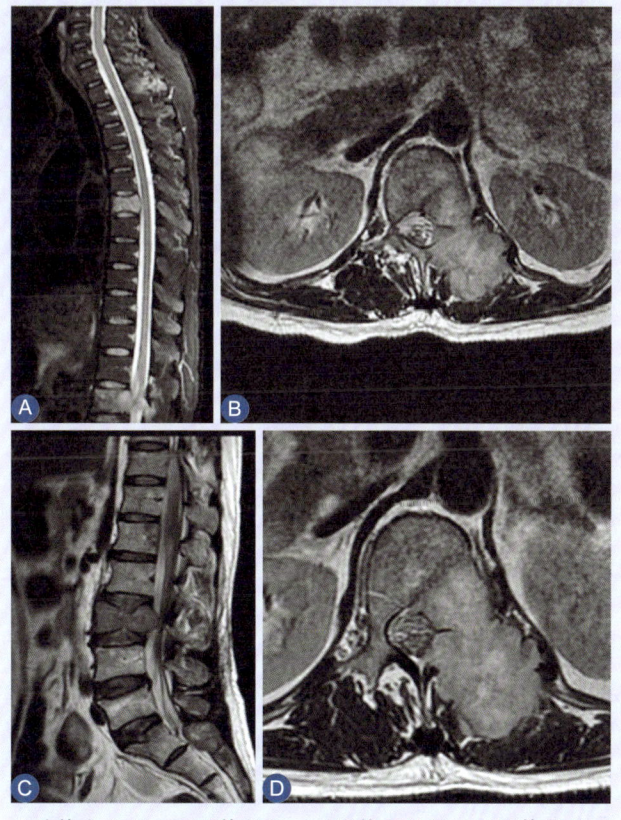

A.胸椎矢状位；B.腰椎轴位；C.腰椎矢状位；D.腰椎轴位。

图3-1-35 脊柱MRI检查

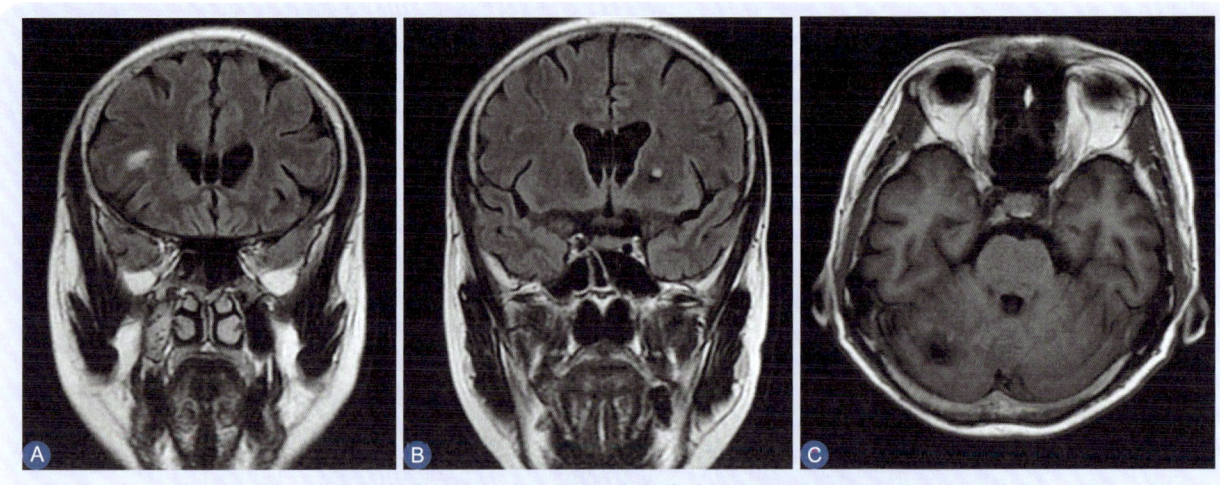

A.冠状位显示右侧额叶病变；B.冠状位显示左侧岛叶病变；C.轴位显示右侧小脑病变。

图3-1-36 头颅MRI检查

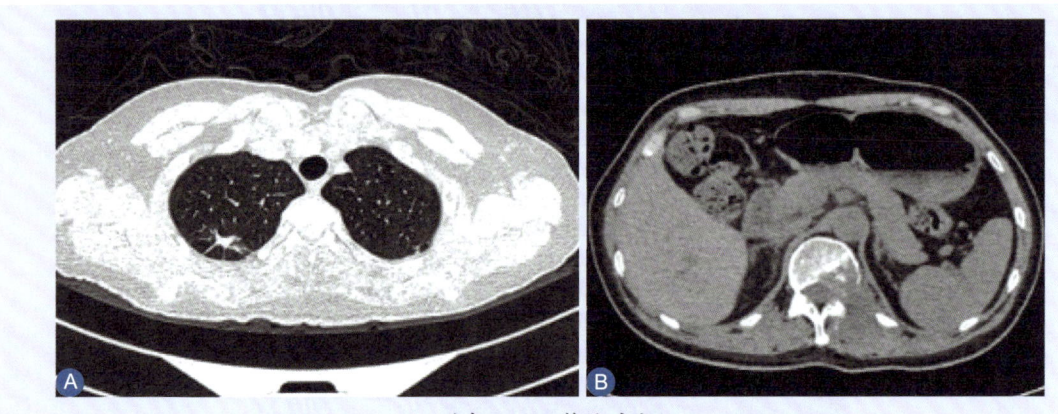

A.肺部CT；B.椎体病变。

图3-1-37 CT检查

※【手术指征】

患者为肺癌多发转移，腰痛伴双下肢疼痛、麻木明显，不能下床活动。MRI及CT可见明显骨破坏及神经受压情况。

※【术前计划与手术技巧】

拟于全身麻醉下行腰椎后路经皮椎弓根内固定术。患者取俯卧位，定位$T_{12} \sim L_4$椎体椎弓根，旁开2 cm。

※【术后情况】

患者一般情况尚可，腰痛症状明显改善，可以下床活动，双下肢仍有麻木疼痛情况，但较术前明显改善。术后复查X线片显示$T_{12} \sim L_4$经皮椎弓根内固定术后改变，L_3椎体呈楔形改变，T_7呈溶骨性及硬化性改变（图3-1-38）。脊柱MRI显示T_3、T_6椎体骨质破坏，T_6椎体变扁，局部椎管变窄，S_1椎体及附件、$L_{1\sim3}$椎体及附件骨质破坏，并显示软组织肿块影，L_3椎体变扁，局部椎管变窄，脊髓信号尚均匀（图3-1-39）。

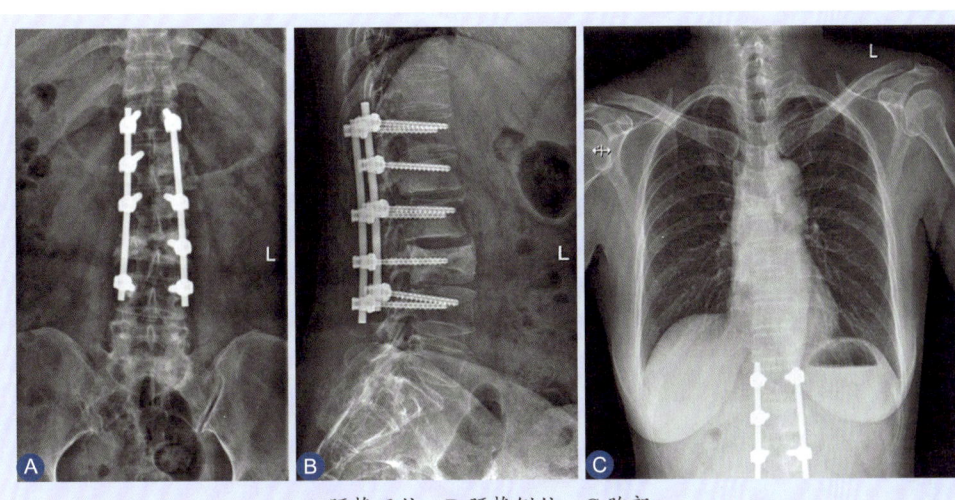

A.腰椎正位；B.腰椎侧位；C.胸部。

图 3-1-38　术后复查 X 线片

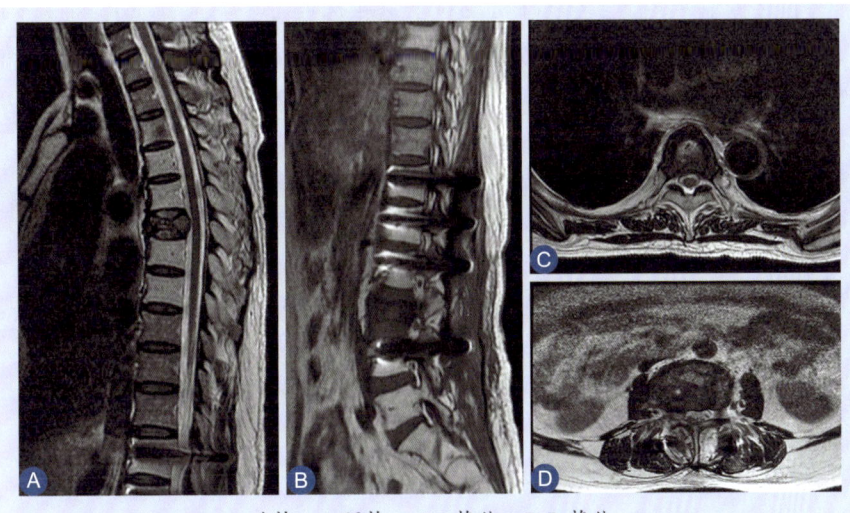

A.胸椎；B.腰椎；C.T$_6$椎体；D.L$_3$椎体。

图 3-1-39　术后复查脊柱 MRI

※【术后治疗及并发症】

术后继续抗肿瘤、抗骨质疏松治疗。

※【讨论与思考】

患者为肺癌骨转移，腰痛症状明显，本次治疗为缓解症状的姑息治疗。在治疗方案的选择中，应充分考虑患者对于治疗的期望。经过充分评估患者身体情况，对该病例进行病变椎体切除、肿物扩大清除意义不大，采用止痛的姑息治疗对于患者的收益更大。

经皮椎弓根螺钉内固定术是通过皮肤切口，直接进行脊柱固定，避免了后路开放切口造成的巨大切口、肌肉剥离等创伤，尤其对于老年、基础疾病较多、身体一般情况较差的患者。本患者肺癌多部位转移，需要解决腰痛症状，但身体情况不能耐受较大手术，经皮微创手术恰恰满足了患者的需要。术后患者腰痛症状缓解，对手术效果满意。

（术者：张西峰）

（整理：朱　博　虞攀峰）

病例65 肺癌全身转移的微创治疗

※【病例简介】

基本信息：患者，男性，54岁。

主诉：肺癌椎体转移确诊3年余。

病史：患者于2009年6月因腰痛，在我院活检确诊为左肺下叶低分化腺癌并腰椎转移。2009年6月至8月进行腰椎三维适形放疗（剂量：DT6MV-X3000cGY/10F）、肺部病灶局部放疗（剂量：DT6MV-X6000cGY/30F），静脉注射唑来膦酸，其间疗效评价为稳定。2009年9月开始服用单药吉非替尼2年，疗效很好，影像学检查提示肺部及腰部肿块很快消失，癌胚抗原指标逐渐下降，再无腰痛症状。2011年6月开始对吉非替尼耐药，肺部、腰部病灶增大，头部新增多个病灶，症状表现为腰痛、头晕、恶心、视物模糊。随后改服厄洛替尼单药1个月，疗效评价：对头部轻微有效，腰部无效。2011年8月于我院行腰椎经皮内固定手术，并在腰椎肿块植入放射性碘125粒子近距离放疗，术后腰部疼痛逐步缓解。2011年9月至2012年1月改服培美曲塞二钠+顺铂，化疗5周；前3次疗效评价稳定，第5次疗效评价进展；其间于2011年11月行全脑放疗，总剂量5000 cGy。2012年2月至5月服用厄洛替尼单药4个月，用药期间药效评价稳定。2012年6月胸部新增疑似肿块，肺部肿块增大增多，并出现胸腔积液；随后，改单服中药3个月，胸腔积液逐渐消失，症状有所缓解；其中2012年全年不定期注射唑来膦酸。2012年11月腰痛开始加剧，改服吉非替尼5个月，其间腰痛症状缓解。2013年5月各个肿块进展，改服阿法替尼（50 mg/d），用药后效果良好，各个肿块显著缩小。2014年1月开始头痛逐渐加重，并伴有双腿无力。入院给予唑来膦酸抗骨转移、增强抵抗力、甘露醇降颅压及改善脑循环等综合治疗。2014年3月24日改服达克替尼，服用15天后检查，CEA（癌胚抗原）指标从10 mg/L降低到6 mg/L，头痛症状逐渐消失，双腿依旧无力，但新增头晕、视觉重影的症状。

查体：脊柱腰椎生理弯曲尚可，腰椎段棘突及棘旁有压痛，双下肢皮肤感觉正常，双下肢肌力、肌张力正常。双下肢直腿抬高试验阴性，双侧病理征未引出。

辅助检查：肺部CT、腰椎MRI显示肺癌并腰椎转移，经放疗和生物治疗，腰痛症状未缓解（图3-1-40）。腰椎经皮内固定及放射性粒子植入术后复查X线片显示多发骨质破坏，考虑肿瘤源性，并伴有不同程度骨质增生改变（图3-1-41）。

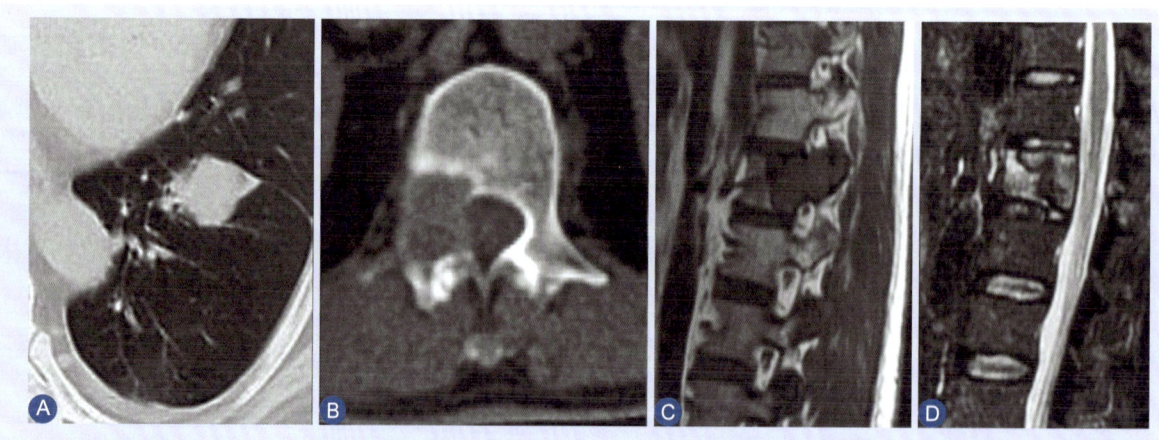

A.肺部CT；B.CT显示椎体破坏；C.MRI T1像；D.MRI T2像。

图3-1-40　肺部CT、腰椎MRI检查

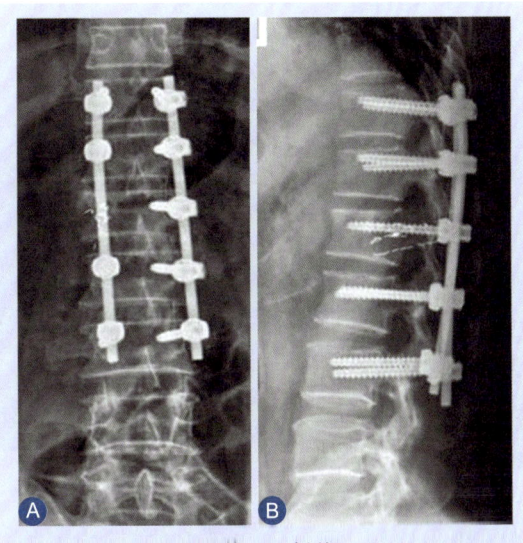

A.正位；B.侧位。

图 3-1-41　术后复查 X 线片

※【手术指征】

脊柱转移瘤，经外放射治疗和靶向治疗后症状不缓解。其他部位的转移病灶稳定，预期寿命在半年以上。

※【术前计划】

拟行局部放射性碘125粒子植入，经皮椎弓根螺钉内固定术。

※【术后治疗及并发症】

术后4个月随访，腰痛症状完全缓解。术后3年半随访，腰背疼痛完全缓解。脑部右侧额叶病灶，左肺病灶。从2009年发病算起，患者生存已经超过5年。随访相关影像学检查结果见转移灶位于右侧额叶，术后6年头部检查显示多个转移灶，周围脑组织水肿明显（图3-1-42～图3-1-45）。

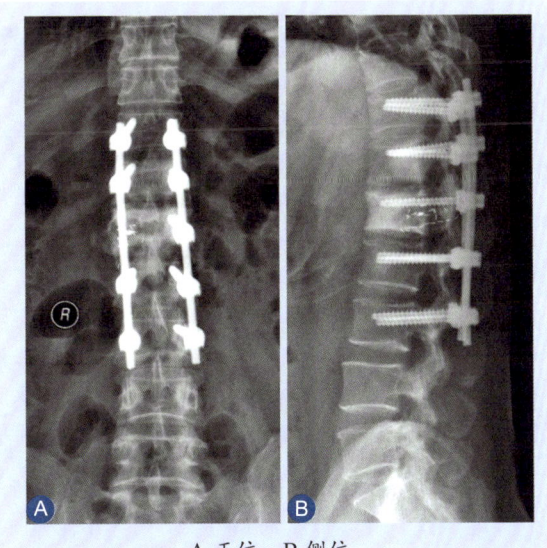

A.正位；B.侧位。

图 3-1-42　术后 3 年半复查 X 线片

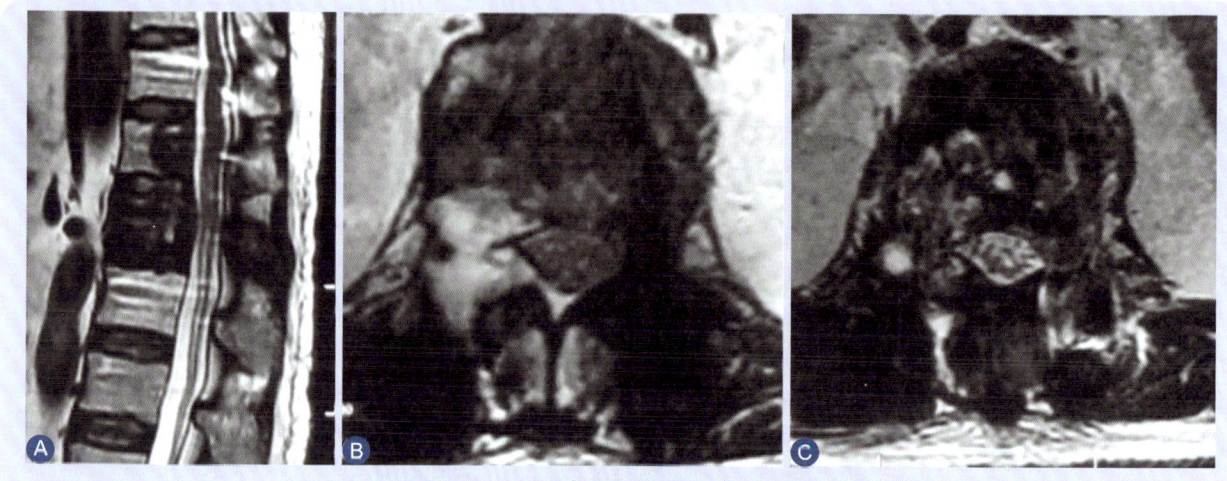

A.矢状位；B.轴位显示上位病变椎体；C.轴位显示下位病变椎体。

图 3-1-43　术后 3 年半复查胸腰段 MRI

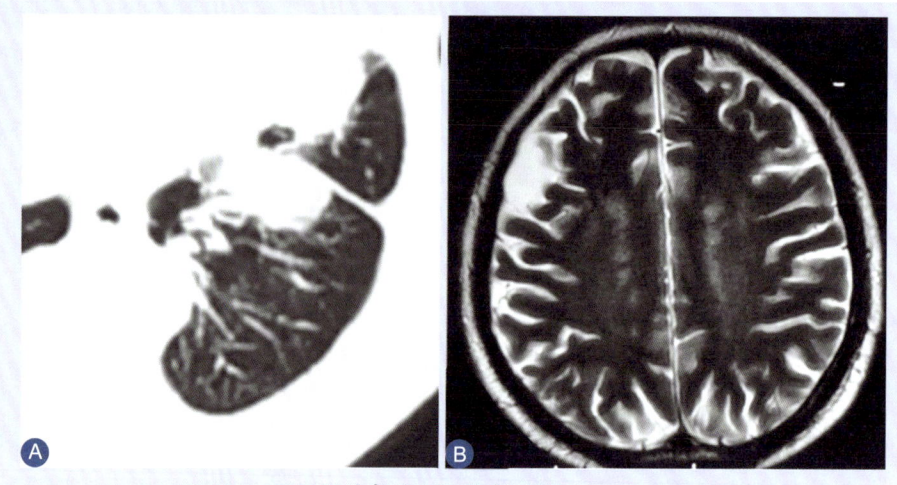

A.肺部CT；B.头部MRI。

图 3-1-44　术后 3 年半复查肺部 CT 和头部 MRI

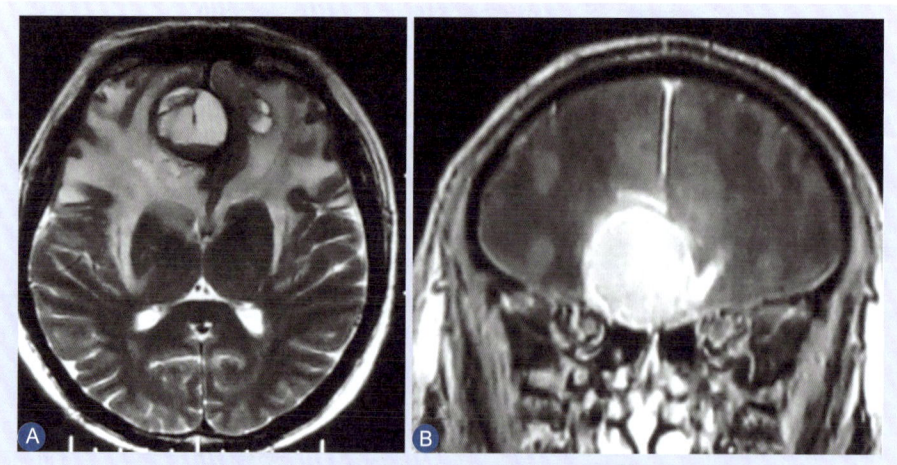

A.轴位；B.冠状位。

图 3-1-45　术后 6 年复查头部 MRI（2015 年 1 月 20 日）

※【讨论与思考】

有观点认为，局限性病变的患者经过化疗，2年生存率为35%～40%。但不幸的是，广泛性病变的患者经过化疗，大部分只能生存10～12个月。

随着化疗、放疗、生物治疗效果的提高，肺癌的1年、5年生存率也提高了。如何提高这部分患者的生活质量是脊柱外科医生需考虑的问题。彻底切除病灶无意义，局部化疗、经皮固定就显示出了它们的意义。该患者2009年发现肺癌骨转移，经过有效治疗，存活时间已经超过5年。5年期间，微创脊柱外科的治疗达到了缓解疼痛、预防病理性骨折的目的。微创手术是姑息手术，不能延长患者的生命，但是可以提高患者的生命质量。在生存期获得延长的患者身上，这种治疗的意义更大。

（术者：张西峰）

（整理：朱泽兴　张剑刚）

病例66　恶性椎体肿瘤早期误诊为椎间隙感染的微创治疗

※【病例简介】

基本信息：患者，女性，46岁。

主诉：腰背部疼痛不适5天。

病史：患者于1个月前因腰腿痛于当地医院行腰椎间盘突出射频消融术。术后症状稍有缓解。5天前患者发热，体温最高38.0 ℃，再次出现腰背部疼痛不适，不敢下床活动。腰椎CT显示L_{4-5}椎间隙感染，椎体破坏。使用头孢哌酮钠舒巴坦钠抗感染治疗不见好转，改用去甲万古霉素后症状减轻。用药期间胃肠道反应重。

查体：腰背部触诊疼痛剧烈，双下肢感觉、肌力正常。

辅助检查：CT及MRI显示L_{4-5}椎体及间隙未见破坏，椎间盘轻度膨出，轻度椎管狭窄（图3-1-46）。复查CT显示L_{4-5}椎间隙破坏，椎体轻度破坏（图3-1-47）。再次复查CT显示L_{4-5}椎体破坏明显加重（图3-1-48）。

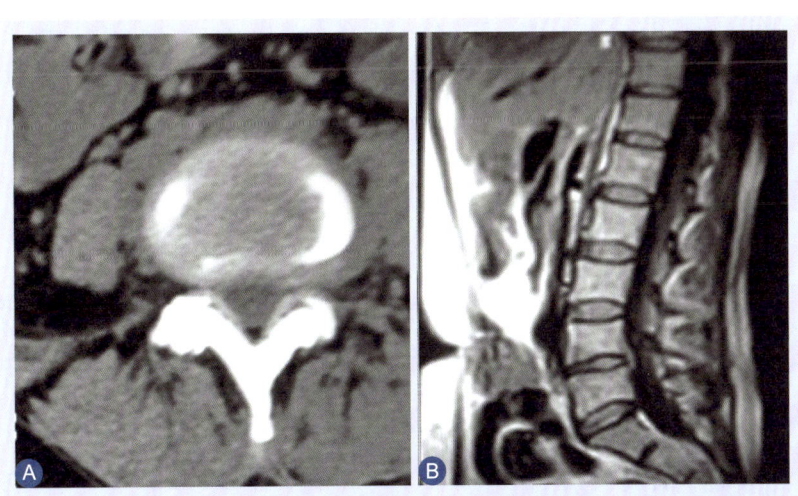

A.CT水平位；B.MRI矢状位。

图3-1-46　CT及MRI检查（2012年10月4日）

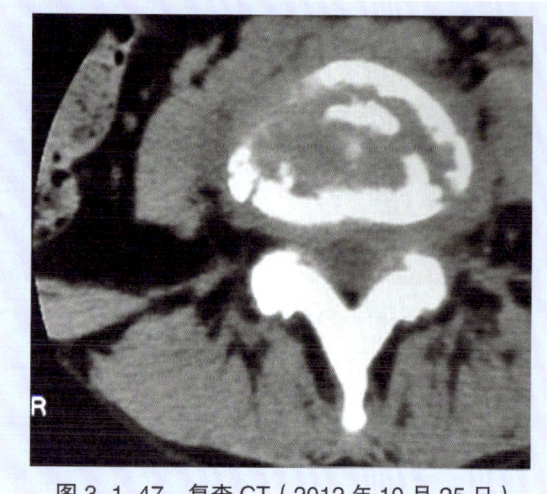
图 3-1-47 复查CT（2012年10月25日）

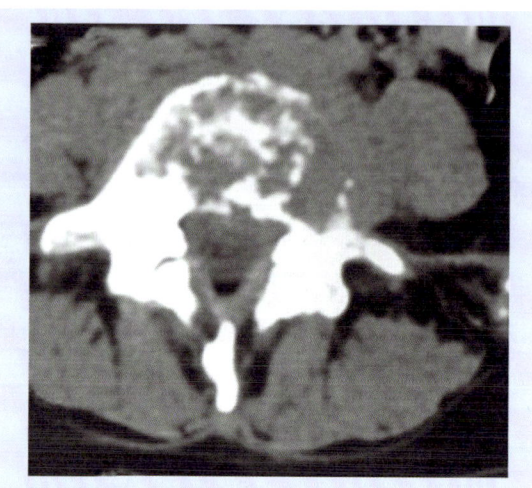
图 3-1-48 再次复查CT（2012年11月11日）

※【手术指征】

腰椎介入治疗后患者出现发热及腰部疼痛症状加重，影像学检查显示腰椎间盘及椎体明显破坏，同时出现发热不适，应用抗生素抗感染治疗有效，考虑椎间隙感染可能性大，采用微创穿刺置管治疗，同时局部取病理及细菌培养。

※【术前计划与手术技巧】

患者椎体破坏，椎旁无巨大脓肿，考虑椎间隙感染可能性大，给予细菌培养、局部穿刺置管注药治疗，并取病变组织送病理检查。

※【术后治疗及并发症】

术后每个月复查一次血常规、血生化、肿瘤标志物，近一年每3个月复查一次腰椎CT，密切观察病情变化。

※【讨论与思考】

患者术后病理回报恶性肿瘤，因在地方医院检查，具体肿瘤性质及有无原发病灶等情况不详。考虑到患者有射频消融术后发热病史，且抗感染治疗有一定效果，遂首先诊断为椎间隙感染，但病理证实却为恶性肿瘤，可见对于类似病例，我们在进行微创治疗时应常规送病理检查和细菌培养，减少误诊。

（术者：张西峰）

（整理：步荣强　张泽华）

病例67　肺癌脊柱转移不全瘫的脊柱内镜手术治疗

※【病例简介】

基本信息：患者，男性，71岁。

主诉：胸腹部及双下肢麻木1月余。

病史：患者2019年5月因左肩背部、胸背部疼痛，在外院活检后诊断为右肺非小细胞肺癌，行放疗后口服吉非替尼0.25 g，每日1次靶向治疗，1年后改用口服奥希替尼80 mg/d，1次至今。同时口服盐酸羟考酮片止痛对症治疗，左肩背部、胸部疼痛症状逐年加重，未行肺癌根治手术治疗。无其他原发性肺癌相关症状。1个月前出现胸腹部及双下肢麻木症状，胸乳头连线感觉平面以下持续性麻木，胸腹部束带感，双下肢无力、活动不利，被动扶持活动，双下肢僵硬，易摔跤，大便无力，小便正常。症状逐渐加重，出现双下肢不能活动，须借助轮椅活动，偶感左上肢麻木，遂就诊于我院。

查体：脊柱生理曲度未见异常，双上肢皮肤浅感觉正常，胸乳头连线平面以下皮肤浅感觉减退，颈椎及胸椎活动度可，双上肢肌力5级，肌张力正常；双下肢肌力3级，肌张力亢进，双侧肱二头肌腱反射、肱三头肌腱反射正常；双侧霍夫曼征阴性，双侧膝腱反射亢进，双侧髌阵挛、踝阵挛阴性，双侧巴宾斯基征阳性。

功能评分：VAS评分为4分，KPS评分为40分，Tomita评分为6分，Tokuhashi评分为9分，预测生存期6～12个月。神经功能ASIA分级为C级，脊柱稳定性SINS评分为13分，ESCC分级为3级。

辅助检查：MRI显示颈胸椎多发骨转移瘤，T_1、T_4水平椎管狭窄（图3-1-49）；增强MRI显示颈椎、胸椎退行性改变，$C_{3\sim4}$、$C_{4\sim5}$及$C_{6\sim7}$椎间盘突出，多发椎体占位，T_4水平狭窄对脊髓压迫明显（图3-1-50）。

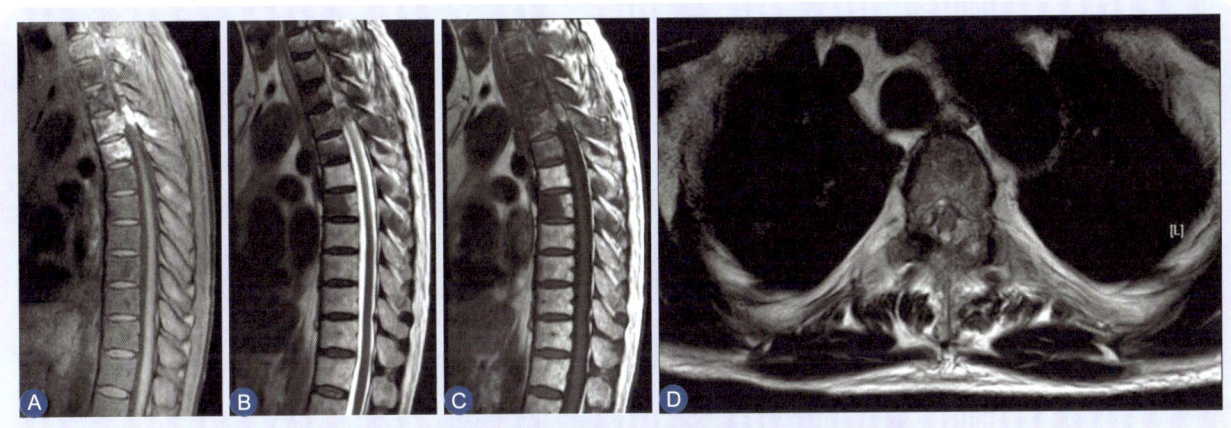

A.MRI T1抑脂像；B.MRI T2像；C.MRI T1像；D.MRI轴位。

图3-1-49　MRI检查（2022年4月1日）

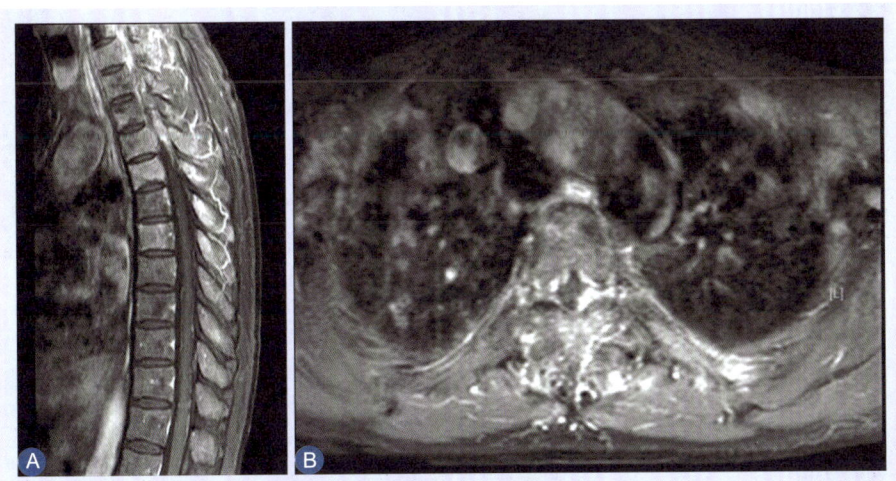

A.矢状位T1像增强；B.轴位T1像增强。

图3-1-50　增强MRI检查（2022年4月1日）

※【手术指征】

脊柱转移瘤已经出现脊髓神经受压表现，患者Tomita评分为6分，生存期6～12个月，短期局部控制，适于姑息治疗，ESCC分级3级，为提高今后生活质量，需行减压手术，不再建议进行较大创伤的开放手术。

※【术前计划与手术技巧】

整体脊柱椎体破坏较轻，脊髓神经压迫症状明显，椎管狭窄压迫主要来自T_4椎体水平偏左侧，椎管内有效减压成为姑息治疗主要目的，给予内镜下左侧椎板入路，背侧椎板减压的同时给予椎管左侧方减压，因此选取细通道下进行椎管内侧方减压。

※【手术过程】

患者取俯卧位，透视下将导针穿刺至T_4椎体左侧椎弓根（图3-1-51），沿导针推注亚甲蓝注射液0.5 mL染色，置入内镜通道器械至T_4左侧椎弓根。内镜直视下沿椎弓根，使用磨钻磨除部分椎弓根和左侧$T_{4～5}$上下椎板，给予椎管背侧扩大减压，逐步打磨显露椎板间同侧黄韧带上下止点部位，使用髓核钳摘除部分黄韧带，见椎管内软性组织压迫脊髓神经根，粘连严重，使用神经剥离子小心分离，然后用髓核钳摘除压迫物。同时清理T_4椎体变性骨质，接着用等离子刀头消融皱缩周围软组织，见硬膜囊及神经根完全松解，搏动良好。术毕，摘除物送病理检查，术中出血量15 mL。

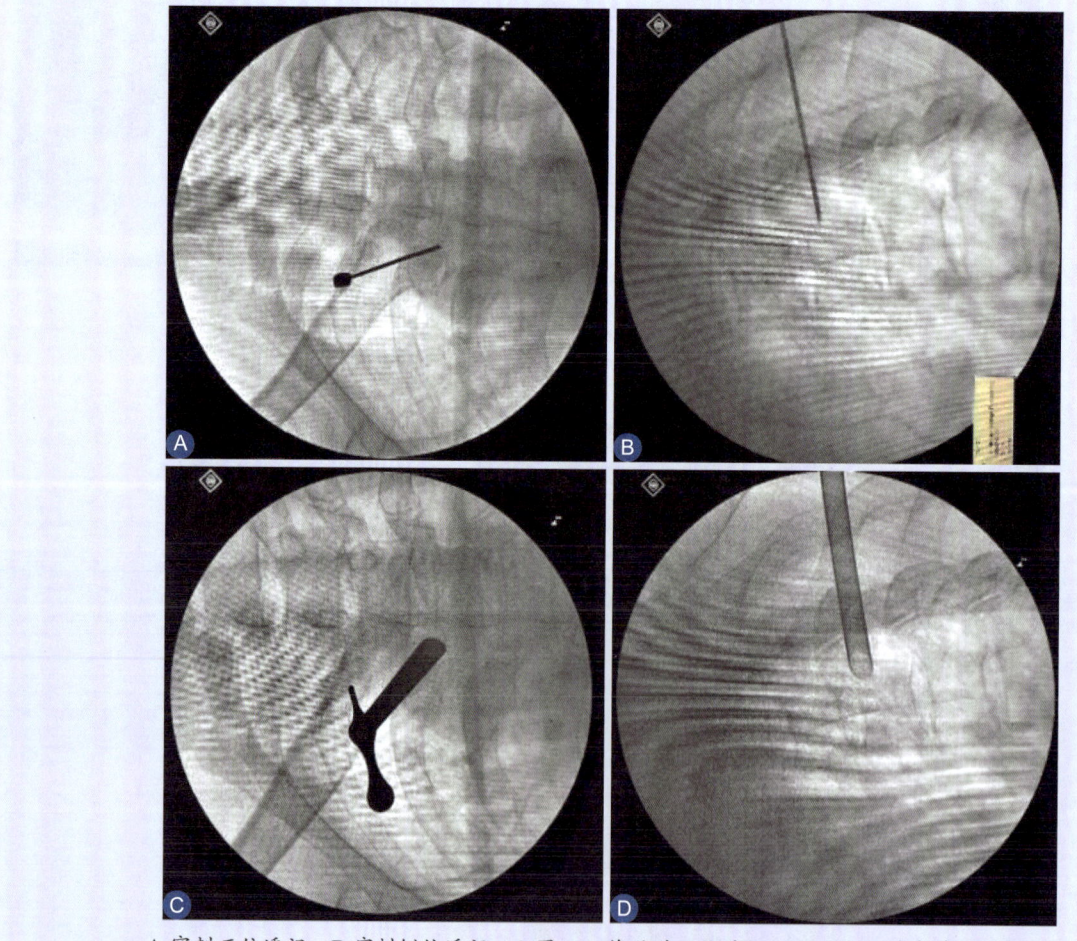

A.穿刺正位透视；B.穿刺侧位透视；C.置入工作通道正位透视；D.置入工作套管侧位透视。

图3-1-51 术中穿刺定位及置入工作套管后透视

※【术后治疗及并发症】

患者术后留置引流管2天后拔除，自述胸乳头连线以下感觉平面减轻，胸腹部束带感明显减轻，胸背部疼痛症状减轻，下肢力量改善，查体显示双下肢肌力3+级，需观察症状变化情况。术后复查MRI及CT检查结果显示椎管减压满意，硬膜囊松解良好（图3-1-52）。

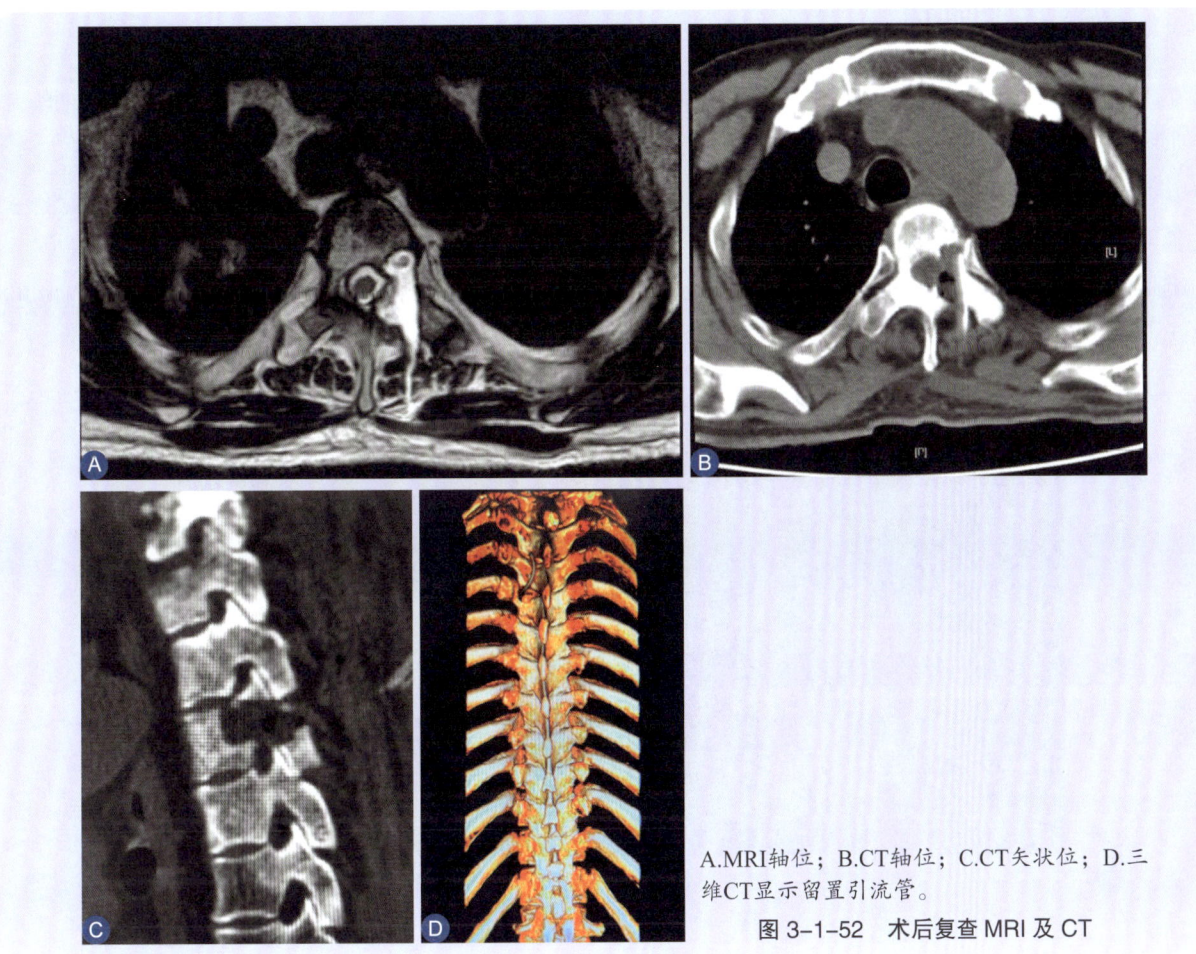

A.MRI轴位；B.CT轴位；C.CT矢状位；D.三维CT显示留置引流管。

图3-1-52 术后复查MRI及CT

※【讨论与思考】

恶性肿瘤出现脊柱转移从外科的角度看已经失去根治的机会，在疾病的末期往往伴随严重的疼痛和脊髓神经功能的损伤。尽可能避免患者临终时的瘫痪，提高患者生活质量非常有必要，肿瘤治疗不光是单纯的医学治疗，还包含了很多社会人文关怀问题。让患者在临终时能有尊严地离开是姑息治疗的一个比较理想的结果。脊髓神经损伤症状的出现，往往缺乏有效的治疗手段，特别是放化疗无效时，有效的外科治疗成为唯一选项，但是在这种时候考虑到患者身体条件及家属对较大创伤的抗拒，很多时候也只得放弃治疗。在局部麻醉下完成内镜下病变部位的部分切除椎管减压，对患者影响较小，不需要输血，术后即可进行其他综合治疗，容易被患者和家属接受，而且最大限度地改善了患者神经受损的症状。当然该治疗方法同样需要注意术中出血、术后有效改善多久会引起复发等问题，仍需进一步的观察研究。

（术者：张西峰）

（整理：曾清泉　步荣强）

病例68　脊柱内镜下脊髓肿瘤切除治疗

※【病例简介】

基本信息：患者，女性，87岁。

主诉：走路不稳1年半，双下肢麻木半年。

病史：患者于2018年初出现走路不稳，呈踩棉花感，未予诊治。2019年2月初患者走路不稳加重，伴双下肢麻木、发凉，双下肢肿胀，伴束腰感。2019年5月5日就诊于外院，查胸椎MRI显示压迫胸髓。为求进一步诊治来我院就诊，门诊以"椎管内占位：脊膜瘤"收入我院。

查体：步行入院，轻度跛行步态，脊柱表面皮肤无红肿、淤紫。双下肢肌力4级，病理征阴性。

辅助检查：胸椎MRI显示T_7水平髓外硬膜下可见类圆形等T1、短T2信号，大小约8 mm×11 mm×15 mm，边缘清晰，相应水平脊髓明显受压（图3-1-53）。

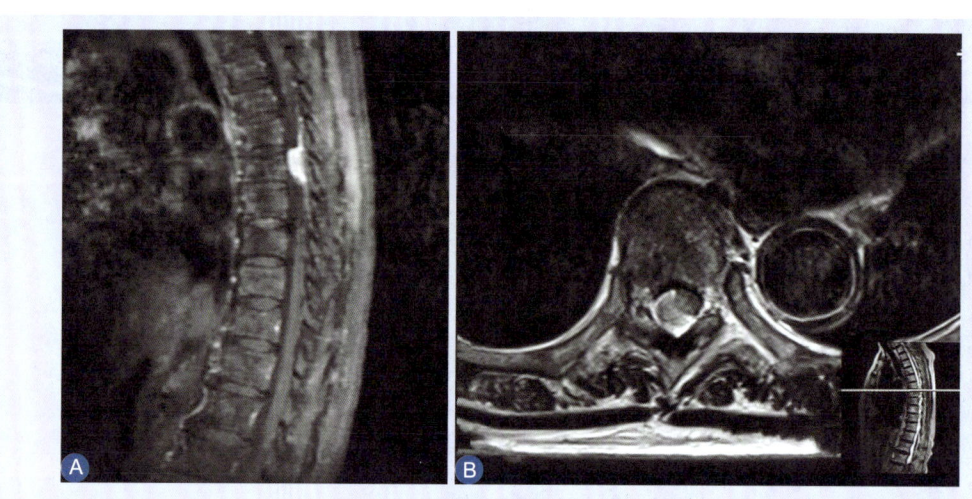

A.矢状位；B.轴位。

图3-1-53　胸椎MRI检查

※【手术指征】

患者双下肢无力，严重影响日常生活，存在下地活动困难，体格检查明确，影像学诊断明确。

※【手术过程与术后情况】

行脊柱内镜手术治疗，T_7后路入路切除肿瘤（图3-1-54）。术后复查胸椎MRI显示肿瘤完整切除（图3-1-55），患者无明显不适，出院。术后病理结果为脊膜瘤（图3-1-56）。

※【术后治疗及并发症】

术后常规给予降颅压、止痛等对症治疗。术后第7天拆线并出院。

※【讨论与思考】

脊柱内镜切除脊髓肿瘤，具有创口小、出血少、患者恢复快的优势，但受限于内镜尺寸，目前建议处理直径<2 cm的病灶。若病灶过大，很难完成内镜下肿瘤的完整切除，容易导致肿瘤残余或复发，且受限于目前内镜下止血手段单一，遇到富血供肿瘤，术中镜下止血较为困难，所以目前建议乏血供、有

明显边界、直径<2 cm的肿瘤可尝试脊柱内镜下肿瘤切除。

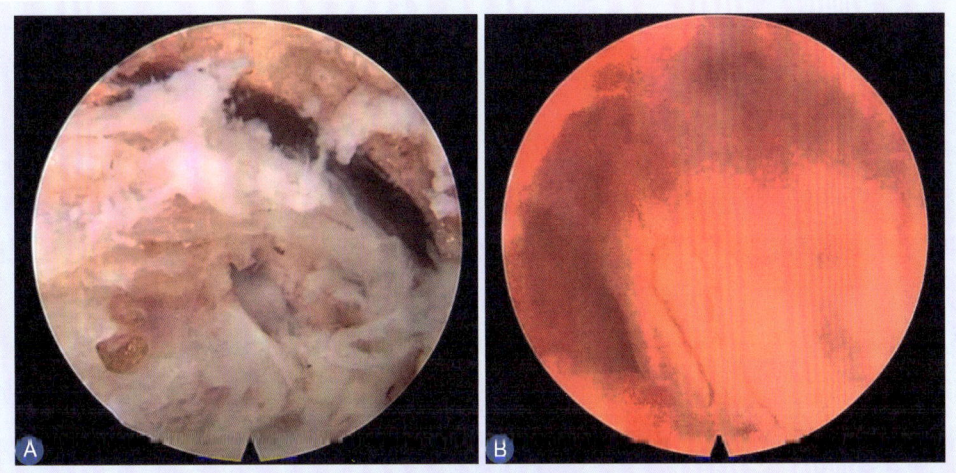

A.打开硬脊膜切除肿瘤内的钙化部分；B.显露减压后的硬膜囊。

图3-1-54　术中分块将肿瘤完整切除

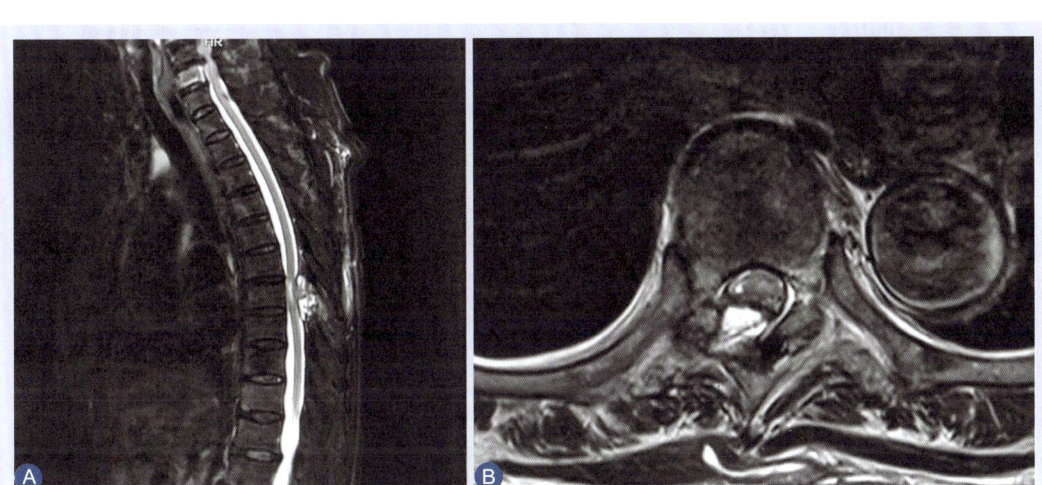

A.矢状位；B.轴位。

图3-1-55　术后复查胸椎MRI

病理诊断：

（胸椎管肿瘤切除）标本，送检组织一堆，大小1.5 cm×1.4 cm×0.3 cm。

脊膜瘤（WHO Ⅰ级）。

免疫组化标记结果：肿瘤细胞Vimentin（+++），PR（+++），EMA（+），S100（++），SOX-10（-），BCL-2（+），CD34（-），NF（-），GFAP（-），0lig-2（-），P53（-）Ki67标记指数约3%。

图3-1-56　病理检查结果为脊膜瘤

（术者：张西峰）

（整理：张雷鸣　步荣强）

病例69　肝癌腰椎椎体骨转移瘤椎管减压的微创治疗

※【病例简介】

基本信息：患者，男性，50岁。

主诉：腰部不适2月余，加重伴左下肢疼痛2周。

病史：患者2个月前无明显诱因出现腰部不适。近2周症状加重，伴左大腿外侧疼痛，行走约30米需休息。2018年7月因肝癌在外院行肝移植手术，2020年8月因肝癌肺转移行肺部分切除术。2022年1月12日在我院行介入栓塞术。

查体：双下肢肌力正常，双侧膝腱反射未引出，跟腱反射正常。左侧直腿抬高试验阳性（30°），加强试验阳性。双侧股神经牵拉试验阴性，双侧巴宾斯基征阴性。

辅助检查：MRI显示L_4椎体异常信号改变，考虑L_4椎体肿瘤（图3-1-57）。腰椎CT显示L_4椎体破坏严重，且肿瘤组织侵犯椎管（图3-1-58）。腰椎正侧位X线片显示椎体形态大致正常（图3-1-59）。

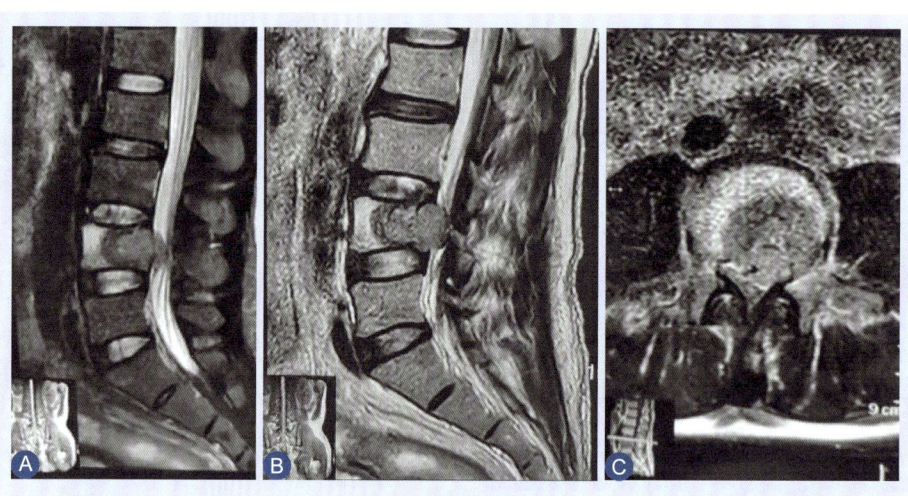

A.T1像；B.T2像；C.轴位。

图3-1-57　MRI检查（2022年1月）

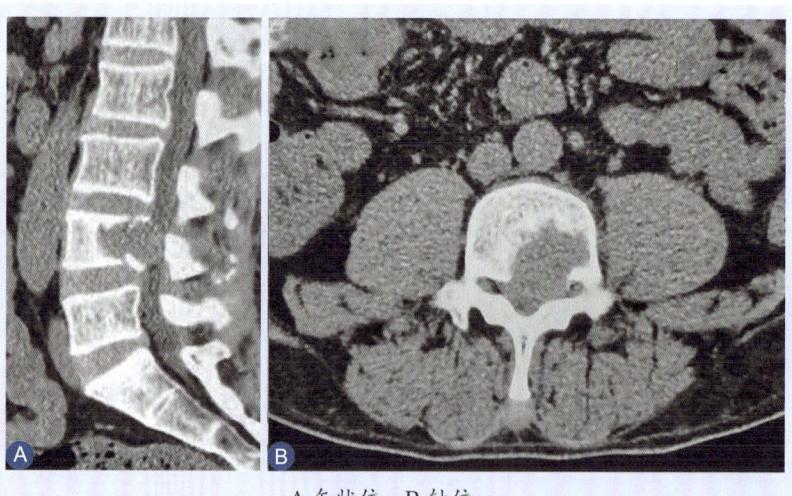

A.矢状位；B.轴位。

图3-1-58　腰椎CT检查（2022年1月11日）

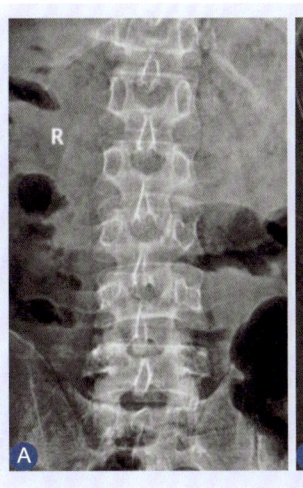
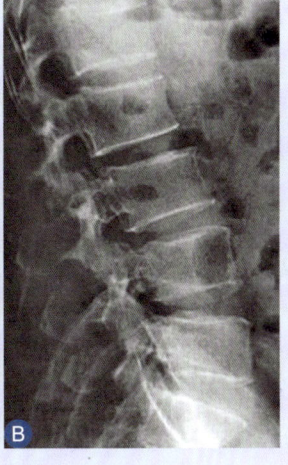

A. 正位；B. 侧位。

图 3-1-59　腰椎 X 线片检查（2022 年 1 月）

※【手术指征】

患者患病多年，对自己的病情了解得比较清楚，要求在有限的生存周期中尽量提高自己的生存质量。目前已经出现腰痛伴下肢疼痛不适症状，影像学检查可见 L_4 椎体后部明显占位改变，向后方压迫椎管。有手术治疗解除压迫的必要。

※【术前计划与手术技巧】

患者为肝癌伴脊柱转移压迫神经，手术首要目的为解除神经压迫，尽可能地切除椎体内占位肿瘤组织。由于病变位置主要为椎体内，且椎体两侧皮质基本完整，未受侵袭。为减少医源性对椎体的破坏，选用正后方入路，定位较传统椎板间孔入路低，置入套筒到 L_4 左侧椎板上，从 $L_{3\sim4}$ 椎板间孔向下方磨除部分 L_4 椎板，经硬膜囊外侧穿刺进入前方椎体内，给予硬膜囊神经减压，尽可能地切除前方椎体内肿瘤组织，避免对正常椎体骨质的破坏。恶性肿瘤出血是困扰内镜下手术的一个难题，因此应在手术前给予局部椎体动脉栓塞处理，并于栓塞后 24 小时内尽快手术。

※【手术过程与术后情况】

患者取俯卧位，使用 C 形臂正侧定位 $L_{3\sim4}$ 间隙下方 L_4 左侧椎板（图 3-1-60），做好体表标记后术野常规消毒铺巾，选取后正中偏左侧 1 cm 处为进针点，局部麻醉下穿刺至 $L_{3\sim4}$ 椎板间孔下方，透视见导针位置良好。沿导针做切口，置入通道至 L_4 椎板，使用一次性等离子刀头在镜下止血，一次性无菌微创脊柱刨刀在镜下由椎板间孔向下方及外侧磨除部分 L_4 椎板，同时在镜下经硬膜囊外侧置入导丝至前方椎体内肿瘤，退出内镜器械。将工作套管沿导丝置入前方肿瘤内，再次内镜下探查前方肿瘤质软呈淡黄色，血供一般，用髓核钳取出肿瘤送病理。尽可能全部切除椎体内肿瘤组织，给予神经硬膜囊减压，仔细止血，患者根性症状消失（图 3-1-61）。术后冲洗，内置引流管 1 根，拔出工作通道，缝合切口。术后复查 CT 检查显示 $L_{3\sim4}$ 左侧椎板间孔打开，椎管减压充分（图 3-1-62）。MRI 显示椎管肿瘤取出，椎管减压满意（图 3-1-63），术后病理报告显示肝细胞肝癌骨转移（图 3-1-64）。

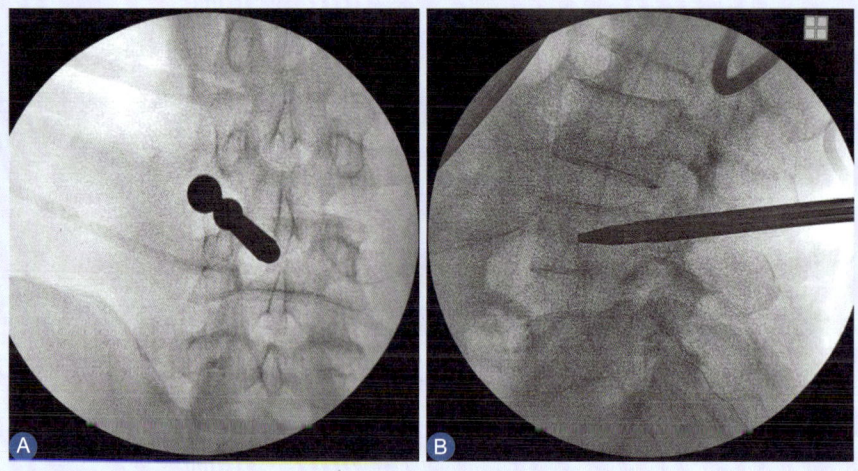

A.正位透视；B.侧位透视。

图3-1-60 术中定位（2022年1月12日）

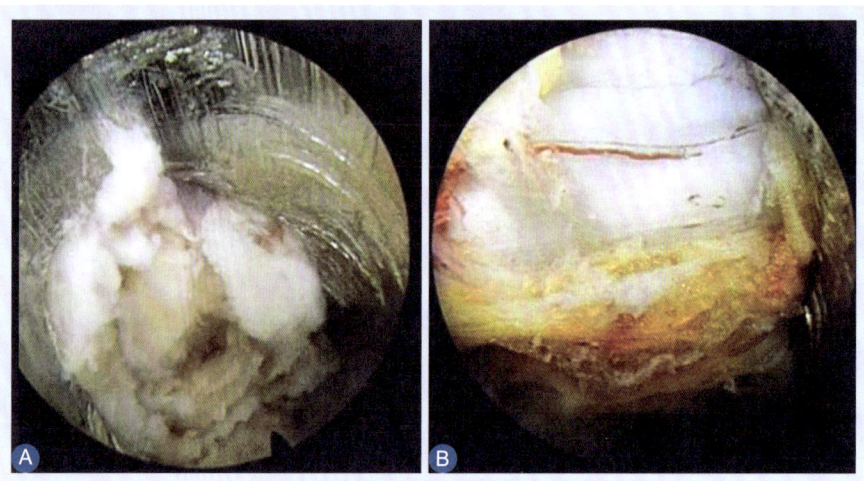

A.椎体内的肿瘤组织；B.减压后的硬膜囊。

图3-1-61 术中置入工作套管

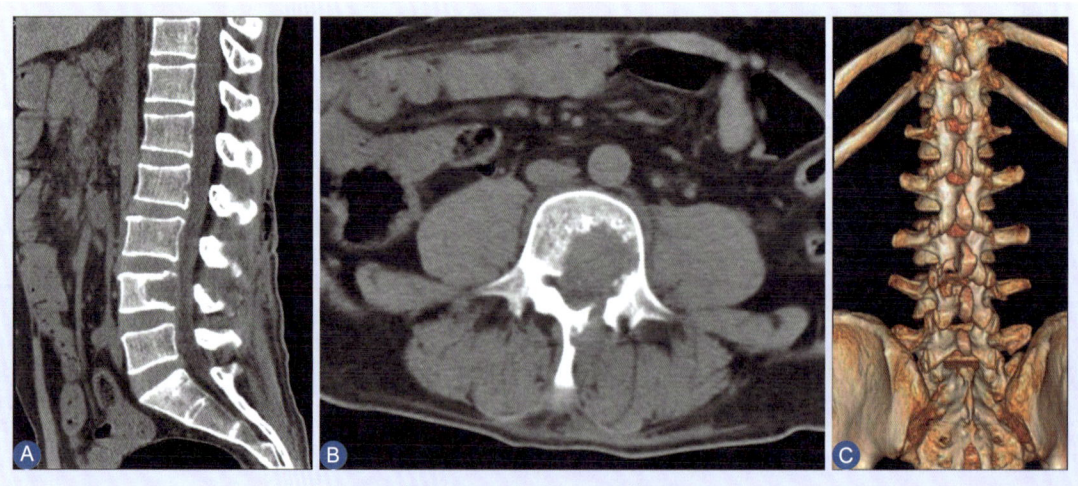

A.矢状位；B.轴位；C.三维CT。

图3-1-62 术后复查CT

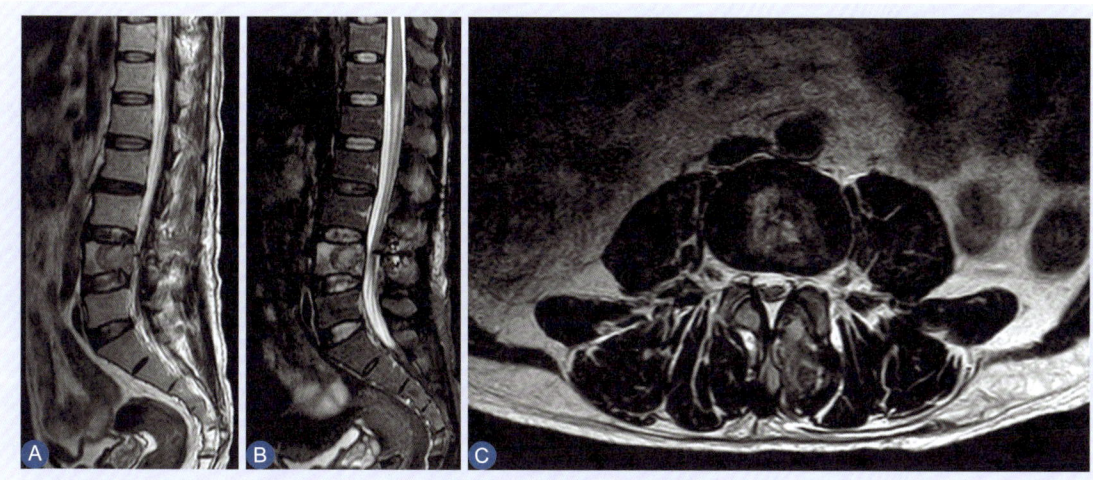

A.T2像;B.抑脂像;C.轴位。

图3-1-63 术后复查MRI

病理诊断:(腰4椎体)送检软骨及骨骼肌组织内见中分化腺癌浸润,结合病史及免疫组化结果,考虑为肝细胞肝癌转移。

免疫组化结果:CK18(+),CK19(-),Hepacyte(+),GPC-3(+),AFP(-),CK7(-),CK20(-),Ki-67(+30%),[PD-L1(22C3)(CPS<1)(阳性对照+,阴性对照-)]

图3-1-64 术后病理报告显示肝细胞肝癌骨转移

※【术后治疗】

术后需要观察患者肿瘤复发,导致再次压迫神经及椎体破坏形成病理性骨折的可能。必要时需进一步进行外科处理。

※【讨论与思考】

恶性肿瘤脊柱转移最坏的后果除严重疼痛外,就是瘫痪。临终时的瘫痪对患者身体和心理的打击均非常严重,恶性肿瘤脊柱转移从外科的角度看已经失去根治手术的机会,但是如果手术及时仍有可能避免患者临终时的瘫痪,可以让患者在临终时有尊严地离开。因此在恰当的时机给予相应的姑息外科治疗是非常有必要的。

本例患者开始为脊柱疼痛,然后出现腰腿痛。肿瘤性的腰痛程度是非常严重的,而且腿痛患者一般难以忍受,其严重影响了患者生存质量和日常生活能力。患者寻求外科治疗意愿强烈,目前为单一椎体转移肿瘤,但需综合考虑患者生存周期、手术预后复发等因素,是否需要进行完整肿瘤或椎体切除的外科治疗。本患者脊柱转移瘤的Tomita评分为7分,治疗应以短期姑息为目的,其本人对开放手术治疗比较排斥,可行姑息减压稳定微创手术。根据Kostuik的六柱理论评价脊柱的稳定性,按其分类发现患者椎体目前无明显后凸畸形,肿瘤侵犯区域主要为MR区,脊柱的稳定性尚可。目前的临床症状以腰腿痛为主,因此外科治疗以神经减压为首要目的是可行的,术中尽可能地切除肿瘤组织。

脊柱转移瘤实施脊柱内镜微创手术治疗的报道还非常少,由于患者拒绝开放病椎切除术,因此我们尝试在脊柱内镜微创下给予局部减瘤手术治疗。手术在局部麻醉下进行，对患者影响非常小，不需要输血，术后即可以进行其他综合治疗，很容易被患者和家属接受。脊柱转移瘤手术是否顺利与出血量密切相关。介入栓塞手术的广泛应用，使脊柱转移瘤手术安全了许多。标志就是出血量明显减少。本病例术中出血10 mL左右，术后引流20 mL。微创手术可短期缓解疼痛，避免瘫痪，与患者的生存时间关系不大。术后需要严密观察，如果没有病理性骨折的风险或者症状可以不做固定手术。一旦有病理性骨折的倾向，可以及时通过经皮椎弓根螺钉固定对患者的脊柱进行保护。另外，还有手术时机的问题，本着积极治疗的态度，患者和医生均要非常关注恶性肿瘤脊柱疼痛的问题，一定要及时确诊，尽快实施微创手术，尽量避免患者临终瘫痪。

（术者：张西峰）

（整理：步荣强　李子超）